W0308491

Test di Ammissione
Area Medico-Sanitaria

MANUALE DI TEORIA

IT 9G © 010 300 337 G0000 1177
t 360
G

TESTBUSTERS
STUDENTI PER GLI STUDENTI

PRIMA EDIZIONE

Manuale di Teoria - Test d'Ammissione Area Medico - Sanitaria

Prima edizione 2017

Copyright © 2017 TestBusters S.r.l
Via Don Carlo Gnocchi 12, 20148, Milano (Italy)
www.testbusters.it

Tutti i diritti sono riservati a norma di legge e a norma delle convenzioni internazionali.
Qualsiasi riproduzione, parziale o totale, anche a uso interno o a scopo didattico, priva di autorizzazione scritta da parte di TestBusters S.r.l., sarà perseguita ai sensi di legge.

ISBN: 9788894067149

Scrivere un libro è un'operazione complessa, tanto più per noi editori in erba. Ci scusiamo per tutti gli errori che doveste incontrare.

Per fare una segnalazione, inquadra il QR code e lasciaci un messaggio.
Grazie per la collaborazione

RICONOSCIMENTI

Logica
A cura di:
Davide Casartelli, Silvia Elli, Andrea Micalef, Elena Targetti
Hanno collaborato:
Teresa Capovilla, Elisa Crivellaro, Chiara Fabiani, Francesca Gigli, Camilla Mari, Federica Occhipinti, Costanza Pagliani, Arianna Peni, Andrea Rabbione, Erica Venturelli

Biologia
A cura di:
Andrea Vigezzi, Mattia Piccinelli
Hanno collaborato:
Edoardo Acquati, Stefania Ambrogio, Alessandro Andreello, Cecilia Andreoni, Ilaria Bacigalupo, Chiara Bocchi, Arianna Concina, Andrea D'Errico, Elisabetta Manzoni, Valentina Poloni, Federico Roma, Federica Taverriti

Chimica
A cura di:
Stefano Vivenzio, Francesco Ballardini, Nadim Oliva
Hanno collaborato:
Ginevra Annoni, Chiara Carollo, Benedetta Di Majo, Federico Garoli, Cesare Lacaita, Lorenzo Macone, Federico Nolli, Simone Rota, Nicolò Veronese

Matematica e Fisica
A cura di:
Francesca Giola, Giovanni Broglia
Hanno collaborato:
Chiara Bocchi, Ivan Ferrari, Marco Ferrè, Marina Macchi, Davide Marazza, Margherita Pieruzzi, Luca Sabellini

Responsabile progetto: Andrea Micalef
Progetto grafico, illustrazioni e impaginazione: Nazarena Parenti, Marco Salinari

1' 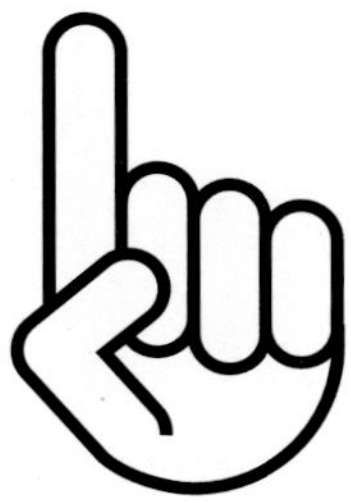

REBUS (1, 6)

CHIMICA

MATEMATICA

FISICA

Dedicato a Marghe e Nico che hanno vinto la caccia al tesoro per il primo quinquennio di TestBusters.

INTRODUZIONE

"Per me l'uomo colto non è colui che sa quando è nato Napoleone, ma colui che sa dove andare a cercare l'informazione nell'unico momento della sua vita in cui gli serve, e in due minuti".
Umberto Eco

Come chi con determinazione prende la decisione di affrontare il test d'ingresso e inizia un percorso, che potrà condurlo al successo nell'ostica prova, così noi abbiamo sviluppato la prima edizione del "Manuale di Teoria" di TestBusters.

Il progetto è nato l'anno scorso e, dopo tanto lavoro e revisioni, ha finalmente potuto essere un libro degno di finire nelle tue mani.

Da tempo ci viene chiesto un supporto che possa accompagnare la preparazione teorica per il test, e non solo quella pratica. Non siamo rimasti passivi davanti a questa richiesta e nel 2016, finalmente, abbiamo deciso di intraprendere questo progetto. Ci siamo trovati di fronte al primo ostacolo: l'inesperienza.

Mai nessuno di noi aveva scritto un manuale teorico destinato alla pubblicazione, ma non ci siamo scoraggiati. Abbiamo innanzitutto riflettuto su cosa potesse aiutare lo studente in questo percorso e quello che abbiamo ottenuto, raccogliendo tutte le nostre conoscenze insieme, è qualcosa che ha stupito noi per primi e che crediamo possa adempiere alla sua funzione efficacemente: la domanda che tutti ci siamo posti nello scriverlo è "cosa mi avrebbe fatto comodo nel prepararmi al test?"; la risposta che ci siamo dati nel rileggere il tutto, una volta finita la stesura, è stata: "Questo".

La citazione che vedi in cima alla pagina è ciò che ci ha guidato nell'ideare questo libro: nelle prossime pagine troverai tutte le informazioni che cerchi, tutti gli argomenti delle materie previste dal test esposti in modo che tu possa memorizzarli e recuperarli al meglio, consultando il manuale più volte in maniera rapida ma anche leggendolo approfonditamente da cima a fondo.

Ci siamo più volte soffermati per cercare di rendere universale un concetto personale. L'impresa è ardua e non è detto che il risultato sia il migliore. Ci abbiamo messo tutti noi stessi. Tengo a dirti che questa versione del libro può essere migliorata anche grazie al tuo contributo. Come? Semplice: usa questo libro, personalizza le sue pagine con i tuoi appunti e i tuoi schemi, scrivici sopra e – una volta passato il test, ma anche durante lo studio – scrivici i miglioramenti che apporteresti. Ogni contributo sarà più che ben accetto.

Nel salutarti prima di lasciarti allo studio, ti auguriamo a nome di tutta la famiglia di TestBusters che questo manuale possa esserti il più utile possibile, che non sia una lettura eccessivamente pesante, ma che il giorno della prova contribuisca a farti trovare il maggior numero di domande davanti alle quali ti potrai dire: "Questa la so!".

In bocca al lupo

© TestBusters 2017

© TestBusters 2017

ISTRUZIONI PER L'USO

Questo libro è solo uno strumento, quanto ti gioverà dipende solo dall'uso che ne farai.
Ecco cos'è e come usarlo al meglio in unione con il nostro eserciziario:

All'interno del manuale troverai una trattazione teorica di tutte le materie previste dai test di ammissione a Medicina/Odontoiatria, Veterinaria e Professioni Sanitarie:
Biologia, Chimica, Logica, Matematica e Fisica.
La struttura ricalca il programma ministeriale dei contenuti (riportato di seguito in questa parte introduttiva), pressoché invariato negli ultimi 10 anni.
La suddivisione degli argomenti all'interno delle materie è identica a quella della parte II dell'eserciziario 4a edizione, in modo da poter testare immediatamente e con facilità i tuoi progressi sui quesiti.

Consigliamo caldamente di procedere per piccoli passi, affrontando un capitolo alla volta ed abbinando sempre lo studio su questo manuale alle esercitazioni pratiche sul nostro eserciziario (vedi anche "Istruzioni per l'uso" specifiche sull'eserciziario).

Abbiamo cercato di badare il più possibile alla sostanza e ad uno studio funzionale alla preparazione di un test a risposta multipla: le nozioni sono un mezzo per l'acquisizione delle competenze.
Qui troverai tutto ciò che dovrai sapere per passare il test: nulla di più e nulla di meno.
In più nelle sezioni più tecniche del test (logica e matematica/fisica) troverai esempi di esercizi guidati al termine di ogni capitolo.

L'intero volume è arricchito da memofrasi, schemi, immagini e riassunti che solo degli studenti di medicina possono partorire per memorizzare nel minor tempo possibile così tante nozioni.
Altri dettagli e appunti potrai aggiungerli tu man mano che studi, abbiamo lasciato spazio sufficiente in tutte le sezioni affinché queste possano essere ampiamente "personalizzate" e impreziosite.

Siamo fermamente convinti che esistano molteplici strade per arrivare al superamento dei test d'ammissione, la strada che fa per te sarà tanto più efficace quanto più l'avrai costruita con le tue mani.

In bocca al lupo e buono studio!

© TestBusters 2017

GUIDA TESTBUSTERS

Allora, ha 18, 19, 20, 30 o non so quanti anni, e, per qualche motivo, vuoi iscriverti alla facoltà di Medicina e Chirurgia. Il problema che ti si pone adesso è quel maledetto e apparentemente impossibile test di ammissione, che devi superare per portare avanti il tuo folle proposito di studiare per tutta la vita e per uno stipendio che riuscirai ad intravedere solo dopo alcuni lustri. Sognando di diventare il futuro dottor House, ti devi cimentare in questa sfida come le altre 60 e 80 mila teste che hanno il tuo stesso sogno. Pensare di eliminarle tutte è molto più complicato di quanto sia prepararsi al test, credimi!
E ora, dopo questa introduzione un po' pessimista, visto che anche io ho affrontato il test e l'ho passato, mi sento di poter dare qualche consiglio a chi si trova nella stessa condizione in cui ero io qualche anno fa.

"Sì ma tu avrai studiato tutta l'estate....sì ma tu hai avuto c*lo...sì ma tu..."

PRIMA REGOLA. Non esiste un "Sì, ma...". Al test dovrai confrontarti con molte e determinate persone. Se parti pensando di non potercela fare, allora è meglio desistere e dedicare il tuo tempo a poltrire sul divano o davanti a facebook. Se invece, come me, non ti senti il "più genio" della storia, ma nemmeno il più fesso, allora lascia perdere le scuse e fai posto alla buona volontà e all'impegno. Non ci sono strade alternative e l'unico metodo che hai per farcela è crederci, crederci e far di tutto perché il tuo desiderio si avveri. Io avevo basi abbastanza buone dal liceo, ma il punto di partenza devono essere forza di volontà e motivazione: senza motivazione non si studia, senza studio non si passa il test. Non si scappa.
Di seguito, cercherò di darti 7 consigli su come superare il test di ammissione e avviarti felice verso i mille anni di studio che ti aspetteranno dopo. Mille anni? Scusami ho sbagliato, sono SOLO 6 + specialistica!

1 Trovate subito il materiale per prepararvi.

Sembra un'ovvietà, ma il materiale per prepararsi è tantissimo...come selezionarlo? Puoi prenderti uno di quei bei tomi con scritto a caratteri cubitali sulla copertina "Test di Ammissione" oppure scegliere di usare i libri del liceo, o basarti su file trovati online oppure, da ragazzo saggio, puoi scegliere di comprare il nostro fantastico manuale di teoria (perdonami, ma un po' di pubblicità ci vuole!!). Probabilmente i manuali del liceo sono molto più approfonditi dei libri "da test", e visto l'andazzo degli ultimi anni, utilizzarli potrebbe essere la scelta giusta. Oltretutto dovresti averci già studiato sopra e questo aiuta non poco. Oltre alla teoria, naturalmente c'è anche la pratica, l'aspetto sicuramente più importante. Questo stesso libro offre un buon numero di test su cui prepararsi, ma non devi fermarti qui! Online infatti puoi trovare davvero di tutto e in particolare una risorsa preziosissima: i test ufficiali degli anni passati. Ma prima di tutto è imprescindibile dotarti di una risorsa fondamentale: il. Sia che tu abbia davanti lunghi mesi sia se per i più svariati motivi (maturità, decisione all'ultimo, cazzeggio) ti ritrovi con pochi giorni di studio è fondamentale leggere prima il programma. Ma perchè questo? Perchè inaspettatamente potrebbero non comparire degli argomenti che pensavi fosse scontato trovare e dedicandotici finiresti solo per perdere tempo, che in quest'occasione come non mai è davvero prezioso.

2 Capite ciò che vi aspetta.

Il problema del test di ammissione a Medicina è che i test ufficiali ministeriali non si basano sui libri su cui hai studiato, ma sono al contrario i manuali "da test" ad ispirarsi alle domande ufficiali. Questo significa che, anche se studiassi tutto alla perfezione dai libroni in commercio, potrebbe sempre capitarti qualcosa che sul libro non c'era, o era solamente accennato; quindi al libro è d'obbligo affiancare una caterva di quiz e simulazioni, e cogliere tutti gli spunti che scoverai.
Purtroppo, per quanto tu possa studiare, non potrai eliminare del tutto il fattore fortuna: su 60 domande a risposta multipla, rimarranno sempre dei quesiti a cui non saprai rispondere, indipendentemente dal tuo studio e dalla tua preparazione.
Questo discorso ci porta al prossimo punto...

© TestBusters 2017

3 Ridurre al minimo il fattore c**o (d'ora in poi fattore ciao):

È utile, per prima cosa, fare una distinzione tra:

1. La "fortuna divina", sulla quale non abbiamo alcun controllo. Ti potranno capitare solo 10 quesiti a cui non saprai minimamente rispondere, così come 20, o 30 (non sia mai!!). Ovviamente più si studia, minore sarà la probabilità di trovarsi davanti a tante domande impossibili. Quindi facciamo così: studia nel modo migliore, cercando di essere preparato al maggior numero di argomenti e se poi ti capiterà una domanda difficile poco importa: lo sarà anche per gli altri, non c'è da temere. La fortuna esiste quando le domande sono poche: su 60 incide pochissimo!
2. La "fortuna statistica", quella che ti bacerà quando risponderai a un quiz avendo considerato le probabilità di azzeccare la risposta, pur non sapendola! In che senso? Se, per esempio, delle 5 opzioni ne riesci ad escludere 2 con certezza, rispondendo a caso allora avrai la probabilità di 1/3 di guadagnare 1,5 punti (e 2/3 di perderne 0,4). Escludendo 3 risposte sbagliate, la probabilità aumenta ancora. Insomma se hai escluso CON CERTEZZA le altre opzioni, non si parla più di fattore ciao, ma di statistica. Con 5 domande, in cui sei CON CERTEZZA indeciso tra 2 risposte per ognuna, la probabilità di perdere punti rispondendo a caso è circa del 4%, nel 15% dei casi il tuo punteggio rimarrà pressoché invariato, mentre nell'81% dei casi guadagnerai punti! Prova, mentre fai le tue simulazioni, a segnarti a lato le domande in cui sei incerto tra due risposte. E vai a vedere, alla fine, se complessivamente avresti guadagnato o perso punti rispondendo a caso tra quelle due opzioni. Scommetto una cena che ne avresti guadagnati! Ovviamente le opzioni che scarti le dovrai eliminare in base a un ragionamento preciso e fondato sulle tue conoscenze, non a caso o a sentimento, altrimenti tutto il discorso va a ramengo! Esortarti ad approcciare così un test non vuole spingerti a correre il rischio sempre e comunque in ogni occasione, ma nelle situazioni in cui, mentre stai facendo il test, ti rendi conto che il tuo punteggio non sarebbe sufficiente a entrare. Per fare questo ovviamente è necessario fare una previsione del punteggio che otterresti e soprattutto rapportarlo al test in sè e agli altri concorrenti, in poche parole devi riconoscere la difficoltà del test che hai davanti. Prendiamo un punteggio di 45 punti; in un test difficile è sufficiente, in un test facile no. Determinare se un test sia semplice o difficile si può fare solo avendone visti molti e quindi facendo moltissima pratica.

4 Come studiare?

Se pensi di studiare tutto il tempo sui libri, allora stai sbagliando di grosso. E' il come studiare la vera sfida di questa prova. La scuola italiana è basata su un metodo di studio molto diverso e distante rispetto a quello necessario per superare i test di ammissione alle università, improntati invece sul metodo anglosassone: quiz a crocetta e meno teoria. Fai quindi tante simulazioni e non aver paura di confrontarti con un punteggio basso. Tra quelle 60 crocette troverai delle domande banali e prevedibili (non ho detto facili, ma banali...sono quelle "coperte" da uno studio davvero di base), a cui vanno aggiunte le domande di media difficoltà di cui avrai sentito parlare; rimangono le domande difficili a cui magari, con un po' di fortuna e basandoti su quanto studiato, riuscirai a rispondere. Il resto saranno domande difficilissime o davvero impossibili che potranno solo farti imbestialire. Ad esempio, se al test ti domandassero quanto duri l'orgasmo di un maiale, andresti fuori di cotenna. Beh, l'orgasmo di un maiale dura 30 minuti! (Per chi non avesse capito la leggera ironia, la cotenna è la pelle del maiale)

Più crocette farai, più l'ago della bilancia penderà verso le domande banali e di media difficoltà, portando a una drastica riduzione delle domande difficili.

5 A cosa devo puntare? Come faccio a capire se hai delle chance?

Per com'è composto il test, i punteggi minimi per accedere cambiano di anno in anno, a seconda della difficoltà del test. Non è mai possibile avere la certezza matematica che un determinato punteggio sia sufficiente o meno a farti entrare, soprattutto se la difficoltà del test cambia di molto. Il mio consiglio allora è quello di prepararti al peggio, puntando in alto, al punteggio più alto possibile. Io mi sono preparato con l'idea di prendere 65 sempre e comunque a tutti i test di prova. Non ci sono assolutamente riuscito e alla fine il test ufficiale mi è andato decisamente peggio, ma sono riuscito ad ottenere comunque un bel punteggio per entrare. Il concetto è semplice: se punti a 40 punti, al test ne prenderai 30 e resterai fuori, se punti a 70 otterrai un punteggio che ,anche in un test un po' sfortunato e difficile, ti permetterà comunque l'ammissione.

© TestBusters 2017

6 Come faccio a prendere 70?

Ok, 70 è un voto quasi impossibile da ottenere (a meno che il test sia davvero semplice come è accaduto nel 2016). Nessuno ti chiede di riuscirci davvero. L'idea, infatti, non è di prendere effettivamente questo punteggio, ma di provare almeno a raggiungerlo. Io ti consiglio di fare così:

- fai un test (magari uno di quelli ufficiali che trovi in internet con tutte le risposte mescolate) dall'inizio alla fine e annota il tuo punteggio (io ho totalizzato circa 43 punti su 80 la prima volta)
- Datti sempre 10-15 minuti in meno rispetto al tempo ufficiale. Il giorno del test perderai parte del tempo in ansia, nel ricopiare le risposte sul foglio risposte e nel rileggere più volte i quesiti. E' importante ottimizzare il tempo in modo da avere un margine e non finire per fare tutto di fretta. Magari sbaglierai a ricopiare sul foglio risposte e, pur sapendo che un maiale ha un orgasmo di 30 minuti, sei fuori lo stesso. 30 minuti, ce ne rendiamo conto?
- correggiti e sii onesto con te stesso. "Ah sì. Che errore stupido, questo di sicuro non lo sbaglierò"...beh io ho sbagliato a riconoscere "L'infinito" di Leopardi al test di ammissione del 2009. "E sei pure entrato??" dirai. Sì.. considera che qualche castroneria al test la potresti fare, causa ansia, causa fretta, causa vicino rompiscatole. Io sicuramente la sbagliai perché non avevo letto una guida fantastica come questa!
- correggi OGNI SINGOLA DOMANDA SBAGLIATA andando poi a rivedere su Wikipedia o sul libro l'argomento che hai sbagliato. Questo punto è fondamentale per poter migliorare facendo pratica e imparando dai tuoi errori.
- calcola sempre il tuo punteggio nelle simulazioni dei test ufficiali passati e confrontalo con i punteggi per entrare quell'anno. È importante capire quanto sia difficile quel test non solo per noi stessi, ma anche per altri;
- annota quali parti del programma ti hanno messo più in difficoltà e ripassale!
- renditi conto di quali siano gli argomenti più ricorrenti
- annota sempre il punteggio su un foglio e guarda se in una settimana vedi miglioramenti e, se studierai correttamente, son sicuro che li avrai!
- Fai almeno 25 simulazioni...non sono troppe, fanne una al giorno! Sforzati e dai il meglio di te. Anche se arriverai bianco cadaverico al test, stile Twilight, avrai poi dei giorni fantastici di fronte a te in cui potrai recuperare la tintarella. Nei momenti di sconforto visualizza nella mente l'immagine di te in camice e trova la motivazione affinchè si realizzi davvero

Ora forse mi stai per chiedere: "Quando uso quei libroni pieni di roba?". (30 minuti di orgasmo, incredibile!). Sicuramente prima di affrontare gli esercizi è necessario uno studio generale di tutti gli argomenti in modo da avere una visione d'insieme globale. Considera però che studiando e basta avrai poche possibilità di passare, mentre esercitandoti le possibilità aumentano notevolmente. Non continuare a studiare quello che ti viene meglio giusto per metterti il cuore in pace!Capito? Non fare diecimila esercizi sulle ossidoriduzioni perché ti vengono e ti senti figo! Il concetto è che dovrai alzare il tuo punteggio, non perfezionare fino allo sfinimento ciò che già sai. Se fai ZERO nella sezione di Chimica significa che, studiando gli argomenti che capitano più di frequente, anche solo sommariamente, inizierai a prendere 5-6 punti IN PIU' rispetto ai tuoi punteggi iniziali.

Prima di tutto concentrati su logica! Per 3 motivi:

1) le domande di logica sono di più;
2) con l'esercizio, diventare dei campioncini in logica è tutt'altro che impossibile. Pensare di poter arrivare in poco tempo a livelli buoni di logica è davvero fattibile.
3) spesso la logica ti aiuta anche a risolvere i quiz delle altre materie.

Fai un casino di test, ma falli davvero! Dovrai abituarti a rispondere a 60 domande in 1 ora per migliorare la tua concentrazione. Tieni sempre a mente questi due concetti:

- La selezione viene fatta su quelle domande assurde che quasi tutti maledicono. Ad esempio, lo sapevate che alcuni leoni si accoppiano più di 50 volte al giorno?
(Nella mia prossima vita voglio comunque essere un maiale...qualità, non quantità);
- non potrai permetterti di sbagliare le domande facili, perché tutti gli altri ti passeranno davanti: resta concentrato e non trascurare parti del programma pensando di saperle e il giorno del test dedica la stessa dose di attenzione e concentrazione a tutti i quesiti.

© TestBusters 2017

7 Ma il tempo è poco...non so se ne vale la pena o se ce la posso fare.

Certo che il tempo è poco, però tutti noi abbiamo un cervello e ci sono molti modi per farlo funzionare al meglio. Prima di tutto, sii motivato e soprattutto sii curioso. Se sarai curioso di conoscere, di sapere, potrai arrivare dappertutto. Io sarei curioso di sapere come hanno fatto a capire che i maiali hanno orgasmi di 30 minuti.
Considera che 50 giorni senza uscire la sera e il weekend per studiare, nella tua vita non incideranno minimamente; non pensare a quante altre belle cose potresti fare in quei momenti, non pensare al fatto che sia un test in cui entrano in pochi, non iniziare col trovare scuse per un eventuale fallimento. Dipende tutto da te e da quanta voglia e determinazione ci metterai. Se vuoi, ce la puoi fare, te lo garantisco. "STAY HUNGRY, STAY FOOLISH!"
E infine, non ti arrendere: ok, è un consiglio ovvio, ma è vero. Se davvero vuoi fare il medico, non lasciare che un dannatissimo test ti tolga questo desiderio, e se credi ti serva una mano prendi ripetizioni, studia fino allo stremo, ripeti 1000 volte tutte le nozioni da sapere a memoria.
Ricordati che questa sfida del test è complicata per tutti. Non passare il test è un'esperienza comune e quelli che non ci riescono sono di più di quelli che ce la fanno. Eppure, se ti sarai impegnato al massimo, nessuno ti biasimerà per non essere passato; se invece non dovessi passare per pochi punti perché hai dormito sugli allori allora la frustrazione sarà sicuramente tua compagna.
Se proprio dovesse andare male, iscriviti a un'altra facoltà medico-scientifica, frequenta i corsi singoli per non restare del tutto indietro, continua a studiare e riprovaci l'anno successivo.
Ricordati che il primo passo da fare è guardarsi allo specchio e chiedersi se si è pronti per fare medicina.
Se tutti gli anni che dovrai passare sui libri a studiare medicina hanno davanti come unico ostacolo il test di ammissione, allora non esitare, bisogna voler passare questa prova. Non pensare ad altro: non farti intimorire dalla difficoltà del test, dalla gente che non crede in te, dai parenti, dai professori, dagli amici.
Quando abbandoni qualcosa perché non ti senti all'altezza, o perché hai paura, è come se uccidessi una parte di te stesso.
Alzati ogni mattina sempre più determinato e non dimenticare mai quello che diceva Albert Einstein:

"C'è una forza motrice più forte del vapore, dell'elettricità e dell'energia atomica: la volontà"

E dopo aver detto tutto questo, l'unica cosa che mi resta da dire è: MALEDETTI MAIALI!!!!!!!

P.S. nessun animale è stato maltrattato nella realizzazione di questa guida

© TestBusters 2017

DECALOGO TESTBUSTERS

I 10 punti fondamentali per gestire e affrontare la preparazione da vincenti

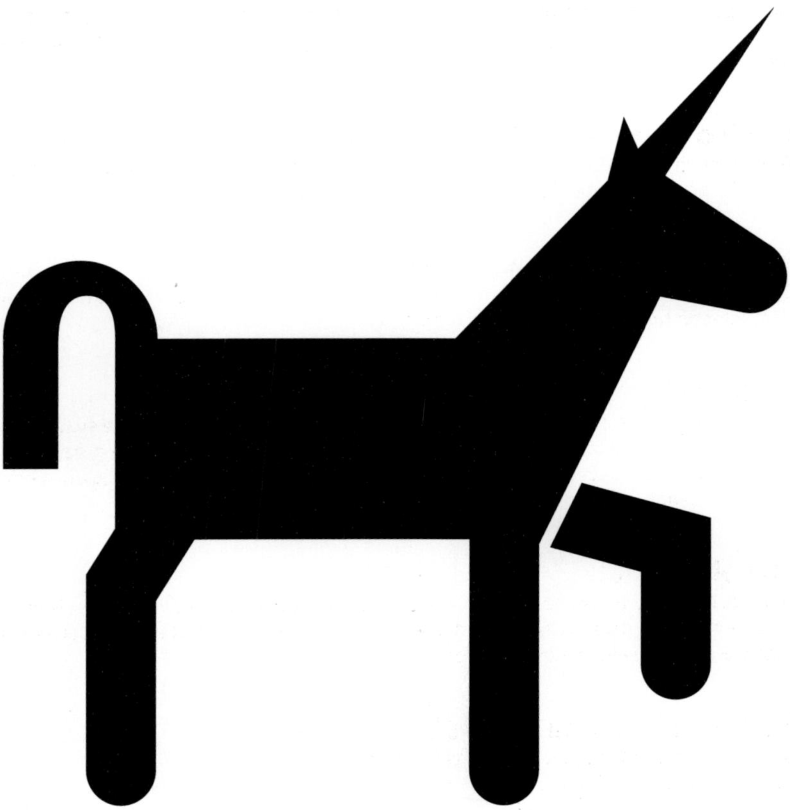

© TestBusters 2017

1 Non avrai altro studio al di fuori del test

NB: non significa studiare 12 ore al giorno. È consigliabile non avere altri impegni intellettuali di rilievo, soprattutto le ultime 2 settimane. Dovrai sviluppare un discreto disturbo ossessivo compulsivo per i quiz a scelta multipla, ma non ti preoccupare: è reversibile! Sparirà qualche settimana dopo la prova.

2 Ricordati di valorizzare il tuo operato

Sii ecclettico, ma non dispersivo. Studia in maniera consequenziale, concedendoti delle divagazioni sul tema qua e là, ma con un percorso di fondo sempre facilmente recuperabile.

3 Non riportare falsa testimonianza della tua preparazione

L'onestà intellettuale prima di tutto. Se pensi di non sapere all'inizio è normale: per quello hai iniziato a studiare! Se pensi di non sapere alla fine, o sei disonesto, o non hai seguito alcuni dei punti di questo decalogo.

4 Festeggia i tuoi successi

Hai finalmente capito come interpretare gli alberi genealogici che non ti riuscivano da due mesi? Concediti un amaro o un'uscita con gli amici in più questa settimana.

5 Non commettere simulazioni impure.

Hai fatto 70 all'ultima simulazione online? Credo bene, avevi già visto 30 di quelle domande! Cerca sempre esercizi nuovi, soprattutto per logica, stando attento a farne di simili a quelli del test.

6 L'unico quiz sbagliato è quello non affrontato.

Tutti i test che farai da oggi all'esame servono solo a migliorare le tue abilità e conoscenze, non esiste la locuzione: "Non l'ho mai saputo fare e mai saprò farlo".

7 Onora il programma stabilito

Devi finire chimica entro 2 settimane? BASTA GOZZOVIGLIARE: le ossidoriduzioni non saranno clementi con te se tu non lo sei con loro.

8 Formula il programma da onorare

Se il punto precedente ti è suonato strano perché non hai un programma di studio: afferra penna e calamaio, conta le pagine che intendi studiare, dividile per i giorni che ti separano del test et voilà il programma è fatto. Se lo gestisci bene, potrai anche fare qualche giorno - magari una settimana o due - di "vacanza" durante l'estate.

9 Su col morale!

Sempre. Non farti prendere dal panico, è assolutamente inutile e improduttivo. Nessuno ti biasimerà se non riuscirai a passare: il test è selettivo e impegnativo. Stai sereno, dai il tuo meglio e ricordati che nella vita c'è anche altro!

10 Non desiderare la testa d'altri

La tua è più che sufficiente: anzi è una Lamborghini di lusso.
Devi solo imparare ad usarla.

© TestBusters 2017

LOGICA

© TestBusters 2017

INTRODUZIONE

© TestBusters 2017

LOGICA

Introduzione

Logica è una materia spesso difficile da approcciare, è raro trovare delle linee guida univoche ed esercizi ben fatti. Eppure, da sola, rappresenta un terzo del test. Come prepararsi ad affrontarla? Dove studiare? Ci abbiamo pensato a lungo e questa parte del libro è la sintesi delle nostre conoscenze a riguardo, fanne buon uso. Abbiamo cercato di organizzare la sezione di logica in modo da evidenziare i concetti chiave e rendere il più chiara possibile una materia che, a volte, può risultare ostica.

Il capitolo è diviso in una parte di logica verbale e una di logica matematica. In ognuna delle sezioni troverai delle tabelle che mostrano le tipologie di quiz più comuni, esempi e metodi di risoluzione. Lo scopo di questo lavoro non è fornire regole fisse, ma darti uno strumento da utilizzare durante la preparazione che possa aiutarti a elaborare un tuo metodo.

Non farti spaventare da esercizi complicati o brani troppo lunghi: tutti, credici, possono imparare a risolvere i quiz di logica e tu non sei certo da meno!

© TestBusters 2017

1

LOGICA VERBALE

© TestBusters 2017

1.1 Introduzione generale

Il test di Medicina durante gli ultimi anni è cambiato molto e la materia che forse ha risentito maggiormente di queste modifiche è stata logica.

Negli anni 2013-2015 c'è stata l'introduzione dei quesiti Cambridge con tipologie particolari per logica verbale; la novità maggiore sono stati i testi lunghi, strettamente categorizzati in sette tipologie, e la restrizione a solo tre tipologie di quella logica che chiameremo "semplice": proporzioni verbali, completamento testi e "trova l'intruso": questi erano quesiti che già si trovavano nei testi precedenti e che quindi vengono considerate tipologie "ibride" tra vecchio e nuovo test.

Nel 2016 siamo tornati a una logica verbale molto più simile a quella pre-2013, notevolmente più semplice ma proprio per questo insidiosa, non smetteremo mai di ripeterlo: i quesiti facili sono facili per tutti, quindi sbagliarli è inammissibile!
Data la notevole variabilità e volubilità di questi test è opportuno che tu possa considerarti preparato e pronto ad affrontare qualsiasi tipologia e modalità di quesito. Per questo motivo troverai prima una parte dedicata all'analisi dei testi lunghi in stile Cambrige Assessment suddivisi per tipologie, a seguito gli esercizi ibridi (i tre di cui parlavamo prima) e infine l'ampio capitolo della logica NON Cambridge in cui sono stati riassunti i quesiti e le tipologie possibili.

Ricorda: logica è forse la materia, insieme a mate-fisica, in cui il vantaggio dato dalle competenze pratiche supera di gran lunga quello delle conoscenze teoriche: l'unico modo per arrivare pronti e sicuri di sé è fare molti quiz, non c'è nulla come l'esercizio per apprendere e fare tuoi i meccanismi dietro ogni quesito.

© TestBusters 2017

1.2 Testi lunghi Cambridge

Probabilmente i testi lunghi sono quelli che ti spaventano di più: almeno una volta avrai avuta la tentazione di non provare nemmeno a leggerli per paura di perdere troppo tempo. In realtà una volta capito il modo per affrontarli si possono risolvere tranquillamente, ottimizzando il tempo e guadagnando punti "utili", proprio perché molte persone tendono a saltarli.
Per affrontarli in modo vincente devi:
Leggere per prima cosa la richiesta. Questa semplice operazione ti permetterà di sapere già cosa cercare nel testo.
Sapere che le tipologie di testi lunghi che il Cambridge Assessment aveva stabilito sono 7, introdotte da domande standard.
Attenersi a quello che dice il testo: se nel brano c'è scritto che il cielo è giallo, nonostante tu sappia che è blu, dovrai considerarlo giallo. I testi lunghi non vogliono testare le tue conoscenze teoriche, ma unicamente le tue capacità logico-deduttive.

Abbiamo raggruppato le tipologie in modo da mettere in luce analogie e differenze. I consigli qua riportati hanno l'obiettivo di indicarti il modo più veloce ed efficace per approcciare queste domande al fine di ridurre il tempo da dedicare a questi quesiti e di minimizzare gli errori acquisendo la capacità di individuare i tranelli più insidiosi.

Affermazione totalmente sostenuta vs Messaggio principale

La globalizzazione può essere una forza positiva: quella delle idee sulla democrazia e quella della società civile hanno cambiato il modo di pensare della gente, mentre i movimenti politici globali hanno portato alla cancellazione del debito e al trattato sulle mine antiuomo. I paesi che hanno tratto i vantaggi più significativi sono comunque quelli che si sono resi artefici del loro destino, riconoscendo il ruolo che il governo può svolgere nello sviluppo, anziché affidarsi al concetto fallace di un mercato che, autoregolandosi, riuscirebbe a risolvere da solo tutti i suoi problemi. Ma per milioni di persone la globalizzazione non ha funzionato. Molti hanno visto peggiorare le loro condizioni di vita, hanno perso il lavoro e con esso ogni sicurezza. Per fortuna c'è sempre una maggiore consapevolezza di questi problemi e una crescente volontà politica di fare qualcosa.

© TestBusters 2017

Richiesta	**Risposta**	**Ricorda!**
Totalmente sostenuta "Quale delle seguenti affermazioni è totalmente sostenuta dal brano precedente?"	Con un governo adatto la globalizzazione può portare benefici in molti paesi	• È una delle possibili conclusioni • Può riportare direttamente una parte del brano • Può andare anche oltre quanto riportato dal brano, ma allora è conseguenza diretta di una parte delle informazioni racchiuse nel brano • Non deve necessariamente racchiudere tutte le parti del brano
Messaggio principale "Quale delle seguenti affermazioni esprime il messaggio principale del brano precedente?"	La globalizzazione, pur avendo causato molti effetti negativi in alcuni paesi, si può considerare sotto certi aspetti una conquista positiva nella storia dell'uomo.	• Opzione che meglio esprime la conclusione del brano, racchiudendo il maggior numero di informazioni • Se sei indeciso tra due o tre opzioni, puoi usare la tecnica dell' "e quindi"[1] • Non ci sono salti logici. • Non è necessario aggiungere informazioni oltre quelle date nel brano • Spesso riprende la prima o l'ultima frase del brano o può essere un riassunto del brano stesso • Spesso tra le opzioni ce ne sono due che riportano solo una parte del testo: vanno considerate come totalmente sostenute, non sono il messaggio principale
Rafforza "Quale delle seguenti affermazioni, se considerata vera, rafforza l'argomentazione precedente?"	La comunicazione tra persone che vivono in paesi diversi e lontani è stata influenzata notevolmente, sia positivamente che negativamente, dalla globalizzazione	• E' un'informazione nuova, in più rispetto al testo, deve fornire elementi aggiuntivi a sostegno della tesi • Non va confusa con la totalmente sostenuta o il messaggio principale

[1] REGOLA DELL' "E QUINDI"
Questa regola ti permetterà di non fare confusione tra affermazione totalmente sostenuta e messaggio principale! Considera il messaggio principale come derivante dall'affermazione totalmente sostenuta attraverso l'applicazione di un "e quindi...". Se sei in dubbio tra due opzioni prova ad aggiungere un "e quindi.." alla fine della frase: se non riesci a completarla sei probabilmente già di fronte al messaggio principale (che racchiude la conclusione effettiva del ragionamento); se invece riesci a continuare la frase grazie al "quindi", raggiungendo un'ulteriore conclusione, allora l'opzione che stavi considerando è un'affermazione totalmente sostenuta dal testo e la nuova conclusione a cui sei arrivato è il probabile messaggio principale.

© TestBusters 2017

Indebolisce "Quale delle seguenti affermazioni, se considerata vera, indebolisce l'argomentazione precedente?"	La vita delle persone è cambiata, nel corso degli anni, a causa dello sviluppo tecnologico. Nonostante la consapevolezza dei problemi derivanti dalla globalizzazione, i governi chiudono gli occhi e la percentuale di persone che ha visto peggiorare le proprie condizioni di vita aumenta di anno in anno.	• Anche in questo caso la risposta è un'informazione nuova, in più rispetto al testo • L'affermazione non deve demolire completamente il ragionamento • Bisogna riconsiderare il brano alla luce di ciascuna opzione e trovare quell'affermazione che pone un dubbio e mette in discussione il ragionamento del brano

Stessa struttura logica vs Esprime il principio che sta alla base

Le spese degli interventi di chirurgia estetica non necessari dovrebbero essere interamente sostenute dai pazienti. Se questi non si possono permettere gli interventi non è necessario che li facciano.

Richiesta	Risposta	Ricorda!
Stessa struttura logica "Quale delle seguenti affermazioni segue la stessa struttura logica del suddetto ragionamento?"	I costi dell'aiuto scolastico a persone che non hanno handicap sono (dovrebbe essere) a carico della famiglia del bambino. Se la famiglia non è in grado di sostenere le spese non è necessario che sostenga le spese di supporto scolastico per il proprio figlio	• Schematizza il testo in frasi (esprimendo i vari elementi con X,Y,Z) collegate da passaggi logici che dovranno essere rispettati anche nell'opzione corretta • Le opzioni non hanno collegamenti con il testo in quanto ad argomento trattato
Esprime il principio che sta alla base " Quale delle seguenti affermazioni mette in luce il principio che sta alla base del brano precedente?"	La strada statale che collega Bozzola a Chioggia presenta lievi difetti che non rendono necessario l'intervento. Se i cittadini di Bozzola e Chioggia vogliono fare lavori di manutenzione non necessari saranno a pagamento loro	• E' l'opzione che vede applicato il medesimo principio alla base del ragionamento • Anche in questo caso le opzioni non hanno collegamenti con il testo per quanto riguarda l'argomento

Supposizione implicita

Una recente ricerca ha dimostrato che le persone che hanno degli animali tendono a vivere più a lungo di coloro che non ne hanno. La spiegazione sembra derivare dal fatto che fattori come l'aumento di esercizio fisico (per i proprietari di cani o cavalli), le proprietà lenitive dell'accarezzare animali pelosi (come i gatti) ed i benefici emotivi delle relazioni affettuose si combinano per favorire la longevità dell'uomo. Chiunque sia in grado di possedere un gatto, dovrebbe farlo.

© TestBusters 2017

Chiaramente questo suggerimento non è adatto a coloro che sono allergici agli animali. Su quale supposizione implicita si basa il brano precedente?

A. Le persone allergiche non possono avere animali
B. Più animali si possiedono, più a lungo si vive.
C. Cani, cavalli e gatti si affezionano sempre all'uomo.
D. Le persone che non hanno mai avuto un animale potrebbero non apprezzarne i benefici.
E. Tutti dovrebbero provare a vivere più a lungo.

Richiesta	Risposta	Ricorda!
Supposizione implicita "Su quale supposizione implicita si basa il brano precedente?"	Tutti dovrebbero provare a vivere più a lungo.	• E' l'opzione che riporta ciò che il testo dà per scontato ai fini del ragionamento • L'opzione corretta è quella che, se fosse falsa, farebbe crollare il ragionamento

Passaggio logico errato

I miei amici dicono che un giorno avrò un incidente perchè guido incautamente la mia macchina sportiva. Allora ho fatto qualche ricerca e apparentemente minivan e berline hanno un tasso di incidenti più basso rispetto alle macchine sportive. Dunque, vendere la mia macchina sportiva per comprare un minivan abbasserebbe il mio rischio di avere un incidente.
Quale delle seguenti risposte costituisce il passaggio logico errato nel brano precedente?

A. Deduce un rapporto di causa effetto da una semplice correlazione
B. Si basa su un campione troppo ristretto
C. Confonde un dato probabile con un dato certo
D. Confonde una condizione sufficiente con una necessaria
E. Si basa su una fonte che probabilmente non è attendibile

Richiesta	Risposta	Ricorda!
Passaggio logico errato "Quale delle seguenti risposte costituisce il passaggio logico errato nel brano precedente?"	Deduce un rapporto di causa-effetto da una semplice correlazione	• Rappresenta la falla , l'errore che determina l'incongruenza e invalidità del ragionamento • E' un passaggio implicito • Devi individuare l'errore che sta a monte di tutto, il primo commesso: se poi nel testo vengono affermate altre inesattezze, il ragionamento era già crollato dl'errore commesso precedentemente

© TestBusters 2017

1.3 Logica verbale semplice

Gli esercizi della logica verbale "semplice" (proporzioni verbali, completamento frasi, trova l'intruso) sono i cosiddetti "easy points". Sono esercizi relativamente semplici e veloci a cui la maggior parte delle persone risponderà in modo corretto: è quindi fondamentale che anche tu faccia del tuo meglio per non partire svantaggiato rispetto agli altri. Mi raccomando, NON lasciarli indietro il giorno del test, ti permetteranno di guadagnare punti in poco tempo (in modo da averne di più per le domande più ostiche)!
Per queste tipologie di esercizi non esiste una preparazione specifica, dovrai attingere alle tue conoscenze più disparate: dalla semantica alla cultura generale passando per l'etimologia. Ma non spaventarti: spesso un buon lavoro di attenta esclusione ti permetterà di restringere il campo delle opzioni fino ad avere una buona confidenza nel rispondere.

Questi quesiti possono presentarsi con diverse strutture, ma il concetto è sempre lo stesso: individuare i due termini che completino correttamente la proporzione.

____: X = ___ Y
X : Y = ___ : ___
X : ___ = ___ : Y
X : ___ = Y : ___
____:X=Y:_____

Per trovare l'opzione che completi gli spazi vuoti è necessario:

- prestare attenzione all'ordine dei termini nella proporzione
- individuare correttamente la relazione che lega i termini della proporzione
- tenere presente che per i termini delle proporzioni verbali sono valide le stesse proprietà di quelle matematiche

A questo proposito vengono elencati qui di seguito alcuni esempi:

Ambito	**Tipologia**	**Esempio**
Letterario	Autore - Opera Autore - Personaggio Opera - Personaggio Autore - Stile letterario	D'Annunzio - Il Piacere Manzoni - Renzo Decameron - Fiammetta Decadentismo - Pascoli
Geografico	Paese - Capitale Paese - Forma di governo	Slovenia - Lubiana Svezia-Monarchia Costituzionale
Storico	Battaglia - Condottiero Personaggio - Partito/gruppo di appartenenza	Waterloo - Duca Wellington Dante - Guelfi Bianchi
Grammaticale-Semantico	Sineddoche (una parte - tutto) Singolo - Insieme Oggetto - Colore/odore/sapore Sinonimi e/o Contrari Ambito - Oggetto di studio o di appartenenza	Gamba - Tavolo Pecora - Gregge Limone - Aspro Analogo-Omologo/ antitetico Numismatica - Moneta

© TestBusters 2017

COMPLETAMENTO FRASI

Questa tipologia di quesiti richiede di inserire tre parole mancanti all'interno di un breve testo. Per rispondere correttamente è dunque necessario scegliere quell'opzione le cui parole non rendano incongruente il contenuto del testo e che risultino inserite al suo interno in modo corretto dal punto di vista sintattico e semantico.

Ad esempio:

Quali parole vanno sostituite per dare un senso compiuto e logico alla seguente frase?

"Fino al 1650 il caffè era ancora una (1)___ sconosciuta in Europa, cinquant'anni dopo si è (2)___tra le classi aristocratiche. Il suo uso rende svegli e stimola l'intelletto. E' la borghesia, sono i suoi intellettuali e scrittori a (3)___ il successo nella popolazione. Nei romanzi diventa la bevanda preferita di detective e poliziotti."

A. (1) bibita; (2) stabilito; (3) descriverne
B. (1) moda; (2) bevuto; (3) portarne
C. (1) bevanda; (2) negato; (3) sancirne
D. (1) bevanda; (2) imposto; (3) decretarne
E. (1) pianta; (2) introdotto; (3) negarne

Opzione corretta: D. Infatti, se vengono inserite all'interno del testo le parole che l'opzione presenta, questo assume un significato logico ed è omogeneo dal punto di vista sintattico.

TROVA L'INTRUSO

L'intruso rappresenta quel termine che non risulta conforme alle restanti opzioni. Spesso l'incongruenza riguarda il campo semantico o l'etimologia.

Prefisso	Significato	Esempio
a-	"alfa privativo" → indica assenza di qualcosa	es. apatia: assenza di emozioni
eu-	indica positività	es. eubiotica: scienza del vivere bene (eucalipto per es non ha il prefisso)
dis-	indica "anormalità"	es. discinesia: mancanza di coordinazione nel movimento
bi/bis-	doppio	es. bisnonno
tri-	triplo	es. triangolo (tricotomia no → trico-: capello/pelo)
pre-	prima	es. preistorico
proto-	prima parte	es. protozoi

© TestBusters 2017

1.4 Logica non Cambridge

La logica Non Cambridge è un capitolo molto ampio che racchiude diversi argomenti che spaziano tra i vari aspetti della logica in senso lato. Troverai qui di seguito raggruppate le diverse categorie con le indicazioni i consigli per la risoluzione di ognuna. Non sono esercizi particolarmente difficili, ma che richiedono delle conoscenze preliminari e delle accortezze per non incappare in tranelli ed errori evitabili.

Indice

- Come impostare gli insiemi
- Negazioni
- Condizione Necessaria e Sufficiente
- Sillogismi
- Insiemi
- Condizione necessariamente vera/falsa
- Testi

Come impostare gli insiemi

Impostare sistemi di insiemi è un'abilità importante da padroneggiare in vista del test di medicina. Gli insiemi, infatti, risultano essere il metodo più semplice e veloce per la risoluzione di molti quesiti (come ad esempio i sillogismi, ma non solo!), in quanto ti permettono di riassumere graficamente e in modo immediato le informazioni presenti nel testo. In questo modo, visualizzando a colpo d'occhio e nella sua interezza la situazione descritta nel brano, rispondere correttamente risulterà molto più semplice.

Vediamo come è possibile costruire correttamente un sistema di insiemi a partire da alcune affermazioni.
"Tutte le amiche di Anna hanno i capelli lunghi"
Prima cosa da fare:
- Individuare i due insiemi
- Individuare la relazione tra essi

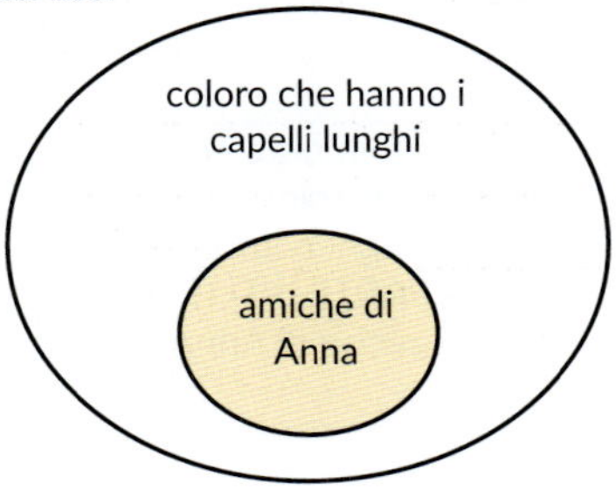

Aggiungiamo a "*Tutte le amiche di Anna hanno i capelli lunghi*" l'informazione "*Alcune persone con i capelli lunghi portano sempre le trecce*"
La seconda affermazione dovrà essere disegnata tenendo conto che il nuovo insieme che ci viene proposto, cioè *"chi porta le trecce"*, può rapportarsi al precedente in diversi modi possibili in quanto può:

© TestBusters 2017

OPZIONE 1	Intersecare sia coloro che hanno i capelli lunghi sia le amiche di Anna, ALCUNE o TUTTE	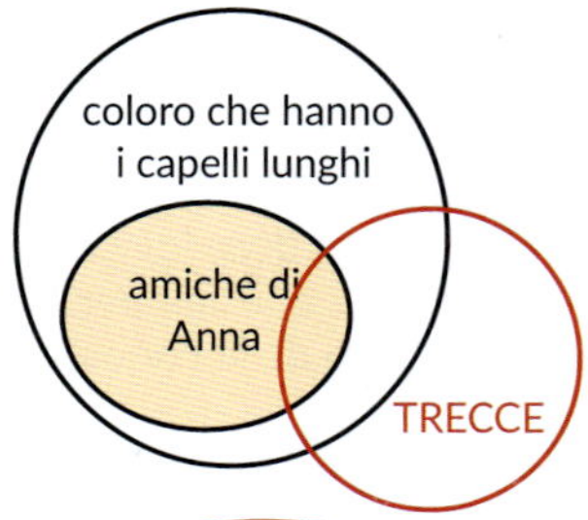 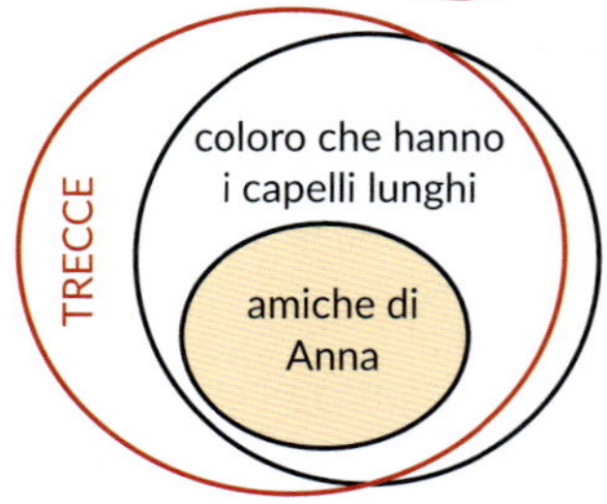
OPZIONE 2	Intersecare solo coloro che hanno i capelli lunghi senza le amiche di Anna	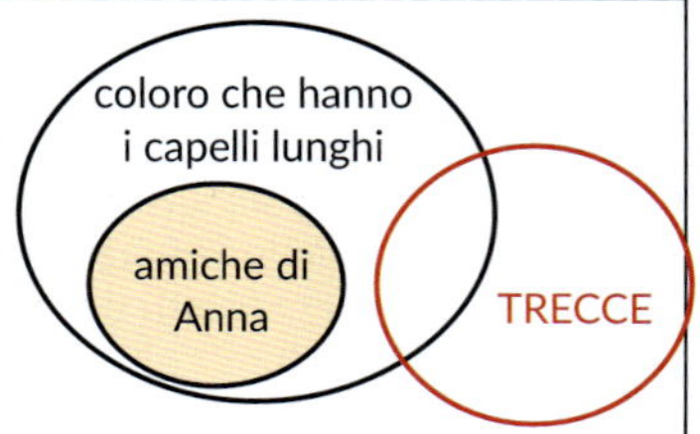
OPZIONE 3	Essere totalmente compreso all'interno di coloro che hanno i capelli lunghi comprendendo UNA PARTE o TUTTE le amiche di Anna	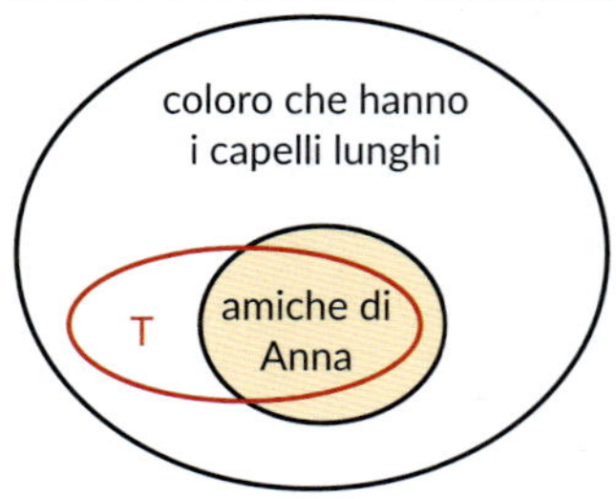 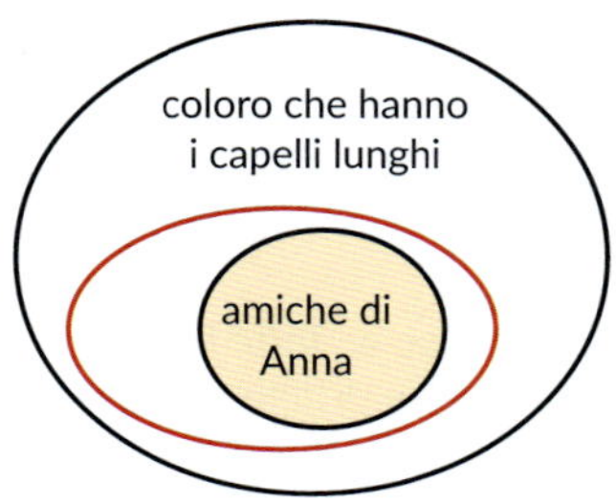

© TestBusters 2017

OPZIONE 4	Essere compreso all'interno di coloro che hanno i capelli lunghi senza comprendere le amiche di Anna	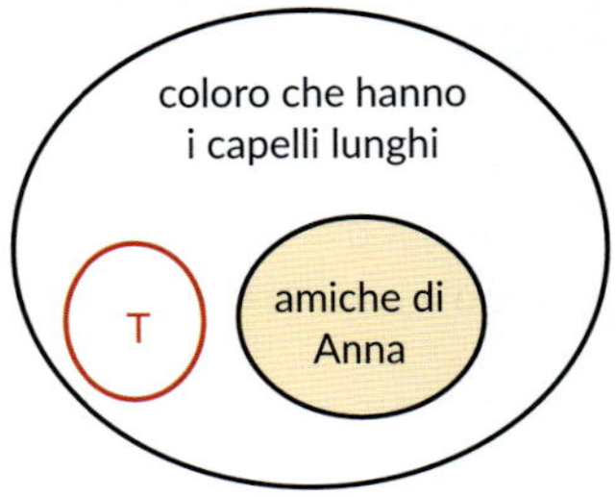
OPZIONE 5	Essere totalmente compreso all'interno delle amiche di Anna, comprendendole TUTTE o escludendone ALCUNE	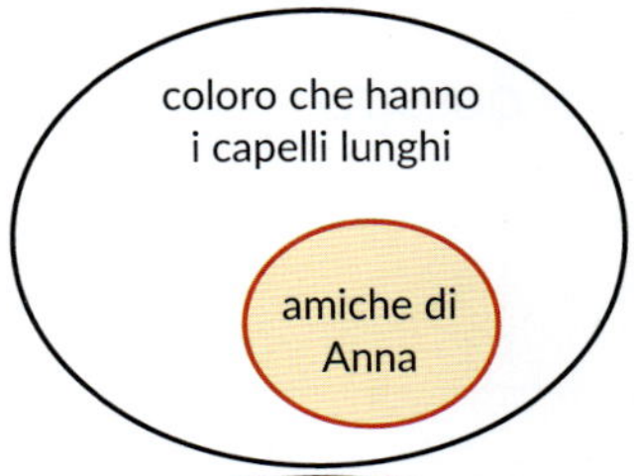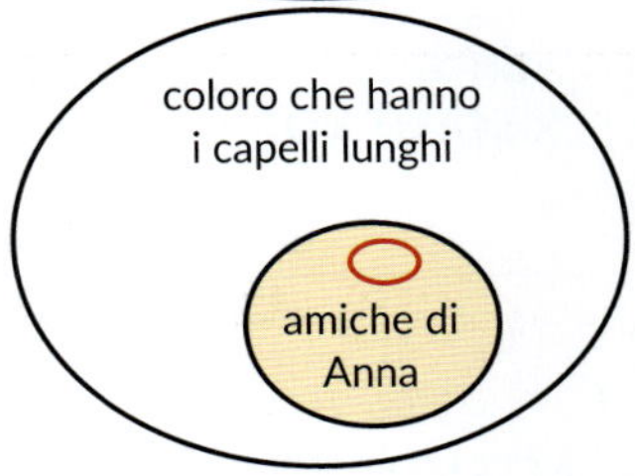

RICORDA:

- Dire "tutte le amiche di Anna hanno i capelli lunghi" NON equivale a dire "tutti coloro con i capelli lunghi sono amiche di Anna"!
- Ragiona per assurdo: se non sappiamo la grandezza degli insiemi, IPOTETICAMENTE quello più piccolo (amiche di Anna) potrebbe essere della stessa dimensione del più grande (chi ha i capelli lunghi), ma MAI DARLO PER SCONTATO.
- Considera sempre tutte le opzioni possibili.
- Quando vai a considerare le opzioni, devi prestare attenzione a come queste vengono poste, cioè se vengono date per certe, o se vengono date come possibili o non possibili.

© TestBusters 2017

Negazioni

In questa tipologia di esercizi viene solitamente presentata una frase colma di negazioni e viene richiesto di individuare tra le opzioni quella compatibile o non compatibile con il testo.

Proviamo a schematizzare i concetti chiave partendo da un esempio concreto

QUESITO	**"Il giudice nega di non credere che l'imputato stesse mentendo circa il fatto che non fosse presente sul luogo del delitto". In base alle precedenti affermazioni, quale è certamente falsa?** A. Il giudice crede al fatto che l'imputato non fosse sul luogo del delitto B. L'imputato, per il giudice, sta mentendo C. L'avvocato crede alla versione del suo cliente D. L'imputato afferma che non fosse presente sul luogo del delitto E. Non si può sapere con certezza se la versione dell'imputato sia vera o falsa
METODO RISOLUTIVO	Analizza la frase in singoli segmenti: • **Nega** di **non** credere = crede • **Mente** circa il fatto di **non** essere presente = era presente E quindi.. *"il giudice crede che l'imputato fosse presente"*

ATTENZIONE!	• Doppia negazione → due negazioni si annullano
	• Non sempre nella lingua italiana il "non" risulta essere una negazione vera e propria. ma dipende dalla costruzione della frase. Esempio:
	  o Non c'è nessuno che mangia la pizza = nessuno mangia la pizza
	  o Nessuno non mangia la pizza = tutti mangiano la pizza

Condizione Necessaria e Sufficiente

Per risolvere questa tipologia di quesiti è fondamentale avere bene in mente la definizione delle due condizioni e le relazioni logiche che legano tra di loro i termini (vedi tabella sotto)

Inoltre è importante acquisire un metodo di risoluzione:

- Come primo step devi individuare il tipo di condizione che il testo ti presenta: è sufficiente? E' necessaria? E' necessaria e sufficiente?
- Devi riuscire SEMPRE a individuare il tipo di condizione presentata dal testo anche quando questa non sia introdotta dalle rispettive preposizioni (*se* e *solo se*). Esempi:
  - "ogni volta che" = condizione sufficiente
  - "è obbligatorio/deve" = condizione necessaria
- Prima della risoluzione del quesito (e quindi prima di leggere le opzioni!) devi individuare tra i termini del testo la **A**, cioè la condizione, e la **B**, cioè l'evento

Nella tabella sottostante sono riassunti i concetti fondamentali e i consigli pratici per risolvere questo tipo di quesiti

© TestBusters 2017

CONDIZIONE	SUFFICIENTE	NECESSARIA	NECESSARIA E SUFFICIENTE
SCHEMA LOGICO	Se **A** → **B** si può leggere anche come: "BASTA **A** per avere **B**"	Solo se **A** → **B** si può leggere anche come: "si DEVE avere **A** per avere **B**"	Se e solo se **A** → **B** Questo implica che: **A** è sufficiente ad avere **B** **A** è necessaria per avere **B**
ESEMPIO	Se inizierò a fare jogging (**A**), dimagrirò (**B**) "BASTA fare jogging per dimagrire"	Solo se inizierò a fare jogging (**A**), dimagrirò (**B**) "Si DEVE fare jogging per dimagrire"	Se e solo se inizierò a fare jogging (**A**), dimagrirò (**B**)
SCHEMA GRAFICO	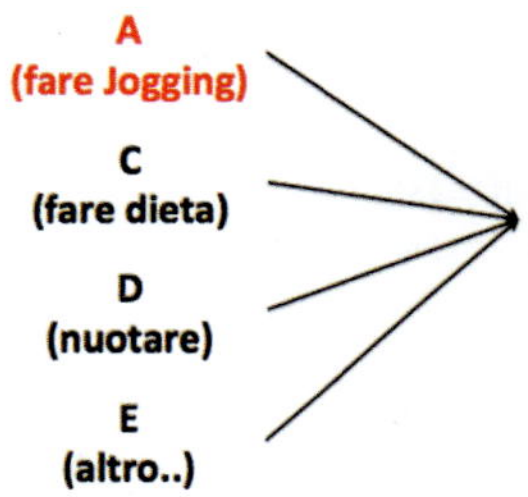	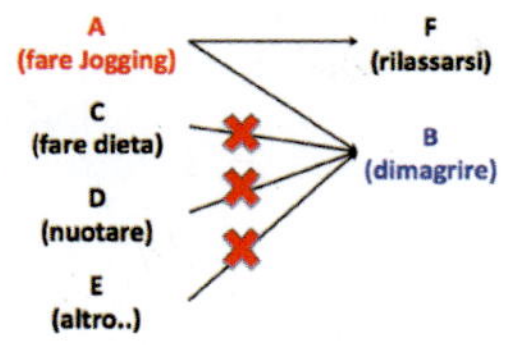	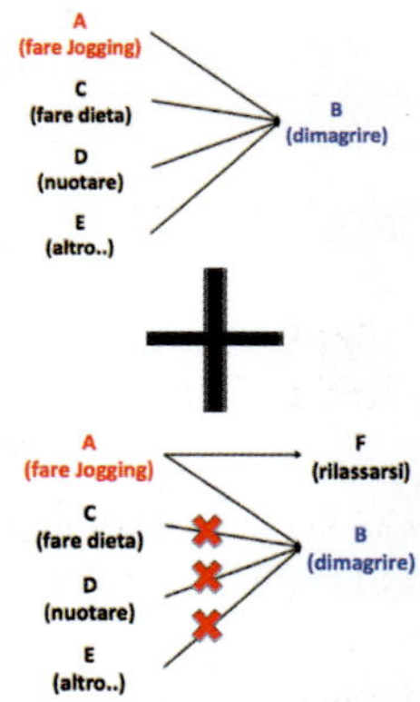
SPIEGAZIONE	Come si vede dallo schema si può dimagrire non solamente facendo jogging, ma anche in altri modi (**C**, **D**, **E**), Attenzione! • Se si verifica **A** certamente si avrà **B** • Se si verifica **A** potrebbe anche verificarsi **F** • Quando si verifica **B**, non è detto che sia avvenuto **A** • Se non si verifica **A**, **B** potrebbe comunque verificarsi (grazie a **C**, **D**, **E**) • Se non c'è stato **B**, però certamente **A** non si è verificato. Se NON **B** → NON **A**	Come si vede dallo schema, rispetto a quello precedente l'unico modo di dimagrire (B) è facendo jogging (A). Attenzione! • Se si verifica **A** non è detto che ci sarà **B** (come invece è per la condizione sufficiente) • Se si verifica **B** certamente c'è stata **A** • Se non si verifica **B**, **A** potrebbe comunque essersi verificata e non avere portato a **B**, ma ad F. Ad esempio: per iscriversi in università (**B**) devo essere diplomato (**A**), però posso diplomarmi (**A**) e non iscrivermi in università (**B**) ma andare a lavorare (**F**)	Come si vede dallo schema, questa situazione rappresenta l'unione delle due condizioni precedenti. Attenzione! • La condizione **A** è necessaria, MA ANCHE sufficiente per avere **B** • Se si verifica **A** avremo certamente **B** , ma il verificarsi di **A** è anche obbligatorio al fine di avere **B** • Se non abbiamo **A** → non avremo **B** • se non abbiamo **B** → non avremo **A** Quindi.. DEVO fare jogging per dimagrire, ma mi BASTA quello per perdere peso
Ne segue che..	Se NON **B** → NON **A**	Se NON **A** → NON **B**	Se NON **A** → NON **B** e Se NON **B** → NON **A**

© TestBusters 2017

Affermazione necessariamente vera/ falsa

Per quanto riguarda questa categoria, i quesiti presentano solitamente un testo o una breve affermazione da cui trarre delle conclusioni.
Per risolvere il quesito è quindi necessario procedere per esclusione, verificando se ciascuna delle opzioni sia in contraddizione o meno con quanto espresso nel testo.
Abbiamo tre possibili tipologie di domande:

- Individuare l'affermazione certamente vera
- Individuare l'affermazione certamente falsa
- Individuare l'affermazione necessaria affinché il testo sia falso.

Ti accorgerai che i concetti dietro a queste domande sono spesso trasversali a tutte le tipologie precedentemente citate e quindi per risolverli non farai altro che applicare il metodo già appreso

TIPOLOGIA	NECESSARIAMENTE VERA = COMPATIBILE	NECESSARIAMENTE FALSA = INCOMPATIBILE	NECESSARIA AFFINCHE' SIA FALSA
ESEMPIO	**"Quando c'è bel tempo Giacomo va sempre al parco"**	**"Non tutti i professori non sanno usare PowerPoint"**	**"Nonna Margherita afferma che a tutti i bambini piacciono le merendine"**
METODO	Vedi capitolo "**Condizione Necessaria/ Sufficiente**"	Vedi capitolo "**Negazioni**"	Per provare la falsità dell'affermazione che a TUTTI piace X, la minima condizione necessaria è che ce ne sia ALMENO UNO a cui non piaccia X
RISPOSTA CORRETTA	Oggi c'è bel tempo e Giacomo andrà al parco	Nessun professore sa usare PowerPoint	Deve esistere almeno un bambino a cui non piacciono le merendine

© TestBusters 2017

Sillogismi

I sillogismi sono delle argomentazioni logiche dalla struttura ben precisa. Sono costituiti da tre affermazioni: due **premesse** (una **maggiore** e una **minore**), dalle quali è ricavata una **conclusione**.

ESEMPIO	"Tutti gli uomini sono mortali. Aristotele è un uomo. Aristotele è mortale". • Tutti gli uomini sono mortali = premessa **maggiore** • Aristotele è un uomo = premessa **minore** • Aristotele è mortale = **conclusione**
RAPPRESENTAZIONE GRAFICA	I sillogismi possono essere rappresentati da insiemi: • Disegniamo un insieme dei "mortali", e vi inseriamo l'insieme "uomini" • Inseriamo all'interno degli "uomini" "Aristotele" • Aristotele è quindi contenuto nell'insieme "mortali" 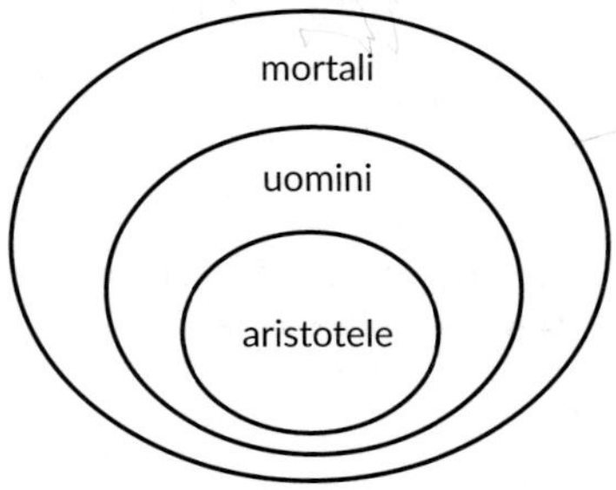
ATTENZIONE	• Dire che "tutti gli uomini sono mortali" NON equivale a dire "tutti i mortali sono uomini"! • Devi sempre individuare l'opzione che conferisce VALIDITA' al sillogismo, e NON VERITA'. Es. "Ogni animale vola. L'asino è un animale. Allora l'asino vola." E' *valido* logicamente nonostante non sia *vero*. • Nella richiesta dei quesiti potrai trovare come dicitura sia "quale delle seguenti opzioni completa correttamente il sillogismo" sia "date le seguenti premesse può essere correttamente dedotto che", sia "date le premesse è certamente vero che".

© TestBusters 2017

Insiemi

Per quanto riguarda tutti i quesiti risolvibili con gli insiemi, essi si differenziano dai sillogismi per il fatto che non sono costruiti seguendo la ferrea struttura delle due premesse con una conclusione, ma presentano una pluralità di affermazioni, dalle quali bisogna ricavare l'opzione che risulta essere in accordo con le premesse.
In questi casi, utilizzare gli insiemi per risolvere il quesito risulta il metodo più semplice per fare ordine tra tutte le informazioni che vengono fornite.
Per come impostare un sistema di insiemi vedi più sopra.
Facciamo un esempio pratico:

<table>
<tr><td>ESEMPIO</td><td>Tutti coloro che escono il sabato sera si godono la vita. I secchioni non si godono la vita. Tutti i secchioni studiano durante il weekend. Date tali premesse, ne consegue che:
A. Alcuni secchioni possono uscire il sabato sera.
B. Può esserci una persona che esce il sabato sera e che non si gode la vita.
C. Può esserci una persona che pur studiando il weekend esca il sabato sera.
D. Chi studia durante il weekend è un secchione.
E. Coloro che si godono la vita non studiano durante il weekend.</td></tr>
<tr><td>1^ PASSAGGIO</td><td>"Tutti coloro che escono il sabato sera si godono la vita"
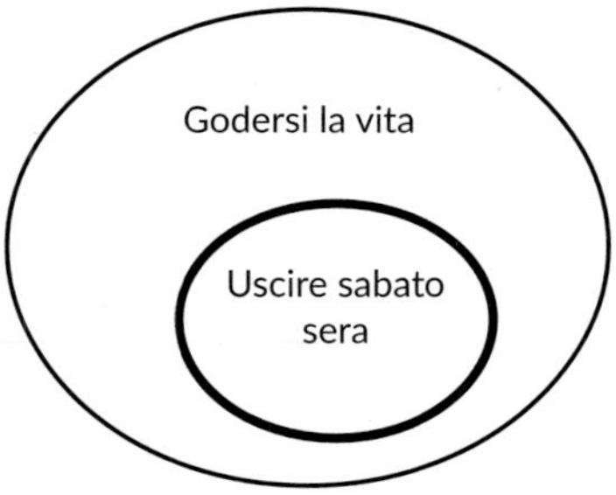
</td></tr>
<tr><td>2^ PASSAGGIO</td><td>"I secchioni non si godono la vita"
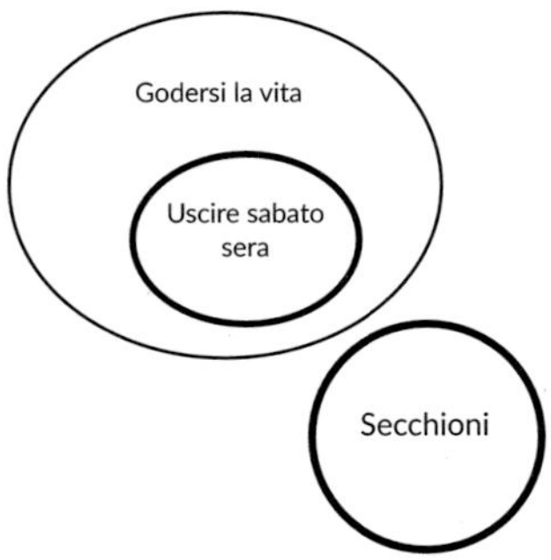
</td></tr>
</table>

© TestBusters 2017

3^ PASSAGGIO	"Tutti i secchioni studiano durante il weekend" 4 possibilità: 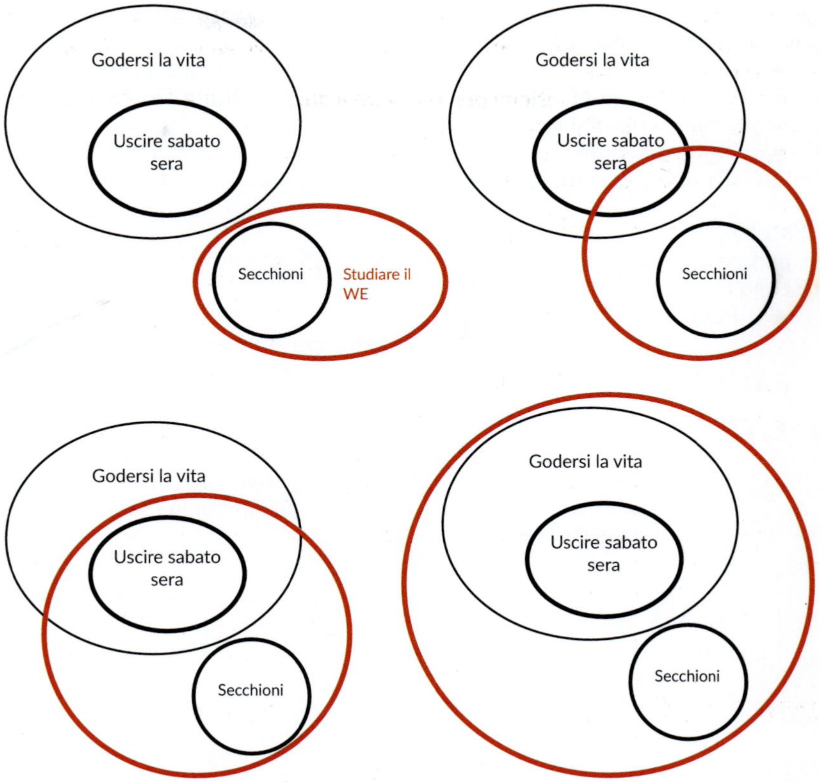
RISPOSTA CORRETTA	**"Può esserci una persona che pur studiando il weekend esca il sabato sera"** → Opzione C

© TestBusters 2017

Testi

Questa tipologia di quesiti prevede un breve testo alla fine del quale viene chiesto quale affermazione possa o NON possa essere dedotta da quanto appena letto. Sono quesiti abbastanza semplici che richiedono però alcune accortezze.

- Come in ogni testo è importante leggere prima la richiesta (dedurre/NON dedurre)
- E' necessario attenersi strettamente a quanto affermato nel testo, è sbagliato aggiungere proprie conoscenze
- Se in un'opzione è presente una parafrasi di una parte o di un'espressione del testo o sinonimi di termini del brano, possiamo considerarla un'affermazione deducibile

ESEMPIO
"Le particelle sintetiche, troppo piccole per essere filtrate dai sistemi di depurazione delle acque, finiscono nei fiumi e si immettono negli oceani"

- POSSIAMO DEDURRE
  - "I filtri dei depuratori sono troppo grandi rispetto alle particelle"
  - Particelle troppo piccole per essere filtrate = filtri troppo grandi
  -
- NON POSSIAMO DEDURRE
  - "Le particelle andranno a inquinare i mari"
  - Pur sapendo che le particelle essendo sintetiche sono probabilmente inquinanti questo è un concetto che aggiungiamo noi in base alle nostre conoscenze ma che nella frase non è esplicitato

© TestBusters 2017

© TestBusters 2017

© TestBusters 2017

2

LOGICA MATEMATICA

INSIEMI
mcm e MCD
PERCENTUALI E FRAZIONI
PROPORZIONI
VELOCITÀ E TEMPO
EQUAZIONI E SISTEMI
RISOLUZIONE CON SCHEMI
GRAFICI E TABELLE
METODO EMPIRICO

© TestBusters 2017

2.1 Introduzione

L'obiettivo di questa sezione è quello di farti avvicinare e familiarizzare con le diverse tipologie che, come vedrai, sono molto varie: vanno dalla matematica più semplice ai grafici, dalle proporzioni agli esercizi con risoluzione grafica, dalle tabelle alle frazioni.
Il nostro consiglio è di leggere prima queste pagine, cercando di capire come affrontare le varie tipologie, e successivamente di dedicarti agli esercizi ai quali dovrai sicuramente destinare la maggior parte del tuo tempo.

Ovviamente nella logica, soprattutto in quella matematica, non esiste un solo metodo di risoluzione. Quello che troverai qui di seguito è un quadro, il più ampio possibile, dei diversi metodi applicabili, ma ricorda che spesso potranno essercene degli altri, magari inventati proprio da te! Ognuno ragiona e risolve i quesiti in modo diverso, quindi cerca di trovare un tuo metodo personale di risoluzione, utilizzando al meglio i nostri consigli

© TestBusters 2017

2.2 Insiemi

Tipologia	Disegno	Dati	Richiesta	Risoluzione	Esempio	Dati esempio	Risoluzione esempio
Disgiunti	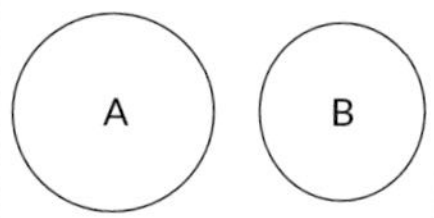	Conosciamo due insiemi A e B	Trovare una possibile intersezione		Abbiamo 30 ragazzi che portano solo il cappello e 10 solo gli occhiali. Quanti portano occhiali e cappello?	A=30 B=10	Intersezione tra A ed B è vuota
Intersezione tra due insiemi		Conosciamo A, B e il totale A∪B, che si interse-cano	Trovare C (A∩B)	(A+B)-A∪B = C	Abbiamo 30 persone, di cui 20 con la camicia e 20 con la giacca. Ogni persona ha almeno o la camicia o la giacca. Quanti portano entrambi?	A∪B = 30 A = 20 B = 20	(20+20)-30 = 40-30 = 10 10 persone portano sia la camicia che la giacca
	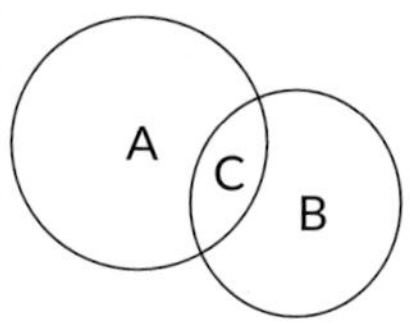	Conosciamo A, B e l'intersezione C = A∩B	Trovare il totale A∪B	(A+B)-C = A∪B	Abbiamo 20 persone con la camicia e 20 con la giacca. Tra queste, 10 indossano sia la giacca che la camicia. Quante persone ci sono in totale?	A = 20 B = 20 C = 10	(20+20)-10 = 40-10 = 30 In totale ci sono 30 persone
		Conosciamo A, il totale A∪B e l'intersezione C = A∩B	Trovare il numero di componenti di B	A∪B-(A-C) = B	Abbiamo in totale 30 persone che portano una giacca e/o una camicia. 20 persone indossano una camicia; tra queste, 10 indossano anche una giacca. Quanti indossano una giacca?	A∪B = 30 A = 20 C = 10	30-(20-10) = 20 In totale, 20 persone indossano una giacca, con o senza camicia

© TestBusters 2017

Intersezione tra tre insiemi	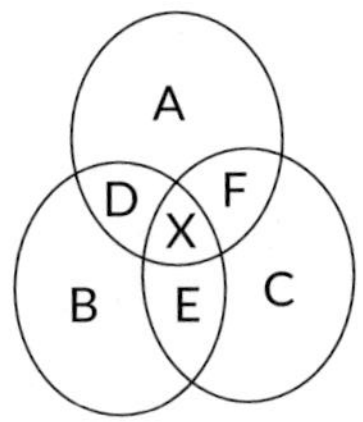	Conosciamo A, B, C e il totale A∪B∪C	Trovare l'unione tra intersezioni D∪E∪F, che contiene X	A+B+C-(A∪B∪C)	Su un campione di 50 ragazzi, 40 parlano l'inglese come seconda lingua, 30 parlano il francese e solo 10 il tedesco. Quanti parlano più di una seconda lingua?	A∪B∪C=50 A=40 B=30 C=10	(40+30+ 10)-50=30
		Conosciamo A, B, C, D, E, F, X e il totale A∪B∪C	Trovare la parte di intersezione di A∩B=D che non contenga elementi di C		Tra 100 bambini, 70 giocano a calcio, 50 a basket e 45 a pallavolo. Tra questi, 20 giocano sia a pallavolo che a calcio, 20 sia a basket che a pallavolo, 30 sia a basket che a calcio. 7 praticano tutti e tre gli sport. Quanti giocano sia a calcio che a basket, ma non a pallavolo?	A=70 B=50 C=45 D=30 E=20 F=20 X=7 A∪B∪C= 100	Sottraiamo ai bambini che giocano sicuramente sia a calcio che a basket, ovvero D, quelli che praticano tutti e 3 gli sport, X: 30-7=23
Insieme incluso	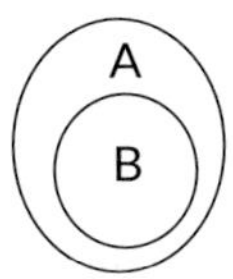	Conosciamo A, il quale comprende B	Trovare gli elementi che appartengono ad A, ma non a B		45 ragazzi sanno parlare inglese: 15 sono madrelingua. Quanti lo parlano come seconda lingua?	A=45 B=15	45-15=30 30 dei 45 ragazzi parlano l'inglese come seconda lingua
Insiemi composti: è possibile trovare esercizi con più insiemi base (riportati sopra) combinati fra di loro. Ne riportiamo alcuni possibili esempi. Attenzione: spesso uno tra gli insieme ha la funzione di distrattore.							

© TestBusters 2017

Due insiemi con intersezione + un insieme disgiunto	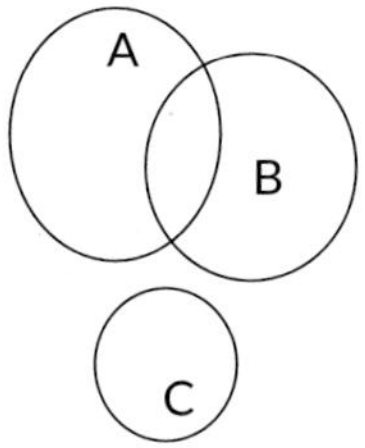	Conosciamo A, B e C e la somma dei componenti totali di A∪B∪C	Trovare l'intersezione A∩B		Tra 30 ragazzi, 15 hanno una laurea in economia, 8 in ingegneria, 12 non possiedono una laurea. Quanti ragazzi sono laureati sia in economia che in ingegneria?	A=15 B=8 C=12 A∪B∪C=30	F è un distrattore, non si interseca con gli altri due insiemi. Quindi: 30-12=18 (A∪B) 15+8-18=5 (A+B-A∪B=A∩B) 5 ragazzi possiedono una laurea sia in economia che in ingegneria.
Due insiemi con intersezione + un insieme incluso	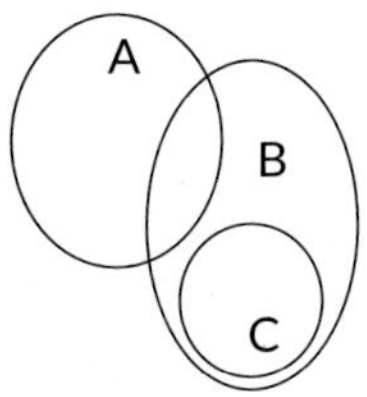	Conosciamo A, B e C e la somma dei componenti totali di A∪B∪C	Trovare l'intersezione A∩B		Tra 10 medici, 5 sono ortopedici, 7 sono chirurghi, mentre 3 sono cardiochirurghi. Quanti sono i chirurghi ortopedici?	A=5 B=7 E=3	Tra i 7 chirurghi, 3 sono cardiochirurgi (C incluso in B). Per trovare invece l'intersezione tra A e B: 5+7-10=2 Due tra questi 10 medici sono chirurghi ortopedici.

© TestBusters 2017

2.3 mcm e MCD

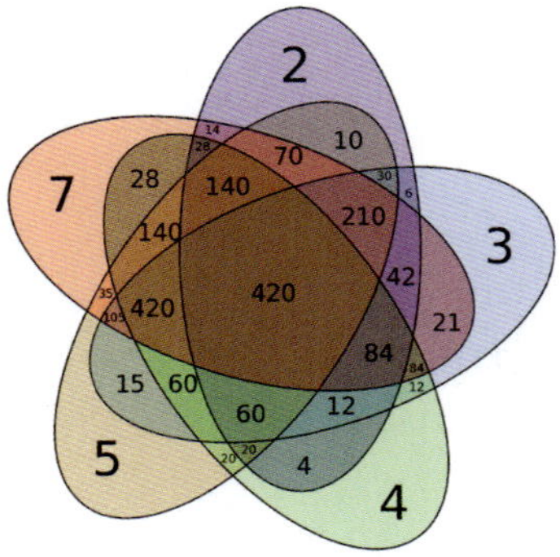

mcm: elementi comuni e **non** comuni con **massimo** grado

MCD: **solo** elementi comuni con **minimo** grado

Minimo comune multiplo (mcm)

Tipologia	Metodo di risoluzione	Esempio	Risoluzione dell'esempio
Tre oggetti effettuano un'azione ad intervalli di X min, Y min e Z min. Se effettuano l'azione nel momento 0, quanto tempo dovrà passare affinché tutti e tre gli oggetti compiano la loro azione?	Scomporre in fattori primi l'intervalli di tempo. Calcolare mcm andando a selezionare "elementi comuni e non con massimo grado".	Tre allarmi suonano ad intervalli di 10, 20,40 minuti. Se suonano insieme alle 4,00 del mattino dopo quante ore suoneranno di nuovo insieme?	10 = $5 * 2$ 18 = $3^2 * 2$ 40 = $5 * 2^3$ mcm = $5 * 3^2 * 2^3 = 360$ 360 minuti = 6ore Suoneranno insieme alle 10 del mattino

© TestBusters 2017

Massimo comune divisore (MCD)

Tipologia	Metodo di risoluzione	Esempio	Risoluzione dell'esempio
Un soggetto possiede X oggetti "A", Y oggetti "B" e Z oggetti "C". In che modo il soggetto può formare gruppi di oggetti uguali?	Scomporre in fattori primi il numero degli oggetti. Calcolare MCD andando a selezionare SOLO gli elementi comuni con minimo grado.	Una signora vuole realizzare un pacco regalo alle sue college, ha a disposizione 20 barattoli di marmellata, 12 salami di cioccolato e 28 bottiglie di prosecco. In che modo può formare pacchi regalo uguali utilizzando tutte le cibarie?	$20 = 5 * 2^2$ $12 = 2^2 * 3$ $28 = 7 * 2^2$ MDC = $2^2 = 4$ Bisogna dividere tutti gli alimenti per 4 → ogni pacco conterrà 5 marmellate, 3 salami di cioccolato e 7 bottiglie di prosecco.

© TestBusters 2017

2.4 Percentuali e frazioni

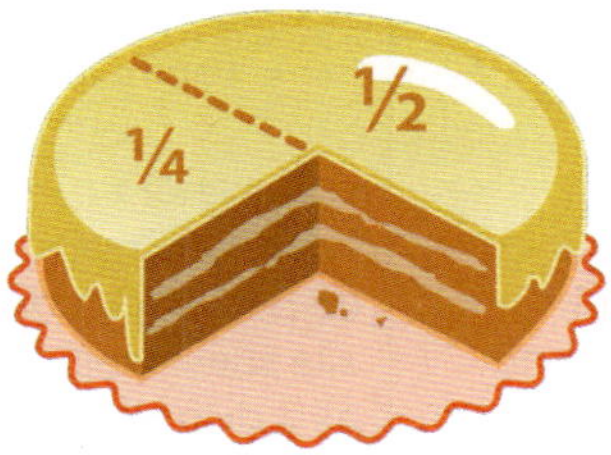

NB: I due argomenti verranno uniti poiché i metodi di risoluzioni sono simili.

Rappresentazione

Percentuale	Frazione	Decimale
30%	$\frac{30}{100}=\frac{3}{10}$	0,30

Tipologie

Tipologia	Dati noti	Risoluzione	Esempio	Risoluzione dell'esempio
Una quantità A aumenta/ diminuisce del X%. Quale quantità finale B ottengo?	A; X Richiesta: B	$B = A \pm \frac{x}{100}A$	Il mio stipendio di \$100 aumenta/ diminuisce del 40%. Qual è il mio stipendio in seguito all'aumento?	$100+\frac{40}{100}100=140$ $100-\frac{40}{100}100=60$
In seguito a un aumento/ diminuzione del X% ho una quantità finale B. Qual era il valore della quantità iniziale A?	B; X Richiesta: A	$A=\frac{B}{1\pm\frac{x}{100}}$	Il mio stipendio attuale è di \$100, dopo un aumento/diminuzione del 40%. Qual era il mio stipendio iniziale?	$\frac{100}{1+\frac{40}{100}}=71{,}4$ $\frac{100}{1-\frac{40}{100}}=166{,}7$

© TestBusters 2017

Una quantità iniziale A aumenta fino a raggiungere un valore finale B. Qual è l'aumento percentuale?	A; B Richiesta: X	$x = \left(\frac{B}{A} - 1\right)100$	Il mio stipendio iniziale di $100 aumenta fino a raggiungere il valore di $165. Qual è l'aumento percentuale?	$\left(\frac{165}{100} - 1\right)100 = 65\%$
Una quantità iniziale A diminuisce fino a raggiungere un valore finale B. Qual è la diminuzione percentuale?	A; B Richiesta: X	$x = \left(1 - \frac{B}{A}\right)100$	Il mio stipendio iniziale di $100 diminuisce fino a raggiungere il valore di $65. Qual è la diminuzione percentuale?	$\left(1 - \frac{65}{100}\right)100 = 35\%$
Ho una quantità A, ogni anno ho X% in più. Quale quantità B ho dopo t anni?	A; X; t Richiesta: B	$A' = A + \frac{x}{100}A$ $A'' = A' + \frac{x}{100}A'$ $B = A'' + \frac{x}{100}A''$	A gennaio guadagno $100, per i 3 mesi successivi guadagno il 20% in più ogni mese. Quanto guadagno ad aprile?	$100 + \frac{2}{10}100 = 120$ $120 + \frac{2}{10}120 = 144$ $144 + \frac{2}{10}144 = 172{,}8$
Una quantità A aumenta di X% ogni mese. Dopo t mesi, a quanto corrisponde la quantità finale B rispetto alla quantità iniziale A?	X; t Richiesta: Y%	$B = A\left(\frac{100 + x}{100}\right)^t$	Il mio stipendio aumenta del 20% ogni mese. Dopo 3 mesi, a quanto corrisponde il mio stipendio se all'inizio valeva A?	$A\left(\frac{120}{100}\right)^3 = \frac{173}{100}A$ $= 173\%A$
Una quantità A diminuisce di X%, poi aumenta di Y%. A quanto corrisponde il valore finale rispetto a quello iniziale, in rappresentazione decimale?	X; Y Richiesta: Z	$Z = A\left(\frac{100 - x}{100}\right)\left(\frac{100 + Y}{100}\right)$	Il mio stipendio aumenta del 30%, poi diminuisce del 50%. A quanto corrisponde il mio stipendio rispetto a quello iniziale, in rappresentazione decimale?	$A\left(\frac{130}{100}\right)\left(\frac{50}{100}\right) = 0{,}65A$

© TestBusters 2017

2.5 Proporzioni

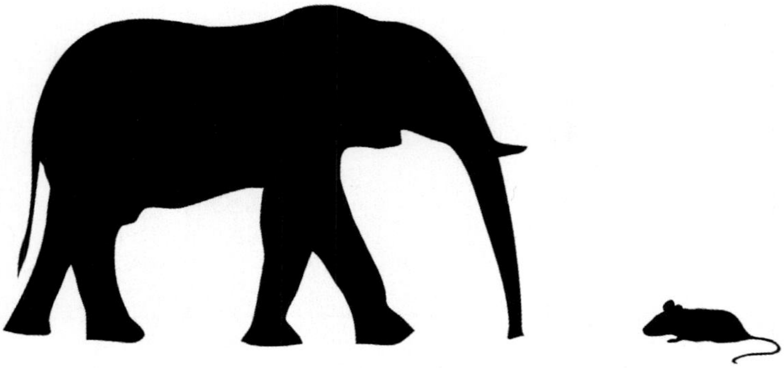

Proporzioni Semplici

Tipologia	Proporzione da impostare	Dati noti	Risoluzione	Esempio	Risoluzione dell'esempio
Per produrre X è necessaria una quantità A; che quantità B è necessaria per produrre Y?	$A:X = B:Y$	$A; X; Y$ Richiesta: B	$B = \frac{A * Y}{X}$	Per leggere un libro ci vogliono tre giorni; quanto tempo serve per leggere quattro libri?	$3:1 = B:4$ $B = \frac{3 * 4}{1} = 12$
Per produrre X è necessaria una quantità A; quanto Y produrrà una quantità B?	$A:X = B:Y$	$A; X; B$ Richiesta: Y	$Y = \frac{X * B}{A}$	Per leggere un libro ci vogliono tre giorni; quanti libri si possono leggere in nove giorni?	$3:1 = 9:Y$ $Y = \frac{1 * 9}{3} = 3$

© TestBusters 2017

Proporzioni Composte					
Tipologia	**Proporzione da impostare**	**Dati noti**	**Risoluzione**	**Esempio**	**Risoluzione dell'esempio**
Per produrre X è necessaria una quantità di lavoratori A per un tempo T1; qual è la quantità di lavoratori B necessari per produrre Y in un tempo T2?	$A:\frac{X}{T1}=B:\frac{Y}{T2}$	$A; X; Y; T1; T2$ Richiesta: B	$B=\frac{A*\frac{Y}{T2}*T1}{X}$	Tre persone leggono due libri in un giorno; quanti lettori ci vogliono per leggere dodici libri in due giorni?	$3:\frac{2}{1}=B:\frac{12}{2}$ $B=\frac{3*\frac{12}{2}*1}{2}=9$
Per produrre X è necessaria una quantità di lavoratori A per un tempo T1; in quanto tempo T2 una quantità di lavoratori B produrrà Y?	$A:\frac{X}{T1}=B:\frac{Y}{T2}$	$A; X; T1; Y; B$ Richiesta: T2	$T2=\frac{Y*A}{B*\frac{X}{T1}}$	Tre persone leggono due libri in un giorno; in quanto tempo nove lettori leggono sei libri?	$3:\frac{2}{1}=9:\frac{6}{T2}$ $T2=\frac{6*3}{9*\frac{2}{1}}=1$
Per produrre X è necessaria una quantità di lavoratori A per un tempo T1; quanto Y produrrà una quantità B di lavoratori in un tempo T2?	$A:\frac{X}{T1}=B:\frac{Y}{T2}$	$A; X; T1; B; T2$ Richiesta: Y	$Y=\frac{B*\frac{X}{T1}*T2}{A}$	Tre persone leggono due libri in un giorno; quanti libri sono letti da diciotto lettori in sei giorni?	$3:\frac{2}{1}=18:\frac{Y}{6}$ $Y=\frac{18*\frac{2}{1}*6}{3}=72$

© TestBusters 2017

2.6 Velocità e tempo

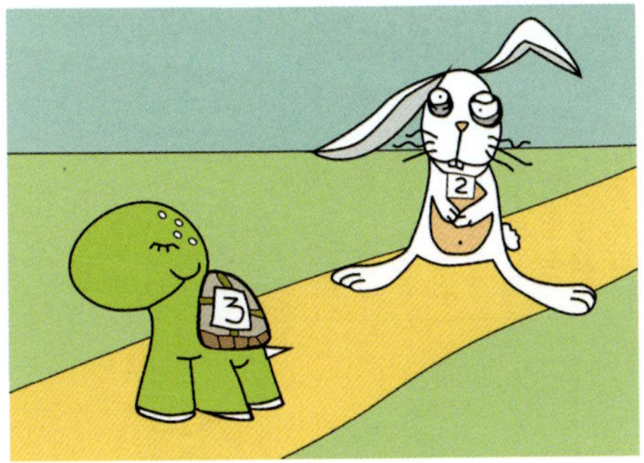

Velocità = $\frac{\Delta x}{\Delta T}$

Legge oraria del moto rettilineo uniforme: $x = x_0 + vt$

Legge oraria del moto uniformemente accelerato: $x = x_0 + vt + \frac{1}{2}at^2$

RICORDA

Quando 2 oggetti hanno la stessa direzione (si rincorrono) le loro velocità si **sottraggono:** $V_{tot} = v_1 - v_2$

Quando 2 oggetti hanno direzione opposta (si scontrano) le loro velocità si **sommano:** $V_{tot} = v_1 + v_2$

Particolare attenzione è da porre alle unità di tempo. Esempio: 1,5 ore corrisponde a 1 ore e 30 minuti e non 1 ora e 50 minuti.

© TestBusters 2017

Tipologia	Dati noti	Risoluzione	Esempio	Risoluzione dell'esempio
Il soggetto A corre ad una velocità di X m/s mentre il soggetto B lo rincorre ad una velocità di Y m/s, sappiamo inoltre che A inizia a correre con un vantaggio di Z min.. Quanto tempo impiegherà B a raggiungere A?	$V_1; V_2; X$	$V_{tot} = V_1 - V_2$ $t = \frac{X}{V_{tot}}$	Michele è convinto di essere più veloce di Paolo e per dimostrarlo decide di organizzare una corsa, per rendere ancora più difficile la sfida Michele decide di lasciare 80m di vantaggio a Paolo. SI sa che Michele corre a 10 m/s mentre Paolo corre ad una velocità di 6m/s. Quando tempo impiegherà Michele a raggiungere Paolo.	$V_{M-P} = 10 - 6 = 4\, m/s$ $t = \frac{80\, metri}{4\frac{m}{s}} = 20\, s$
A e B hanno rispettivamente velocità di X km/h e Y km/h. Si trovano a Z km di distanza. Dopo quanto tempo si incontreranno.	$V_1; V_2; X$	$V_{tot} = V_1 + V_2$ $t = \frac{X}{V_{tot}}$	Anna e Clara si trovano a 200km di distanza. Anna viaggia ad una velocità di 130 km/h mentre Clara a 170 km/h. Quanto tempo impiegheranno per incontrarsi?	$V_{M-P} = 130 + 170 = 300\frac{km}{h}$ $t = \frac{200km}{300\frac{km}{h}} = 0{,}66\; ore$ 0,66 ore NON sono 66 minuti MA: 0,66 * 60 = 40 minuti
A e B vivono a X km di distanza. Decidono di incontrarsi lungo il percorso, sapendo che A è più veloce N volte di B. Dopo quanti Km da casa di A si incontreranno	$V_1; V_2; X$	$X_1 + X_2 = X_{tot}$ Ricaviamo il valore di una delle due X.	Davide ed Andrea si trovano a 300 Km di distanza. Si sa che Davide va al triplo della velocità di Andrea. Dopo quanti Km da casa di Andrea i due si incontreranno?	3X + X = 300 4X = 300 → X = 75 Km (km percorsi da Andrea) I due amici si incontreranno a 75km da casa di Andrea.

© TestBusters 2017

2.7 Equazioni e Sistemi

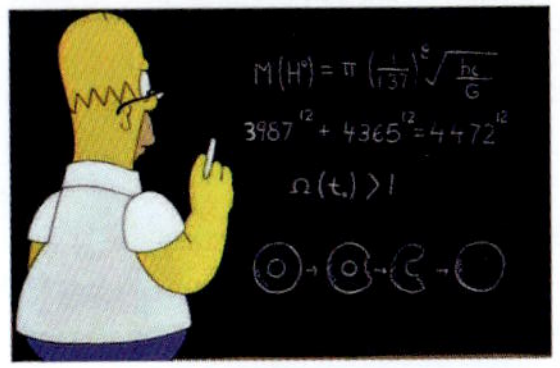

Bilancia a due piatti				
Tipologia	Dati noti	Equazioni	Esempio	Risoluzione
Su un piatto della bilancia è posta una quantità A di X; sull'altro una quantità B di Y. Quanto vale B perché la bilancia sia in equilibrio?	$A; X; Y$ Richiesta: B	$AX = BY$ $B = \frac{X * A}{Y}$	Su un piatto della bilancia vengono messi 3 pesi da 30g. Quanti pesi da 15g bisogna mettere sull'altro piatto perché la bilancia sia in equilibrio?	$3 * 30g = B * 15g$ $B = \frac{3 * 30g}{15g} = 6$
Una bilancia è in equilibrio se su un piatto è posta una quantità A di X e sull'altro una quantità B di Y. Che quantità N di X devo aggiungere ad A perché il peso complessivo posto sul primo piatto sia il M volte quello posto sul secondo?	A; B; M Richiesta: N	$\begin{cases} X * A = B * Y \\ (N + A) * X = M(B * Y) \end{cases}$	Su un piatto di una bilancia è posto un ananas; sull'altro sono poste 3 mele. Quante mele devo aggiungere perché il peso delle mele sia il triplo di quello dell'ananas?	$\begin{cases} 3 * X = Y \\ (N + 3) * X = 3Y \end{cases}$ Metodo della sostituzione N=6
Sui piatti di una bilancia sono poste quantità X e Y di due prodotti. Se si aggiunge una quantità N a X, la bilancia è in equilibrio; se si toglie una quantità M da Y il peso posto sul primo piatto diventa K volte quello posto sul secondo. Quanto valgono X e Y?	$N; M$ Richiesta: X e Y	$\begin{cases} X + N = Y \\ X = K(Y - M) \end{cases}$	Sui piatti di una bilancia sono stati messi del riso e della pasta. Se si aggiunge mezzo Kg di pasta la bilancia è in equilibrio; se si toglie 1,5 Kg di riso il peso della pasta diventa tre volte quello del riso; quanto pesano rispettivamente pasta e riso?	$\begin{cases} X + 0{,}5 = Y \\ X = 3(Y - 1{,}5) \end{cases}$ Metodo del confronto X=1,5 Y=2

© TestBusters 2017

Età				
Tipologia	Dati noti	Equazioni	Esempio	Risoluzione
X e Y sono le età di due persone che hanno A anni di differenza. Tra n anni il rapporto tra X e Y sarà di B anni. Quanto valgono X e Y?	A, B, n Richiesta: X e Y	$\begin{cases} X - Y = A \\ \frac{n + X}{n + Y} = B \end{cases}$	Due sorelle hanno 16 anni di differenza. Tra 7 anni la maggiore avrà 3 volte l'età della minore. Quanti anni hanno le due sorelle?	$\begin{cases} X - Y = 16 \\ \frac{7 + X}{7 + Y} = 3 \end{cases}$ Metodo della sostituzione X=17 Y=1
X e Y sono le età di due persone che hanno A anni di differenza. n anni fa il rapporto tra X e Y era di B anni. Quanto valgono X e Y?	$A; B; n;$ Richiesta: X e Y	$\begin{cases} X - Y = A \\ \frac{X - n}{Y - n} = B \end{cases}$	Due sorelle hanno 8 anni di differenza. 7 anni fa la maggiore aveva 3 volte l'età della minore. Quanti anni hanno le due sorelle?	$\begin{cases} X - Y = 8 \\ \frac{X - 7}{Y - 7} = 3 \end{cases}$ Metodo della sostituzione X=19 Y=11
X e Y sono le età di due persone; il rapporto delle loro età vale A. Tra n anni fa il rapporto tra X e Y sarà di B anni. Quanto valgono X e Y?	A; B; n Richiesta: X e Y	$\begin{cases} X = AY \\ X + n = B(Y + n) \end{cases}$	Due sorelle hanno una il doppio degli anni dell'altra. Tra 10 anni, la maggiore avrà un'età pari a 3/2 dell'età della seconda. Quanti anni hanno le due sorelle?	$\begin{cases} X = 2Y \\ X + 10 = \frac{3}{2}(Y + 10) \end{cases}$ Metodo della sostituzione X=20 Y=10
X e Y sono le età di due persone; il rapporto delle loro età vale A. n anni fa il rapporto tra X e Y era di B anni. Quanto valgono X e Y?	A; B; n Richiesta: X e Y	$\begin{cases} X = AY \\ X - n = B(Y - n) \end{cases}$	Due sorelle hanno una il quadruplo degli anni dell'altra. Due anni fa, la maggiore aveva un'età pari a sette volte l'età della seconda. Quanti anni hanno le due sorelle?	$\begin{cases} X = 4Y \\ X - 2 = 7(Y - 2) \end{cases}$ Metodo della sostituzione X=16 Y=4

© TestBusters 2017

Confronto offerte				
Tipologia	Dati noti	Equazioni	Esempio	Risoluzione
L'offerta A prevede che, se si acquista un prodotto da x€, si ricevono m pezzi gratuitamente. L'offerta B prevede che il prodotto da x€ sia scontato del y%. Quanti pezzi bisogna comprare usufruendo dell'offerta B per risparmiare?	M; x; y Richiesta: n	Bisogna calcolare il numero di pezzi per cui le due offerte sono uguali. Successivamente si confronta il risultato ottenuto con n. $x*(n-m)=y\%*x*n$	Dal ferramenta A, se si acquistano delle viti da 2€ si ricevono 6 viti (dello stesso tipo) in omaggio. Dal ferramenta B le viti da 2€ sono scontate al 20%. Quante viti devo comprare al supermercato B per risparmiare?	$2€*(n-6)=\frac{80}{100}*2€*n$ n=30 comprando 30 viti le due offerte sono uguali. Per risparmiare bisognerà acquistare almeno 31 viti.
Un prodotto ha lo stesso prezzo base (n) nel negozio A e nel negozio B. In A il prodotto è scontato dell'y% con uno sconto ulteriore di k€. Nel negozio B è presente solo lo sconto dell'x%. Se si decide di acquistare il prodotto in A, si risparmiano R€. Qual è il prezzo n non scontato del prodotto?	Y; x; k; R Richiesta: n	Prezzo scontato A: $n-\frac{y}{100}n-k$ Prezzo scontato B $n-\frac{x}{100}n$ Prezzo scontato A -risparmio ® = prezzo scontato B $n-\frac{y}{100}n-k-R=n-\frac{x}{100}n$	Un telefono ha lo stesso prezzo nel negozio A e nel negozio B. Nel primo, è scontato del 15% e un ulteriore sconto di 180€. Nel negozio B è presente solo lo sconto del 25%. Se si compra il telefono nel negozio A si risparmiano 30€. Qual è il prezzo base del telefono?	$\frac{85}{100}n-90-15=\frac{75}{100}n$ $n=1050$

© TestBusters 2017

Altro				
Tipologia	Dati noti	Equazioni	Esempio	Risoluzione
Si devono dividere x prodotti in n gruppi secondo determinate proporzioni	x; n; Richiesta: elementi in ciascun gruppo	Si assegna un'incognita a ciascun gruppo e si costruisce un sistema di n equazioni in n incognite NB: spesso una delle equazioni è data dalla somma dei prodotti=x	Ho 63 caramelle da dividere tra 3 bambini. Al primo (a) ne spettano il triplo del secondo (b); al secondo il doppio di quelle del primo meno quelle del terzo (c).	$\begin{cases} a = 3b \\ b = 2a - c \\ a + b + c = 60 \end{cases}$ Metodo della sostituzione a=18 b=6 c=30

© TestBusters 2017

2.8 Risoluzione con schemi

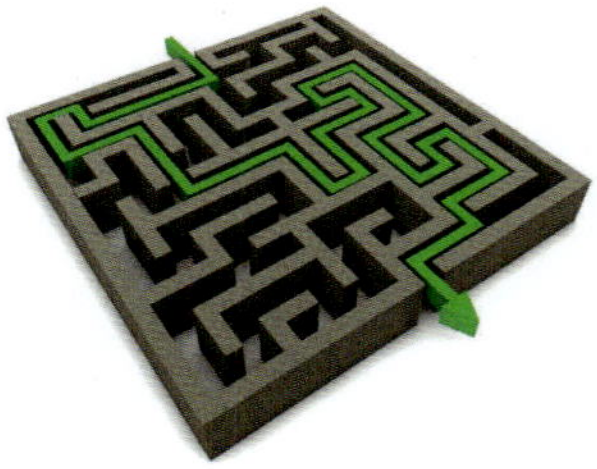

Per molti quesiti di logica matematica è utile riassumere i dati ricavati dal testo in uno schema, così da arrivare alla risposta corretta in maniera sicura e veloce.
Se non per il metodo di risoluzione, questi quesiti non sono accomunabili in una categoria specifica: riportiamo quindi degli esempi per mostrare come risolvere rispettivamente con un disegno o con una tabella.
Alla fine di questo capitolo troverete un paragrafo dedicato ai percorsi, anch'essi da risolvere con schemi.

Esempio 1

I becchini del cimitero di Vattelapesca non possono accedere alla Stanza a forma di Esagono collocata nei pressi della tomba di Montale. Tuttavia, pur senza entrare, dalla porta di ingresso della Stanza Esagonale i parenti possono comunque vedere alcune parti della stanza, nonostante la visuale sia parzialmente ostruita da un'effige raffigurante un grifone dorato al centro. Per accedere alla Stanza ci sono due entrate, quella principale e quella della torretta. Ci sono 2 specchi e 2 Spade. Entrando da una porta, guardando verso uno specchio, ci si vede raffigurati. Sapendo che le due porte sono vicine quale delle seguenti sequenze rappresenta correttamente l'ordine delle pareti della Stanza Esagonale?

Sappiamo per certo che le due porte (P) sono vicine una all'altra: possiamo quindi posizionarle subito su due vertici adiacenti dell'esagono.
Successivamente, siamo a conoscenza che da una porta, guardando verso uno specchio, ci vediamo raffigurati. Essendoci l'effige al centro della stanza, non possiamo vedere il riflesso in maniera diretta; è necessario un gioco di specchi che ci permette di osservare il riflesso del nostro riflesso. L'unica soluzione consiste nell'avere i due specchi (Spe) e una porta (P1) su vertici non adiacenti.
Le due spade (Spa) si troveranno infine sui due vertici rimasti liberi.

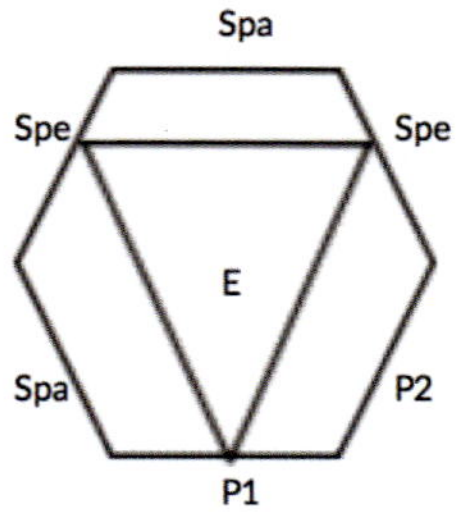

© TestBusters 2017

Esempio 2

Alla prima gara di automobili di TestBusters, Gianluca, Paolo, Federico e Maria vincono i primi quattro premi. Le macchine da loro guidate sono una Lamborghini, Ferrari, Porsche ed Aston Martin, non necessariamente in questo ordine. I colori delle macchine sono rosso, blu, verde e giallo, non necessariamente in questo ordine.
Sappiamo che:
- La macchina di Gianluca ha vinto o il 1 o il 2 premio
- La lamborghini è arrivata 3°
- La macchina rossa è arrivata 2°
- La ferrari è blu
- L'aston martin di Paolo è arrivata 2°
- Federico possiede la macchina verde
- Federico è arrivato dopo Maria

Chi possiede la Porsche?

I dati forniti dal testo possono essere riassunti nella seguente tabella:

Pilota	Macchina	Colore	Posizione
Gianluca			1°-2°
Paolo	Aston Martin	Rossa	2°
Federico		Verde	4°
Maria	Lamborghini		3°

Essendo vaganti solo il 3° e 4° posto e sapendo che Maria è arrivata prima di Federico, si possono assegnare le rispettive posizioni in classifica a questi due piloti. Possiamo affermare inoltre la posizione in classifica di Gianluca (1° posto), siccome non è possibile che ci siano due secondi posti.
Sappiamo dal testo che la Ferrari è blu. L'unica persona che può possedere questa macchina è dunque Gianluca, poiché Federico possiede la macchina verde, Maria la Lamborghini (macchina arrivata al 3° posto) e Paolo la Aston Martin rossa.
Si rivela così il pilota della Porsche, ovvero Federico, l'unico rimasto senza una macchina assegnata.

Pilota	Macchina	Colore	Posizione
Gianluca	**Ferrari**	**Blu**	**1°**
Paolo	Aston Martin	Rossa	2°
Federico	**Porsche**	Verde	3°
Maria	Lamborghini	**Gialla**	4°

(Sono mostrate in **grassetto** le modifiche rispetto alla prima tabella)

© TestBusters 2017

PERCORSI

Per risolvere questi quesiti è necessario ricordare i punti cardinali.
Le richieste sono solitamente due:

1) Trovare la direzione rispetto a cui un secondo punto si trova rispetto ad un primo punto
2) Trovare la distanza tra due punti

Riportiamo due esercizi esemplificativi, con soluzione:

Vera abita 8 km a Ovest rispetto ad Aldo. Ogni mattina, per andare in ufficio, Vera si sposta 3 km a Nord e 10 km a Est, mentre Aldo si sposta 6 km a Nord e 2 km a Ovest.

1) Dove si trova l'ufficio di Aldo rispetto a quello di Vera?

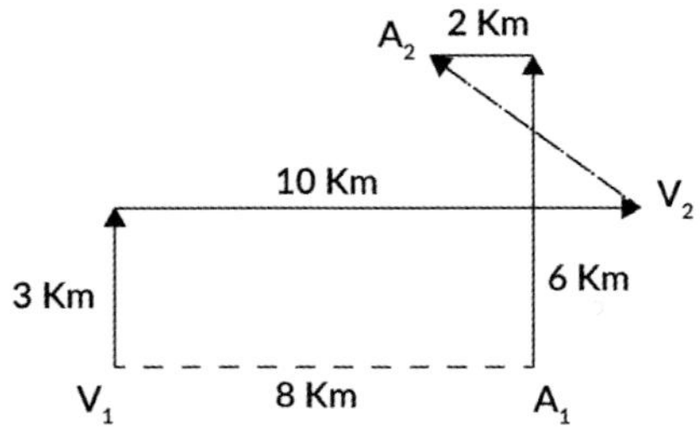

Direzione Nord-Ovest

2) Quanto sono distanti i due uffici?
   $A_2H = 3$ km
   $V_2H = 4$ km
   $A_2V_2 = \sqrt{3^2 + 4^2} = 5$ km

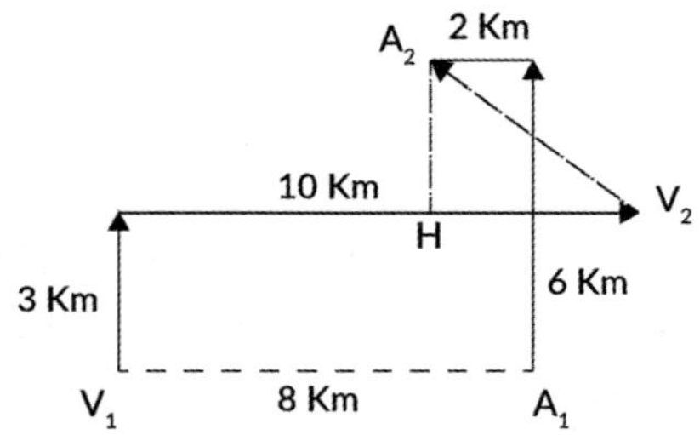

© TestBusters 2017

2.9 Grafici e Tabelle

2.9.1 Grafici

Tipologia	Esempio	Grafico	Risposta
Istogramma	Il grafico rappresenta il numero di studenti di Medicina, Lettere, Filosofia e Chimica, che praticano uno sport. In che facoltà coloro che praticano Calcio sono meno rispetto a quelli che praticano Tennis?	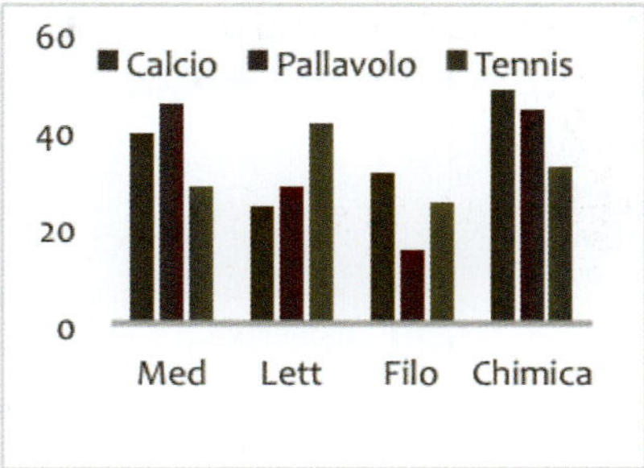	Un istogramma permette un rapido confronto tra i valori, si può quindi vedere che la risposta corretta è: Lettere
Grafico a torta	Nel grafico sono riportati il numero di turisti che ad Agosto affollano le spiagge di queste regioni d'Italia. Quale coppia di regioni ospita il numero minore di turisti?	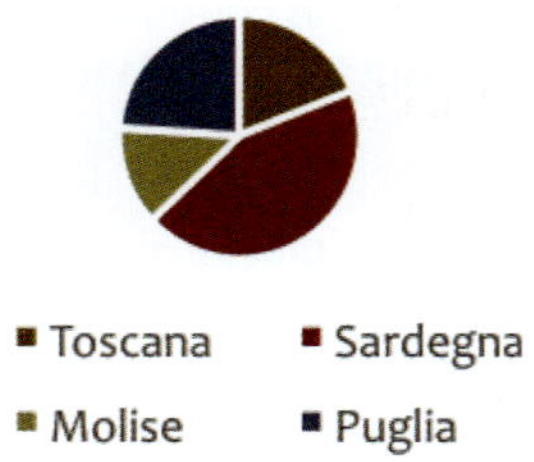	Il grafico a torte evidenzia le proporzioni di una parte rispetto al totale. Si può vedere che la coppia di regioni con la "fetta" minore sono il Molise e la Toscana.
Grafico a linee	Il grafico riporta l'andamento nel tempo del numero di tifosi che hanno visto il derby della propria città allo stadio. In quale città il numero di biglietti venduti è variato meno?	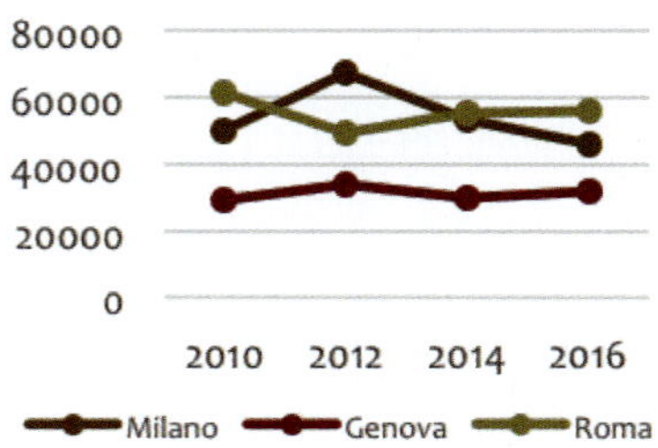	Con i grafici a linee è possibile visualizzare l'andamento nel tempo dei dati. Il numero di tifosi che è variato meno negli anni, quindi la linea più "retta" tra le tre, è quella di Genova.

© TestBusters 2017

<table>
<tr>
<td>Grafico ad aree</td>
<td>Il grafico descrive il rapporto tra maschi e femmine che nell'orchestra di San Remo suonano il Violino, il Flauto e il Pianoforte.

Quale strumento è suonato dallo stesso numero di maschi e femmine?</td>
<td>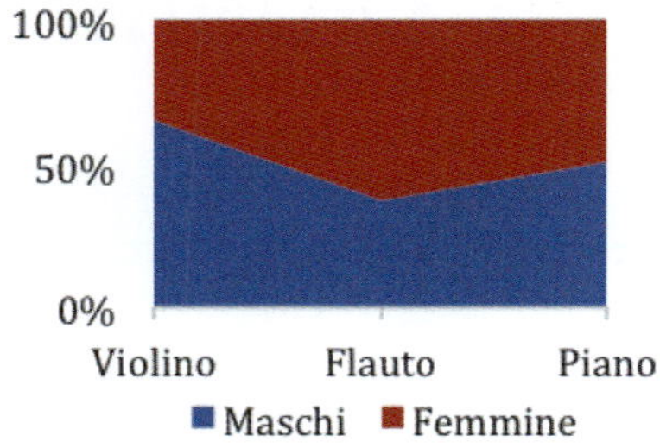
</td>
<td>Un grafico ad aree mette in evidenza le proporzioni rispetto al totale di più settori.

Per essere suonato dallo stesso numero di maschi e femmine il rapporto dev'essere circa del 50%, situazione che si verifica nel caso del Pianoforte.</td>
</tr>
</table>

2.9.2 Tabelle

Come affrontare un quesito in cui è rappresentata una tabella:

- Leggere prima la domanda
- Non perdere tempo a leggere tutta la tabella ma cercare SOLO le informazioni richieste
- ATTENZIONE e VELOCITÀ nella ricerca delle informazioni
- Porre attenzione alla FORMA con cui sono espressi i valori nella tabella, a volte la forma può essere diversa rispetto a quella espressa nella richiesta → fare conversioni o equivalenze

In alcuni quesiti non sono rappresentate tabelle ma costruire una tabella può velocizzare la risoluzione del problema.

Esempio 1:
La tabella mostra il numero di studenti, del liceo classico e dello scientifico con le loro scelte universitarie. In quale materia il rapporto tra il num. di studenti del liceo classico ed il num. di studenti del liceo scientifico è il più vicino a quello di Medicina?

Materia	*Classico*	*Scientifico*
Medicina	24	41
Giurisprudenza	26	32
Scienze Biologiche	3	12
Lettere Classiche	104	61
Economia	6	10
Ingegneria	18	67

Risoluzione:

Calcoliamo il rapporto degli studenti di Medicina: $\frac{24}{41} = 0{,}58$.
Osservando la tabella possiamo escludere Lettere Classiche senza fare calcoli in quanto il numero di

© TestBusters 2017

studenti del Classico è maggiore di quelli dello scientifico.
Il rapporto 0,58 di Medicina si avvicina maggiormente a 0,6 che è il rapporto degli studenti di Economia.

Esempio 2:
Daniele e Federico desiderano acquistare alcuni articoli per il loro ufficio in un negozio in cui vengono effettuati saldi. Le tariffe sono le seguenti:

Prezzo iniziale degli articoli (prima degli sconti)	Sconto (%)
Fino a 50€	25
Fino a 100€	33,33
100€ o di più	50

Il costo dei beni che hanno scelto arriva a 96€. Quanto avrebbero pagato in meno, all'effettivo, rispetto alla spesa attuale, se avessero scelto merci extra per il valore di 6€?

Risoluzione:

Avendo speso 96€, Daniele e Federico hanno avuto uno sconto del 33,33% che corrisponde a $\frac{1}{3}$ della spesa. Hanno pagato quindi $\frac{96€}{3} \times 2 = 64€$.

Se avessero speso 6€ in più, per un totale di 102€, avrebbero ottenuto uno sconto del 50%, pagando quindi solamente 51€. Avrebbero pagato in meno quindi 64€ - 51€ = 13€.

Esempio 3:
La seguente tabella riporta i prezzi di diversi tavoli. Il signor Bianchi vuole acquistare un tavolo lungo almeno 8 metri per il cenone di Capodanno e vuole tenerlo solo nella sua veranda chiusa che però è lunga solo 4,2 metri.

LUNGHEZZA DA CHIUSA (m)	LUNGHEZZA DA APERTA (m)	USO DA INTERNO (euro)	USO DA ESTERNO (euro)
Tavoli con 3 coppie di gambe			
2,6	6	82	100
3	7,5	104	120
3,5	9	133	150
4	10	/	169
Tavoli con 2 coppie di gambe			
3	5,3	52	64
3,5	6,2	67	82
4	7,2	78	95

© TestBusters 2017

4,5	8,3	98	115
5	9	/	140
5,5	10	/	155

Qual è il costo più basso che può sostenere il signor Bianchi per acquistare un tavolo che soddisfi tutte le condizioni?

Risoluzione:
Il tavolo da chiuso deve essere lungo meno di 4,2 metri e da aperto deve essere lungo più di 8 metri. Escludendo i tavoli che non rispettano questi requisiti, tra quelli che rimangono il costo più basso corrisponde a 133€.

© TestBusters 2017

2.10 Metodo Empirico

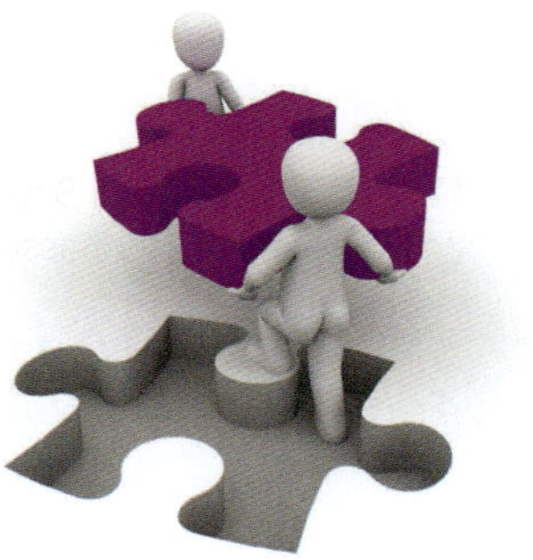

Tipologie:

- Sostituzione con valori agevoli: scegliere dei valori da sostituire nel problema che siano semplici e plausibili. Dunque confrontare i risultati con le soluzioni. Escludere le opzioni che discostano eccessivamente dal valore ottenuto e, se necessario, utilizzare altri valori comodi per scartare le opzioni errate rimanenti.

Esempio 1:

14 x 2,5 = ?

Utilizzo un valore approssimativo che risulti più comodo: 14 x 3 = 42, a questo punto si può iniziare ad escludere le risposte che comprendono valori più alti di questo. Successivamente andrò a calcolare che 14 x 0,5 =7, quindi 42 – 7 = 35.

Esempio 2:

Pino lavora in un call center e viene pagato 6€/ora più 0,20€ per chiamata. Quanto guadagna Pino se nella prima ora chiama 23 persone e nella seconda 24?

Il totale delle persone chiamate da Pino è: 23 + 24 = 47 ≈ 50. Quindi nel giro di due ore Pino guadagna oltre a 6x2=12€ fissi, circa 50 x 0,20 = 10€. Per essere ancora più precisi nel calcolare il totale basterà sottrarre a tale quota l'eccesso, (50 - 47) x 0,20 = 0,60€. Il totale quindi è 12 + 10 - 0,60= 21,40€.

Esempio 3:

© TestBusters 2017

$log_{10}(1997485215) = ?$

Il valore comodo da usare in questo caso è 1997485215 convertito in potenze di 10, cioè all'incirca $1,99 \times 10^9$. A questo punto conoscendo le proprietà dei logaritmi sarà facile calcolare il risultato: $\log_{10}(1,99 \times 10^9) = \log_{10}(1,99) + \log_{10}10^9 = \log_{10}(1,99) + 9$. Sapendo che $\log_{10}(1,99)$ è un numero minore di 1, allora il risultato sarà un numero compreso tra 9 e 10.

- Sostituzione con i valori delle risposte: prendere i valori delle soluzioni e sostituirle nel quesito in modo tale da individuare la risposta corretta.

Esempio 1:
27 ? 19 = 46
A. x
B. -
C. :
D. +
E. =

Considero le risposte e vado a sostituirle nel problema:

Risposta A: 27x19≠46 (Risposta A errata)
Risposta B: 27-19≠46 (Risposta B errata)
Risposta C: 27:19≠46 (Risposta C errata)
Risposta D: 27+19=46 (Risposta D corretta)
Risposta E: 27≠19≠46 (Risposta E errata)

Esempio 2:
Quando Ciccio studia fa 15 minuti di pausa per ogni ora. Dopo quanto tempo Ciccio avrà totalizzato un'ora di pausa?
A. 2 ore
B. 1 ora
C. 4 ore
D. 3 ore
E. ½ ora

La richiesta è: ¼ d'ora di pausa : 1 ora totale = 1 ora di pausa : x.
Sostituendo con le risposte è evidente che l'unica opzione compatibile è la Risposta C, infatti ¼ : 1 = 1 : 4.

Esempio 3:

Un'azione ogni mese aumenta il suo valore di 5% rispetto al valore iniziale. Alla fine dell'anno a quanto corrisponde circa il valore finale dell'azione se all'inizio valeva X?
A. 5% X
B. 300% X
C. 60% X
D. 95% X
E. 160% X

© TestBusters 2017

La richiesta del problema è: 100% X + (12 x 5%)X = ?

Sostituendo con le risposte potrò escludere immediatamente la Risposta A, la Risposta C e la Risposta D, infatti sono tutti valori minori di quello iniziale. La Risposta B è esageratamente elevata, mentre la Risposta E è quella più plausibile (Risposta E corretta).

© TestBusters 2017

BIOLOGIA

© TestBusters 2017

INTRODUZIONE

© TestBusters 2017

BIOLOGIA

Introduzione

Per fare un punteggio accettabile è necessario eseguire in modo corretto una buona parte dei quesiti biologia, dal momento che questi rappresentano circa un quarto delle domande totali. Soprattutto all'inizio del vostro studio, questo risulterà difficile, a causa dell'elevata specificità dei contenuti trattati nei quiz, specie se la vostra scuola di provenienza non è un liceo. Come potrete però vedere, già dopo due settimane di studio approfondito, gli argomenti dei quesiti inizieranno a ripetersi e capirete quali sezioni è giusto approfondire. L'errore in cui molti di voi spesso cadono nel preparare la parte di biologia, è quello di mettere in secondo piano la pratica, pensando che l'unico modo di apprendere questa materia sia studiare sui testi. Questo, oltre ad essere un lavoro interminabile e spossante, porta progressivamente a perdere di vista quale sia il vostro vero obiettivo: rispondere in modo corretto a delle domande a crocette. Per questo motivo, a nostro avviso, è giusto accostare la pratica alla teoria sin dalle prime settimane di studio, correggendo attentamente i propri errori e imparando anche (e soprattutto) da questi.

© TestBusters 2017

1 CITOLOGIA

GENERALITÀ

ORGANULI

STRUTTURE ADDIZIONALI

© TestBusters 2017

Introduzione

La citologia è quella branca della biologia che si occupa dello studio morfologico e funzionale delle cellule. Questa materia ha sempre trovato posto nei vari test a numero programmato, anche perché su di essa si basa la gran parte dei capitoli che la seguiranno in questa sezione. Fate vostro questo argomento e avrete una solida base per affrontare qualsiasi tipo di quiz.

© TestBusters 2017

1.1 Generalità

1.1.1 Differenze tra Procaria ed Eucaria

Classificazione degli esseri viventi

La tassonomia raggruppa tutti gli esseri viventi in tre grandi domini:

- Il dominio Bacteria comprende il regno degli **Eubatteri** (o "batteri veri");
- Il dominio Archaea comprende il regno degli **Archeobatteri**;
- Il dominio Eukarya comprende i quattro regni degli **eucarioti** (Protisti, Funghi, Piante e Animali).

Gli eubatteri e gli archeobatteri sono procarioti unicellulari, mentre gli eucarioti possono essere organismi uni- o pluricellulari, più complessi dei primi (ad esempio le cellule animali e vegetali). La tabella elenca le principali differenze e analogie tra i procarioti (batteri) e gli eucarioti:

	Procarioti	**Eucarioti**
Classificazione:	Unicellulari	Unicellulari/Pluricellulari
Dimensioni:	1-5μm	5-20μm
Riproduzione:	Asessuata	Sessuata/Asessuata
Materiale genetico:	Libero nel citoplasma; singola molecola di DNA circolare a doppio filamento (un solo cromosoma)	Contenuto nel nucleo; più molecole di DNA lineare a doppio filamento (più di un cromosoma)
Dna extracromosomiale:	Nei plasmidi	Nei mitocondri
Geni:	Disposti in modo continuo o raccolti in operoni	Inframezzati da introni
Organuli citoplasmatici:	Solo ribosomi (no organelli delimitati da membrana)	Molti organuli diversi
Parete cellulare:	Sì	Sì (nelle cellule vegetali e nei funghi)
Citoscheletro:	No	Si
Mesosomi:	Si	No
Ciglia e flagelli:	Si	Si

© TestBusters 2017

Procarioti:

I procarioti sono dunque organismi strutturalmente più semplici degli eucarioti.
Possono essere classificati in base ai meccanismi con cui generano energia necessaria alla loro sopravvivenza:

- **Eterotrofi**: non sono capaci di organificare molecole inorganiche necessarie alla loro struttura o sussistenza.
- **Autotrofi:** sono in grado di organificare sostanze inorganiche (come ad esempio CO_2) necessarie alla loro struttura o sussistenza. Possono essere chemioautotrofi o fotoautotrofi.

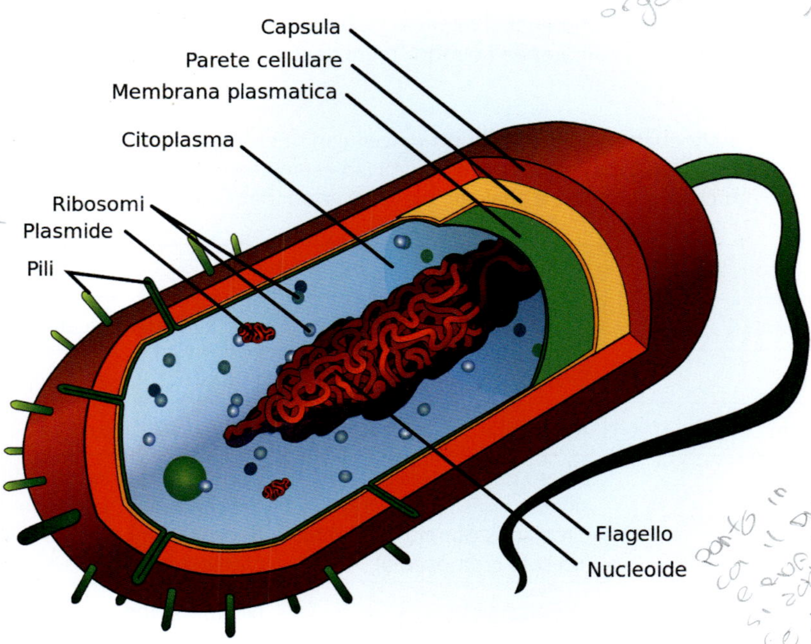

Figura 1: Tipica cellula procariote, evidenziate le principali caratteristiche strutturali.

Principali strutture tipiche degli organismi procarioti:

	Definizione
Nucleoide	Addensamento di DNA, RNA e proteine non delimitato da membrana
Mesosoma	Invaginazione della membrana con molteplici ruoli (es: fissaggio e legame del cromosoma batterico)

© TestBusters 2017

Plasmide	Piccoli filamenti di DNA sparsi nel citoplasma. Sono fondamentali per la trasmissione orizzontale dell'informazione genetica
Parete	Struttura che evita all'organismo lo stress osmotico e svolge funzione strutturale. E' composta principalmente da **peptidoglicano**

Eucarioti:

Il dominio degli eucarioti viene a sua volta suddiviso in quattro regni diversi:

- **Protisti**: sono gli eucarioti più antichi; possono essere sia organismi unicellulari (alcune alghe) che pluricellulari, sia autotrofi che eterotrofi.
- **Funghi:** possono essere sia organismi unicellulari che pluricellulari; alcuni sono patogeni per l'uomo, altri sono fonti di antibiotici.
- **Piante:** sono eucarioti multicellulari autotrofi, capaci di fotosintesi clorofilliana, attraverso la quale sfruttano i raggi solari per sintetizzare le proprie molecole organiche. La fotosintesi è un processo derivato dalla endosimbiosi positiva che si è instaurata tra la cellula vegetale primitiva e un cianobatterio capace di fotosintesi.
- **Animali**: sono eucarioti multicellulari eterotrofi, dunque devono sfruttare le molecole organiche prodotte dalle piante per nutrirsi.

1.1.2 Differenze tra cellula animale e vegetale

Le principali diversità che distinguono la cellula vegetale da quella animale sono elencate nella tabella seguente:

	Cellule animali	**Cellule vegetali**
Parete cellulare	No	Sì, con plasmodesmi (pori)
Cloroplasti	No	Sì
Vacuoli	No	Sì
Centrioli	Sì	No

Gli organelli che non figurano nella tabella precedente, sono presenti in entrambi i tipi cellulari.
In seguito sono presentate schematicamente una cellula animale e una cellula vegetale.

© TestBusters 2017

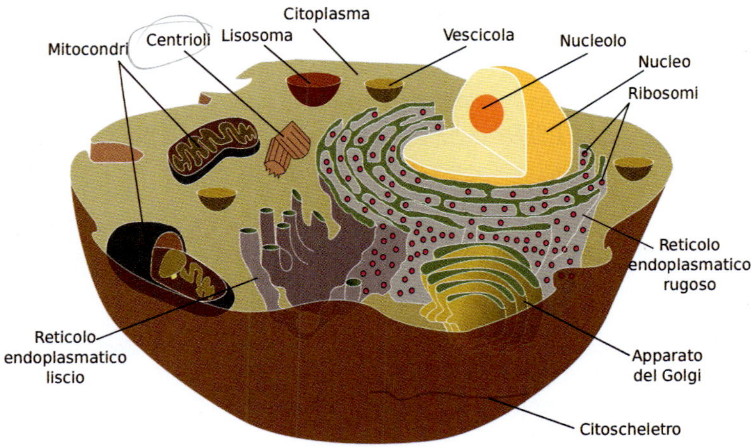

Figura 2: Schema di una cellula animale tipica, con evidenza dei principali organelli.

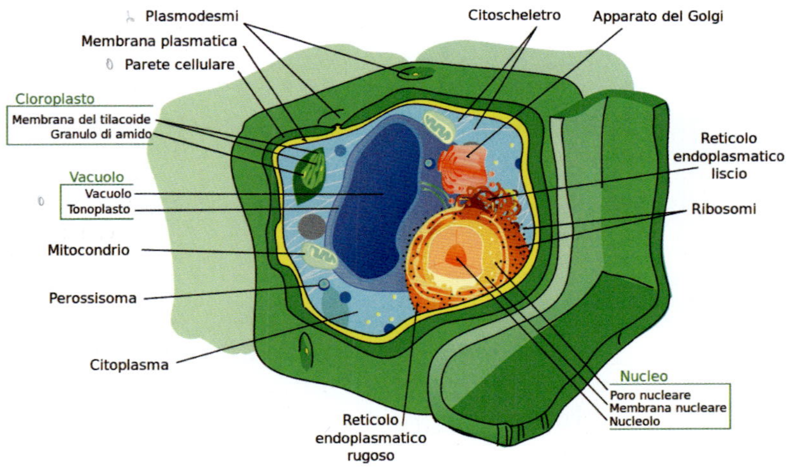

Figura 3: Schema di una cellula vegetale tipica, con evidenza dei principali organelli.

Strutture tipiche delle cellule vegetali non trattate in seguito:

- **Plasmodesmi**: soluzioni di continuità nella parete cellulare che permettono comunicazione e passaggio di citoplasma tra cellule vegetali.
- **Vacuolo**: struttura delimitata da membrana contenente una soluzione acquosa. Le sue principali funzioni sono lo stoccaggio di materiale e il mantenimento del tono cellulare.

© TestBusters 2017

1.1.3 Virus

Generalità

I virus sono parassiti endocellulari obbligati, ovvero hanno bisogno di sfruttare l'apparato biosintetico di una cellula ospite per riprodursi. Per questo essi **non** possono essere considerati come entità viventi, in quanto **non** sono costituiti da cellule e **non** sono in grado di riprodursi autonomamente dato che non possiedono un proprio apparato biosintetico. Possono però essere considerati come degli assemblaggi organizzati di proteine, acidi nucleici e altre macromolecole (proteine, lipidi, carboidrati).

Principali caratteristiche

Le principali caratteristiche dei virus sono elencate nella tabella sottostante:

Dimensioni:	10-300 nm
Materiale genetico:	Singola molecola di DNA o RNA, di diversa lunghezza, a singolo/doppio filamento
Rivestimento:	Capside proteico. Possono presentare anche un involucro fosfolipidico che deriva dalla membrana della cellula infettata
Riproduzione:	Sfruttano l'apparato biosintetico della cellula ospite
Sintesi macromolecole utili:	Sfruttano l'apparato biosintetico della cellula ospite
Classificazione:	Possono infettare unicamente procarioti, eucarioti od entrambi. Possono essere classificati anche in base al tipo di materiale genetico o alla struttura

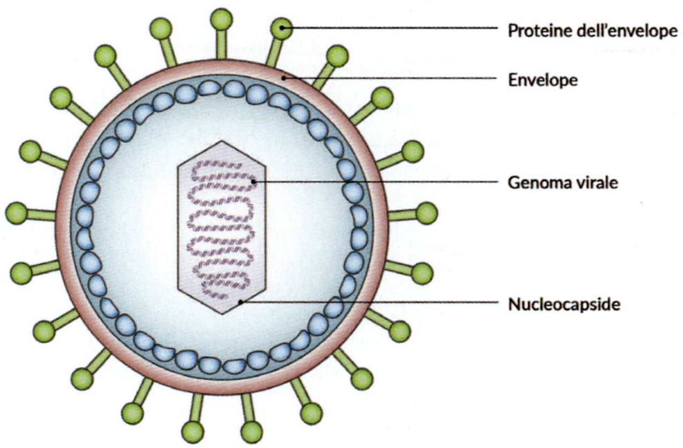

Figura 4: Esempio di struttura virale

© TestBusters 2017

Successivamente alla infezione da parte di un fago (virus che attacca batteri) di un batterio, il procariota potrà andare incontro a:

- **Ciclo litico**: il materiale genetico del virus è incluso nel DNA virale, trascritto e tradotto. Avremo quindi la produzione delle proteine del capside e la proliferazione di nuovi elementi virali. Questo causa la morte per lisi della cellula infettata.
- **Ciclo lisogeno**: il materiale genetico del virus è incluso nel DNA virale ma non viene né trascritto né tradotto. Questo meccanismo permette di moltiplicare il materiale genetico virale assieme a quello della cellula infetta per poi trascriverlo e tradurlo secondariamente.

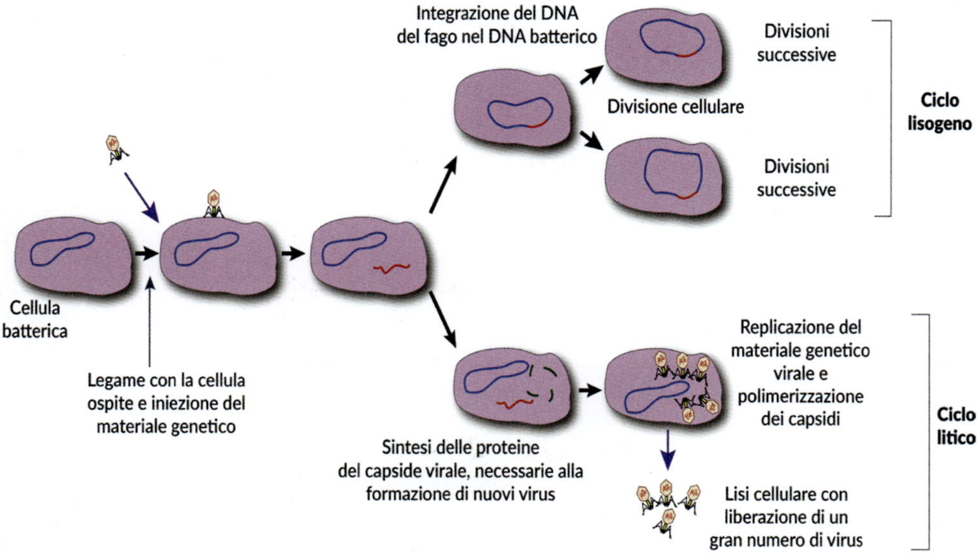

Figura 5: Ciclo litico e ciclo lisogeno

Retrovirus

Esiste un gruppo specifico di virus, chiamati **retrovirus**, caratterizzati dall'utilizzo di un enzima particolare, chiamato **trascrittasi inversa**, per svolgere la loro funzione di parassiti.
Questi virus presentano come acido nucleico l'RNA il quale, grazie alla trascrittasi inversa, può essere trascritto in una molecola di DNA complementare.
Il DNA virale prodotto in questo modo si andrà successivamente ad integrare all'interno del genoma della cellula ospite e subirà trascrizione e traduzione. In questo modo verranno prodotte, oltre alle proteine funzionali alla cellula ospite, anche quelle necessarie alla sopravvivenza e alla replicazione del virus.
Uno dei più famosi retrovirus è l'HIV (*Human Immunodeficiency Virus*), che una volta infettate le cellule dell'uomo, darà origine alla *sindrome da immunodeficienza acquisita* (AIDS).

© TestBusters 2017

1.2 Organuli

1.2.1 Membrana plasmatica

Caratteristiche:

La membrana plasmatica è un sottile involucro che ha spessore 7-10 nm.
E' costituita da lipidi, proteine e carboidrati, disposti secondo il modello a "**mosaico fluido**".
Lipidi di membrana:

- Sono circa il 60% della composizione della membrana.
- Principalmente sono rappresentati da fosfolipidi, ma anche triglicerdi, colesterolo e glicolipidi.
- I fosfolipidi sono molecole anfipatiche, ovvero presentano una componente polare idrofila (gruppo fosfato) e una apolare idrofobica (code alifatiche), le due componenti sono connesse da una molecola di glicerolo.
- Essi in un mezzo acquoso di dispongono in un doppio strato: code apolari all'interno e teste polari all'esterno.
- La quota di colesterolo conferisce rigidità alla membrana. La quota di acidi grassi insaturi ne determina invece la fluidità.

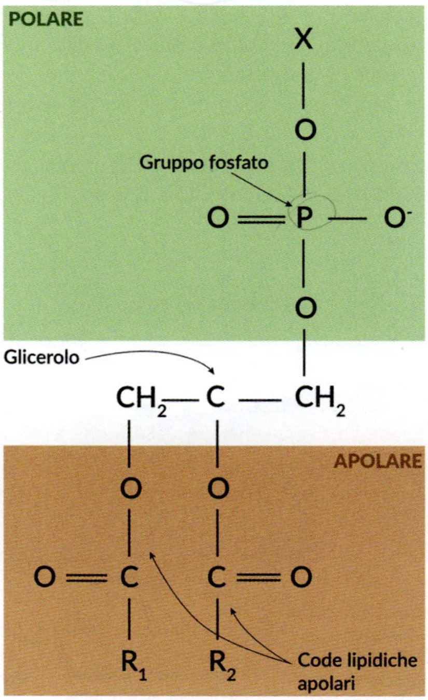

Figura 1: Tipica struttura di un fosfolipide

© TestBusters 2017

Proteine di membrana:

- Sono circa il 30% della composizione della membrana.
- Possono essere solamente appoggiate sopra i fosfolipidi (proteine estrinseche), oppure addentrarsi nel doppio strato fosfolipidico (proteine intrinseche e transmembrana).
- Come i fosfolipidi, possono presentare domini idrofili e/o idrofobi.
- Sono spesso associate ai carboidrati, per formare glicoproteine.
- Hanno diverse funzioni, ad esempio: trasporto, recettori ormonali, ruoli enzimatici, pompe ioniche, riconoscimento cellulare.

Carboidrati di membrana:

- Sono circa il 10% della composizione della membrana.
- Sono rappresentati solamente sul versante extracellulare di membrana, per questo la membrana si dice "asimmetrica".
- Si coniugano a proteine e lipidi per formare glicoproteine e glicolipidi, che svolgono molteplici funzioni.

Funzioni di membrana:

- **Funzione strutturale e morfologica**: dà forma alla cellula e la separa dall'ambiente extracellulare. Inoltre esplica una funzione di protezione, dando sostegno alla cellula e proteggendola dagli insulti extracellulari.
- **Funzione di compartimentalizzazione**: anche internamente alla cellula, la membrana che costituisce i vari organelli è utile a mantenere separate la soluzione citosolica e quella contenuta all'interno dell'organulo, queste infatti presentano caratteristiche differenti. Il mantenimento della diversità tra i compartimenti cellulari è una delle caratteristiche senza le quali la cellula eucariote non sopravvive.
- **Funzione regolatrice:** regola gli scambi di ioni, metaboliti e scarti tra ambiente interno ed esterno
- **Funzione di riconoscimento:** presenta recettori (glicoproteine) per ormoni e altri messaggeri chimici, che svolgono un ruolo fondamentale nel riconoscimento cellulare.

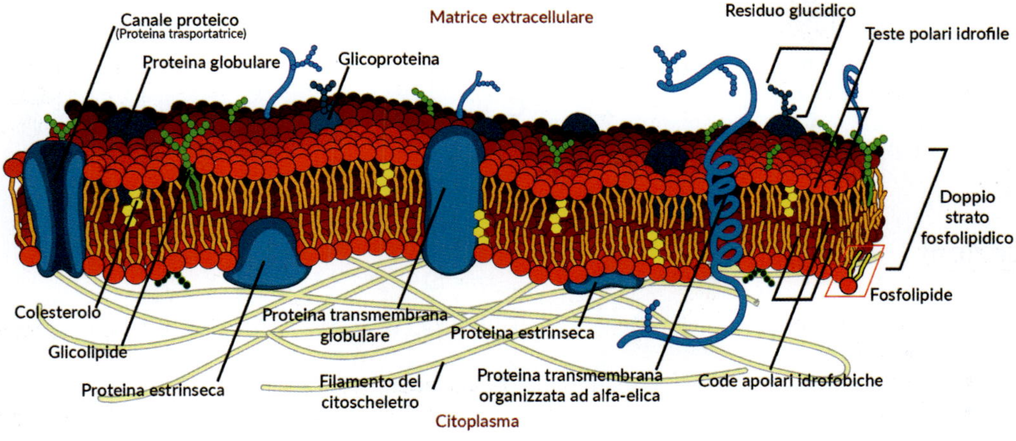

Figura 2: Struttura tipica della membrana plasmatica e delle sue componenti.

© TestBusters 2017

1.2.2 Citoscheletro

Caratteristiche:

Il citoscheletro è una fitta rete costituita da proteine filamentose, che si trova nel citoplasma cellulare e nel nucleo. Esso presenta diverse funzioni, ed è in rapporto sia con la membrana cellulare, sia con tutti gli altri organelli citoplasmatici.
Il citoscheletro è costituito da tre componenti proteiche fondamentali:

Microtubuli: formati da tubolina (proteine)

- Sono i componenti citoscheletrici più spessi (circa 25 nm).
- Ciascun microtubulo si forma dall'assemblaggio di 13 protofilamenti, ognuno dei quali è costituito da dimeri di **tubulina** (forme α e β), una proteina globulare.
- La forma è quella di un cilindro cavo.
- I **centrioli** sono una coppia di organelli costituiti da 9 triplette di microtubuli ciascuno, sono disposti perpendicolarmente tra loro in modo da poter polimerizzare microtubuli in tutte le direzioni dello spazio; i centrioli danno origine ai microtubuli costituenti il fuso mitotico e dunque sono essenziali per la replicazione cellulare.
- Anche le ciglia e i flagelli cellulari presentano uno scheletro costituito da microtubuli.

Filamenti intermedi:

- Hanno spessore di circa 10 nm.
- Non sono costituiti da proteine globulari, ma da proteine filamentose, che conferiscono resistenza alle forze di trazione e di stiramento.
- Hanno una funzione prettamente strutturale: sono inestensibili e conferiscono alla cellula resistenza meccanica.

Microfilamenti:

- Sono i componenti citoscheletrici meno spessi (circa 5 nm).
- Sono rappresentati da filamenti di actina, composti da subunità globulari polimerizzate.
- L'actina compie numerosissime funzioni, tra cui: contrazione muscolare, movimento cellulare con l'emissione di pseudopodi, trasferimento di organelli nel citoplasma, modificazione della forma cellulare.

Funzioni:

- Irrobustimento della cellula fungendo da impalcatura esterna; conferisce resistenza a forze meccaniche.
- Conferisce forma alla cellula e permette la sua modificazione quando necessario.
- Sostiene gli organelli citoplasmatici e consente loro di muoversi nel citoplasma (ad esempio le vescicole contenenti neurotrasmettitori nei neuroni si muovono correndo su "binari" di microtubuli).
- Permette il movimento cellulare e la fagocitosi grazie all'emissione di pseudopodi.

© TestBusters 2017

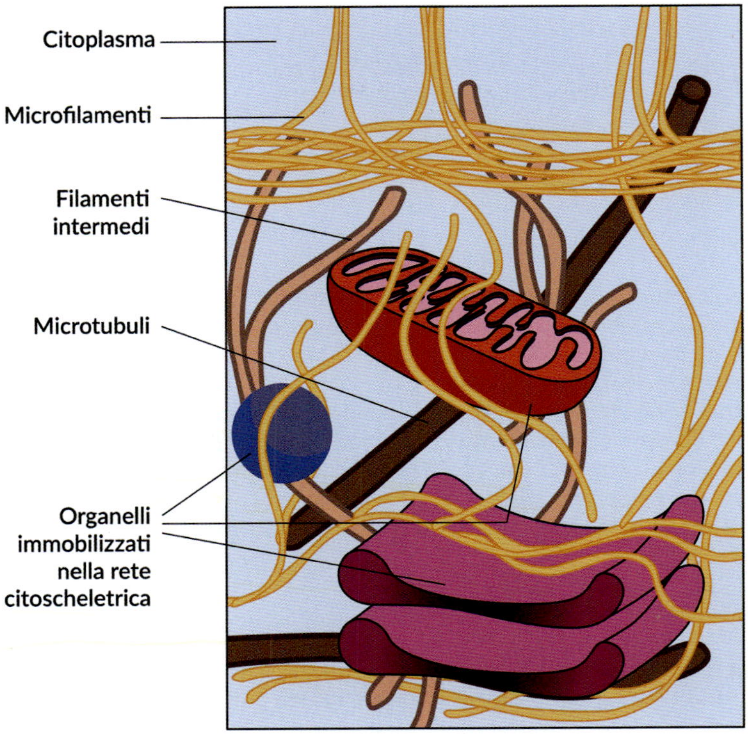

Figura 3: Struttura tipica del citoscheletro e dei suoi componenti.

© TestBusters 2017

1.2.3 Nucleo

Il nucleo è un organello generalmente grande, tanto da poter essere spesso osservato anche al microscopio ottico. La sua presenza è il principale elemento di distinzione tra le cellule eucariote (che lo possiedono) e le procariote (che NON lo possiedono).
E' generalmente uno per cellula (anche se esistono cellule, come le fibrocellule muscolari striate per esempio, polinucleate; i globuli rossi invece ne sono privi) e ne contiene il materiale genetico.

Strutture:

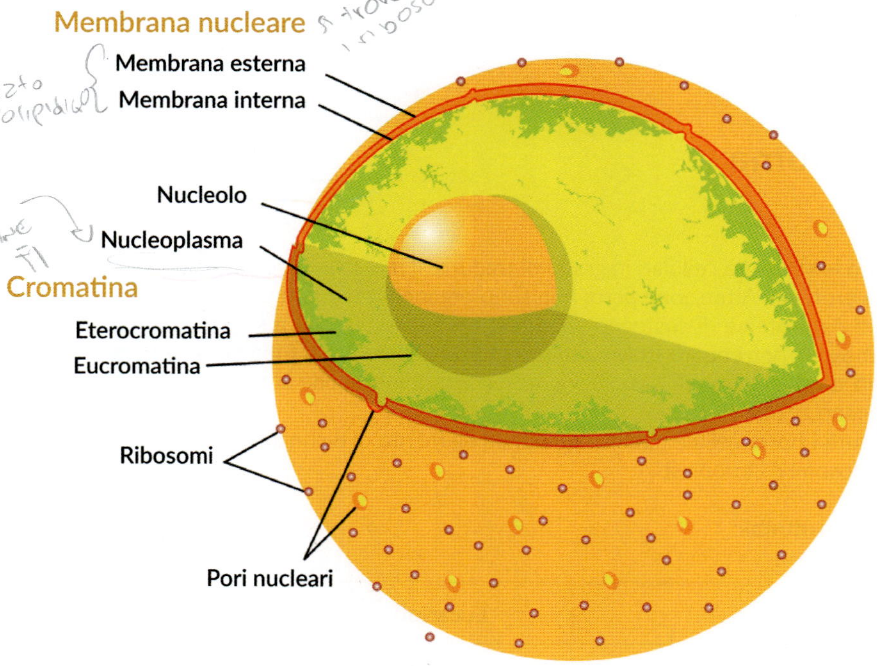

Figura 4: Struttura e componenti del nucleo

- Esternamente è delimitato della membrana nucleare, una doppia membrana che deriva dal **Reticolo Endoplasmatico Rugoso** (infatti sulla superficie esterna si possono trovare i **ribosomi**). Ognuna delle due membrane è composta da un doppio strato fosfolipidico con proteine associate.
- Le due membrane generalmente sono separate, ma si fondono nei **pori nucleari**: sono delimitati da varie proteine, grazie ad essi il **nucleoplasma** comunica con il citoplasma.
- Nel nucleoplasma si trovano DNA, RNA e proteine, che vanno a formare la **cromatina** (il DNA e le proteine sono approssimativamente nella stessa quantità, mentre gli RNA sono presenti in misura minore).

© TestBusters 2017

- La cromatina, a seconda di come è organizzata, viene divisa in (vedi capitolo 2.1.4 per approfondimenti):
  - **Eterocromatina**
  - **Eucromatina**
- La cromatina si addensa a formare il **nucleolo**, che a volte è abbastanza grande da essere visibile al microscopio ottico. Qui vengono assemblati gli **rRNA** e le proteine necessarie alla costruzione dei ribosomi.
  ATTENZIONE: mentre l'rRNA viene sintetizzato nel nucleo stesso, le proteine ribosomiali vengono sintetizzate nel citoplasma e poi migrano nel nucleo passando per i pori nucleari, segue l'assemblamento del ribosoma.
- **Corpo di Barr:** addensamento di cromatina costituito da uno dei due cromosomi X nelle cellule degli organismi di sesso femminile. Casualmente uno dei due cromosomi sessuali femminili viene "silenziato" in modo da evitare una sovrapproduzione di proteine da esso codificate. Appare come una lobatura del nucleo decentrata rispetto ad esso.

1.2.4 Ribosoma

I ribosomi sono le strutture cellulari in grado di tradurre il messaggio portato dagli **mRNA** e, quindi, di sintetizzare le proteine. Attenzione però: non sono organelli delimitati da membrana.
Sono costituiti da proteine di sostegno ed **rRNA**, ed è quest'ultimo a svolgere la funzione catalitica (tanto che i ribosomi potrebbero essere considerati **ribozimi**: RNA a funzione enzimatica).
Sono costituiti da due subunità, una maggiore ed una minore, che si uniscono solamente quando i ribosomi si legano all'mRNA.
Lo si trova in tutti i tipi di cellule (NON è quindi un elemento di distinzione tra procarioti ed eucarioti) ed anche in ribosomi e cloroplasti.

Caratteristiche strutturali:

	Eucarioti	**Procarioti**
Coefficiente di sedimentazione	80S	60S
Coefficiente di sedimentazione delle subunità	Maggiore 60S Minore 40S	Maggiore 50S Minore 30S

Da non dimenticare:

- Normalmente i ribosomi sono liberi nel citoplasma. Quando incontrano l'mRNA vi si legano (prima si lega la subunità minore, poi la maggiore tramite l'utilizzo di **GTP**) ed iniziano il processo di sintesi proteica. Alla fine della sintesi si ridividono nelle loro subunità, si staccano dall'mRNA, e tornano liberi nel citoplasma, pronti per un nuovo ciclo di sintesi.
- Più ribosomi si possono legare uno dietro l'altro su uno stesso filamento di mRNA, formando un **poliribosoma**.
- Nelle cellule eucariote i poliribosomi possono rimanere liberi nel citoplasma o possono andare a legarsi sulla superficie del **Reticolo Endoplasmatico Rugoso**. Questo dipende solo

© TestBusters 2017

dall'mRNA a cui sono legati, infatti alla fine del processo di traduzione anche i ribosomi del reticolo tornano liberi nel citoplasma.

- Nelle cellule procariote non c'è il nucleo, ed il DNA si trova immerso direttamente nel citoplasma. Di conseguenza gli mRNA si trovano nel citoplasma fin da subito, e possono entrare in contatto con i ribosomi ancora prima di essere completamente sintetizzati: i processi di trascrizione (sintesi di mRNA) e traduzione (sintesi proteica) avvengono spesso insieme.
  Questo non può avvenire negli eucarioti, visto che in questo caso l'mRNA deve uscire dal nucleo prima di poter essere tradotto.

1.2.5 Mitocondrio

I mitocondri sono la "centrale energetica" delle cellule. Il loro ruolo principale, non l'unico, è quello di sintetizzare molecole di **ATP** (Adenosin Trifosfato) attraverso il processo della respirazione aerobica. Sono presenti in tutte le cellule eucariote e non nelle procariote (ciò non toglie che anche alcuni procarioti siano in grado di svolgere la respirazione cellulare aerobia).

Struttura:

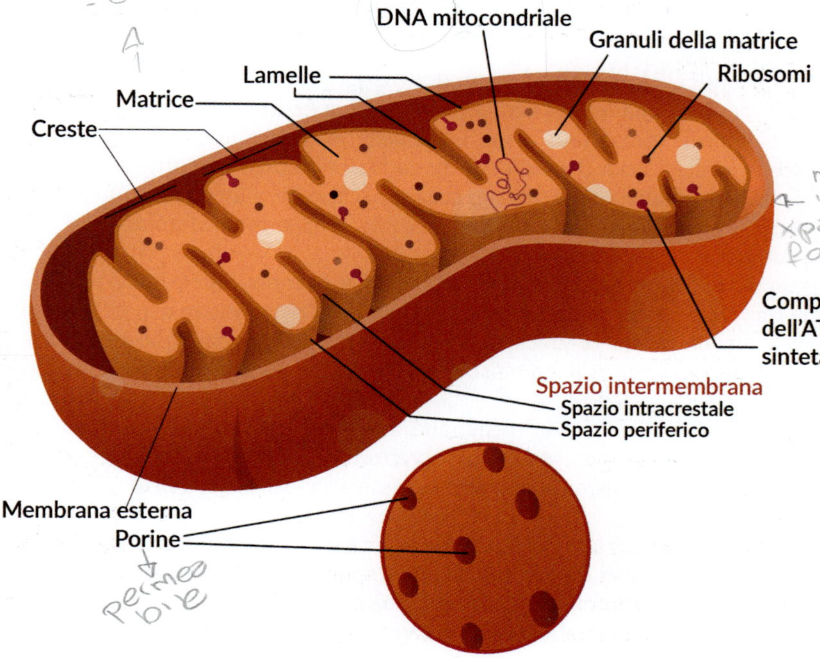

Figura 4: Struttura di un mitocondrio

© TestBusters 2017

- E' un organulo a struttura ovoidale con un diametro di circa 0,5 μm ed una lunghezza di 1-6 μm, è quindi visibile al microscopio ottico.
- Presenta due membrane, ognuna delle quali è formata da un doppio strato fosfolipidico:
  - La **membrana esterna** è particolarmente permeabile grazie alla presenza delle **porine**: proteine che, inserendosi sulla membrana stessa, vi aprono appunto dei pori.
  - La **membrana interna** è impermeabile: non può essere attraversata se non grazie a particolari proteine di trasporto. Questa caratteristica non permette, tra le altre molecole, il passaggio di ioni, in particolare per lo ione H^+: formazione del gradiente protonico necessario al processo della **fosforilazione ossidativa** per la sintesi di ATP. Qui troviamo anche i complessi enzimatici responsabili della fosforilazione ossidativa ed il complesso dell'**ATP sintetasi**. La membrana interna si ripiega a formare delle "**creste**" perpendicolari all'asse maggiore dell'organello.
- Lo spazio tra la membrana interna e quella esterna è chiamato spazio **intermembrana** o **camera esterna**, lo spazio all'interno della membrana interna è invece chiamato **camera interna.**
- La camera interna è riempita dalla **matrice mitocondriale**. Qui si trovano alcuni elementi particolarmente importanti e da non dimenticare:
  - **DNA mitocondriale:** piccolo, circolare e non associato ad istoni (simile al DNA batterico). Questo DNA permette al mitocondrio di autoprodurre alcuni enzimi e strutture, ma non di essere autonomo dal DNA cellulare.
    Il DNA mitocondriale viene trasmesso solo per via materna.
  - Ribosomi mitocondriali (70S, simili a quelli batterici).
  - Enzimi per il **ciclo degli acidi tricarbossilici**.

Funzioni:

1. **Respirazione cellulare**: il **piruvato,** prodotto della **glicolisi** a livello citoplasmatico, è trasportato nella camera esterna dove si avrà la formazione di **Acetil-CoA** (**decarbossilazione ossidativa**). Quest'ultimo è trasportato a sua volta nella matrice mitocondriale dove avviene il **ciclo di Krebs** (o degli acidi triscarbossilici). La fosforilazione ossidativa, infine, viene svolta dai complessi enzimatici che si trovano sulla superficie della membrana interna del mitocondrio.
2. **Metabolismo dei lipidi**: sintesi, assieme al REL, degli **ormoni steroidei** a livello della **corticale del surrene** e delle **gonadi.**
3. **Accumulo di cationi nella matrice**: particolarmente importante è la capacità di intrappolare lo ione **Ca^{++}**, di mantenerne bassi i livelli cellulari e di rilasciarlo in risposta a stimoli. L'aumento della concentrazione di calcio a livello citoplasmatico porta all'attivazione di numerosi processi cellulari (contrazione muscolare, rilascio di neurotrasmettitori tra gli altri). Condivide questa capacità con il REL.
4. **Apoptosi**: alterazioni nelle membrane mitocondriali può portare alla liberazione nel citoplasma di ioni in eccesso (tra cui soprattutto il calcio), di **citocromo c** e di altri fattori che, se presenti nel citoplasma in quantità eccessiva, innescano la morte cellulare programmata.

Teoria endosimbiontica: ipotizza che i mitocondri (e anche i cloroplasti) fossero in origine dei procarioti che, dopo essere stati inglobati da una cellula più grande, anziché esserne digeriti hanno sviluppato con essa un rapporto di simbiosi. Questo spiegherebbe la doppia membrana, il genoma mitocondriale e la relativa "autonomia enzimatica" di questi organuli.

© TestBusters 2017

1.2.6 Cloroplasto

I cloroplasti sono gli organuli responsabili della **fotosintesi clorofilliana**. Sono presenti in tutte le cellule eucariote in grado di svolgere la fotosintesi.

Struttura:

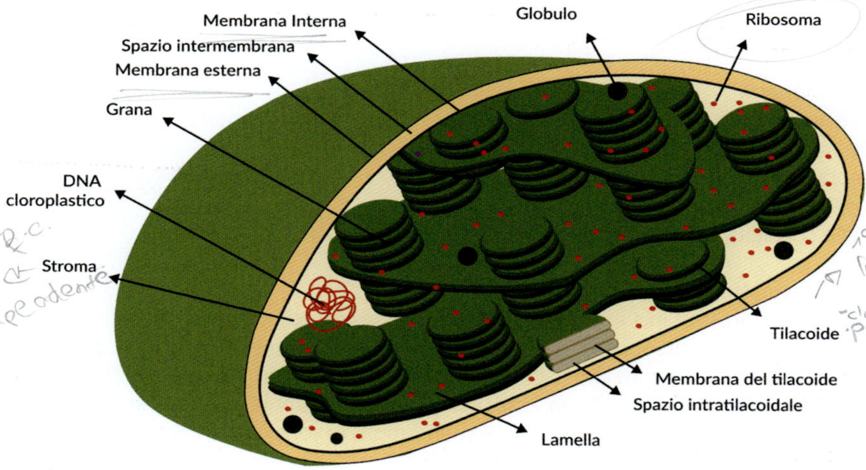

Figura 6: Struttura del cloroplasto

- E' delimitato da due membrane fosfolipidiche, una esterna ed una interna, separate da uno spazio intermembrana (sono paragonabili ai mitocondri sotto vari aspetti). Entrambe sono lisce.
- All'interno si trova lo stroma o matrice: materiale amorfo in cui si possono trovare anche **granuli di amido**, **gocce di lipidi**, DNA e ribosomi.
- Immerso nello stroma si trovano delle strutture particolari, i **tilacoidi**: vescicole appiattite e vagamente circolari impilate come delle monete a formare colonne chiamate **grana.** Questi sono collegati da alcune vescicole particolarmente allargate, che vanno a formare le **lamelle**.
- Sulla membrana dei tilacoidi avviene la prima fase della fotosintesi (**luce dipendente**), vi troviamo quindi clorofilla e proteine necessarie. La fase **luce indipendente** (o oscura) avviene invece nello stroma.
- Anche per i cloroplasti vale la teoria endosimbiontica.

Funzione:
La funzione principale di questi organelli è svolgere la fotosintesi clorofilliana, ossia produrre **glucosio** a partire da **CO_2**, **H_2O** ed **energia solare**. Il ruolo della clorofilla è proprio quello di catturare l'energia solare e di trasformarla in una forma che la cellula possa utilizzare (glucosio).

© TestBusters 2017

1.2.7 Reticolo Endoplasmatico Liscio (REL)

Una struttura composta da un sistema di tubuli e vescicole comunicanti tra loro. Le pareti sono lisce per l'assenza di ribosomi e sono costituite da doppio strato fosfolipidico.

Funzioni:

- Il REL è coinvolto nel metabolismo dei lipidi:
  - **Sintesi di ormoni steroidei**: generalmente collabora con i mitocondri in questa attività (mitocondri particolari la cui membrana interna non si ripiega a formare creste, ma tubuli).
  - Sintesi del **colesterolo** e di altri lipidi complessi.
- Altra funzione fondamentale è l'accumulo di ioni calcio, indispensabile alla contrazione muscolare e a numerosi altri processi necessari alla vita.

Dove è più sviluppato:

- Nell'uomo il REL è abbondante nelle cellule della corticale del surrene e a livello delle gonadi, organi le cui cellule che producono ormoni steroidei.
- Anche nelle cellule del **fegato** è molto sviluppato, dove è coinvolto nella sintesi del colesterolo e nella detossificazione dei farmaci.
- Nelle cellule muscolari sotto forma di **reticolo sarcoplasmatico**.

Reticolo sarcoplasmatico: solo cellule muscolari

Le cellule muscolari presentano in vicinanza del versante intracitoplasmatico della MP una rete di tubuli fusi tra loro che va a circondare i fasci di **actina** e **miosina** presenti dentro la cellula. Questa rete non è altro che REL, che in questa situazione viene chiamato reticolo sarcoplasmatico.
Nei diversi tipi di cellule muscolari l'organizzazione del reticolo cambia, ma non cambia la sua funzione: accumulare e rilasciare, grazie alle proteine di membrana, lo ione Ca^{++}. Quando questo ione viene rilasciato nel citoplasma sotto stimolo nervoso, la cellula muscolare si contrae.

1.2.8 Il Reticolo Endoplasmatico Rugoso (RER)

Struttura:

Sistema di cavità tubulari intercomunicanti -**cisterne**- delimitate da una singola membrana che separa lo spazio interno -**lume**- dal citoplasma, mantenendo la differente composizione chimica nei due ambienti.
Spesso le membrane del RER sono in continuità con quella esterna dell'involucro nucleare e proseguono nel REL.
Il reticolo viene chiamato rugoso o granulare perché sulla faccia citoplasmatica sono presenti numerosi ribosomi.

© TestBusters 2017

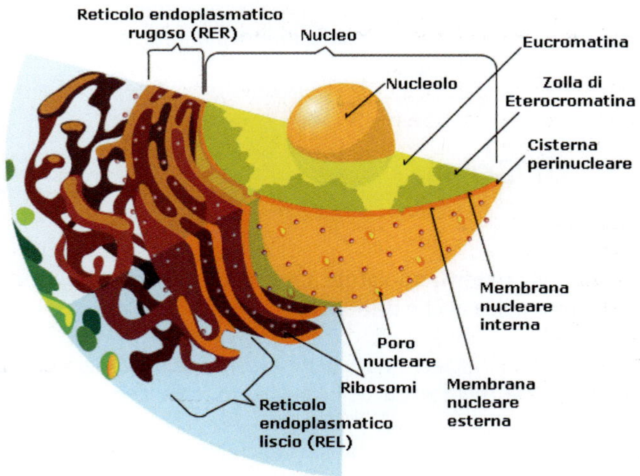

Figura 7: L'immagine mostra che il RER è in continuazione sia con la membrana nucleare esterna, sia con il REL

Funzione:
Il RER è deputato alla produzione e raccolta all'interno del suo lume di proteine che sono destinate a venire modificate chimicamente per poi essere:

- Processate in altri organuli delimitati da membrana (**Golgi**);
- Secrete all'esterno della cellula;
- Incorporate all'interno dei **lisosomi**.

La cellula utilizza questo organello per produrre proteine che non devono entrare a contatto con il citoplasma.
I ribosomi si attaccano alla membrana esternamente e fanno in modo che la catena polipeptidica in formazione si sviluppi nel lume dove, terminata la sintesi della proteina, verrà rilasciata.

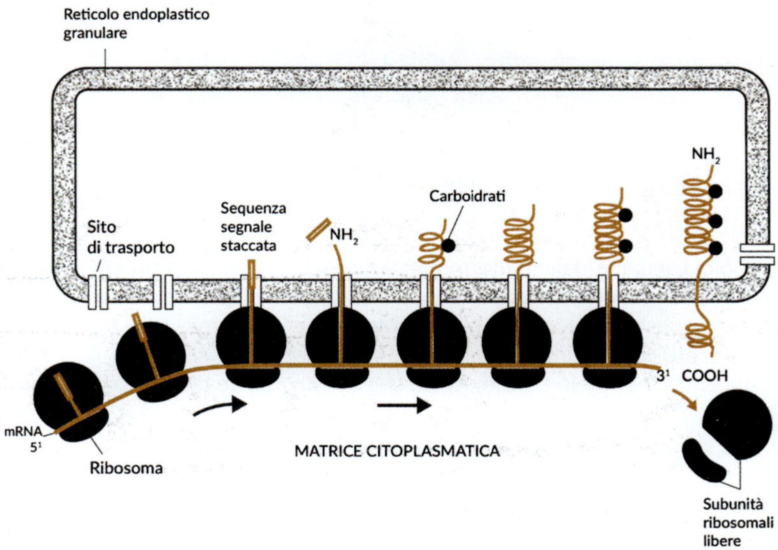

Figura 8: Sintesi proteica ed inclusione della proteina nel RER.

© TestBusters 2017

ATTENZIONE: di solito la dimensione RER è correlata alla mole di proteine sintetizzate nella cellula; quindi in una cellula in attiva sintesi proteica sarà molto più esteso di quello in una cellula in cui vengono sintetizzati principalmente lipidi.

1.2.9 Apparato di Golgi

Struttura:
L'apparato di Golgi è formato da **cisterne** appiattite, circondate da una singola membrana, sovrapposte a pila; queste formazioni sono dette anche **dittiosomi**.
Possiede due facce:

- **Faccia cis**: rivolta verso il nucleo, riceve le vescicole che provengono dal RE.
- **Faccia trans**: guarda la membrana cellulare, da questa gemmano vescicole contenenti il prodotto finale.

Le cisterne comprese tra la faccia cis e quella trans sono chiamate **compartimento intermedio**.

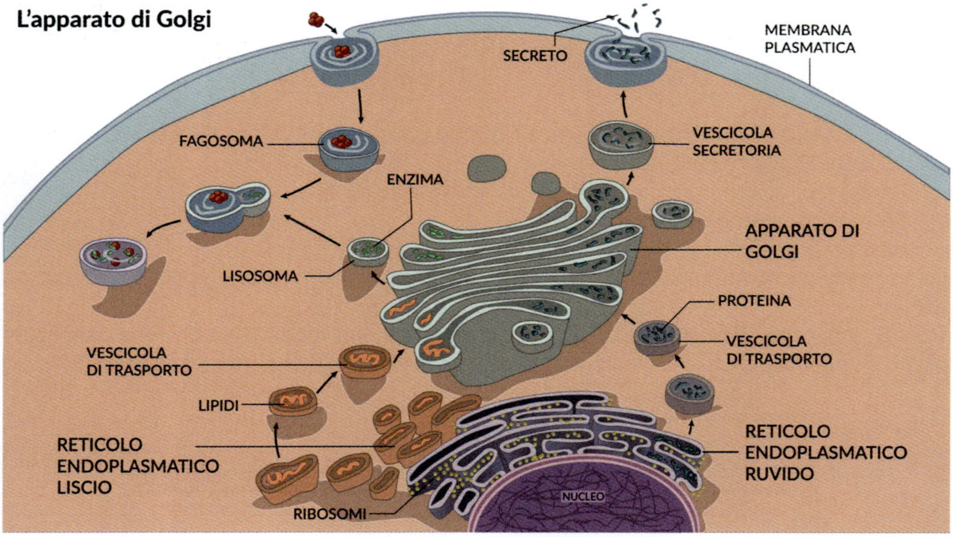

Figura 9: Nell'immagine si nota non solo la struttura del Golgi, ma anche la sua funzione nel trasporto e nello smistamento vescicolare.

Funzione:
Il Golgi ha un ruolo fondamentale nella modificazione dei lipidi e proteine del RE mediante la **glicosilazione**, ovvero l'aggiunta a queste molecole di catene di **oligosaccaridi** o **polisaccaridi**.
Una volta modificate queste molecole verranno smistate ed indirizzate all'esterno della cellula come secreto oppure utilizzate per la reintegrazione della membrana cellulare.
Inoltre il Golgi concentra le proteine enzimatiche che faranno parte delle **vescicole idrolasiche**, cioè i futuri lisosomi.
Ricapitolando:

© TestBusters 2017

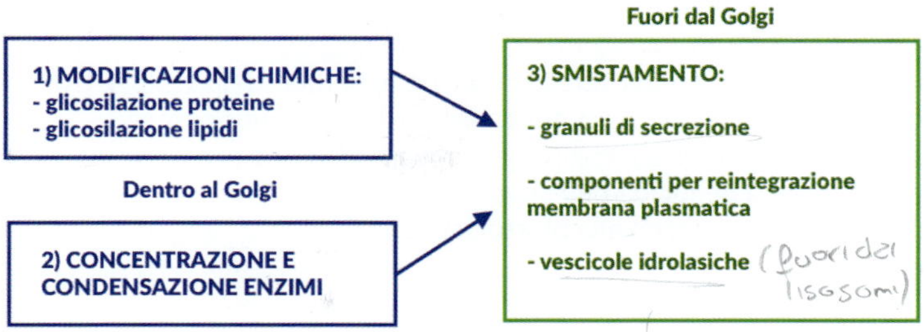

1.2.10 Lisosoma

Struttura:
Il lisosoma è un organello di forma rotondeggiante, presente solo nelle cellule animali, rivestito da una singola membrana resistente ai processi digestivi che avvengono all'interno; infatti questo contiene enzimi in grado di distruggere macromolecole. Perché le **idrolasi acide** lisosomiali funzionino è necessario che all'interno del lisosoma ci sia un **pH acido** (~5,0).

Formazione:
Il lisosoma origina dalla fusione di diverse vescicole che forniscono le componenti molecolari necessarie per la funzionalità dell'organello.

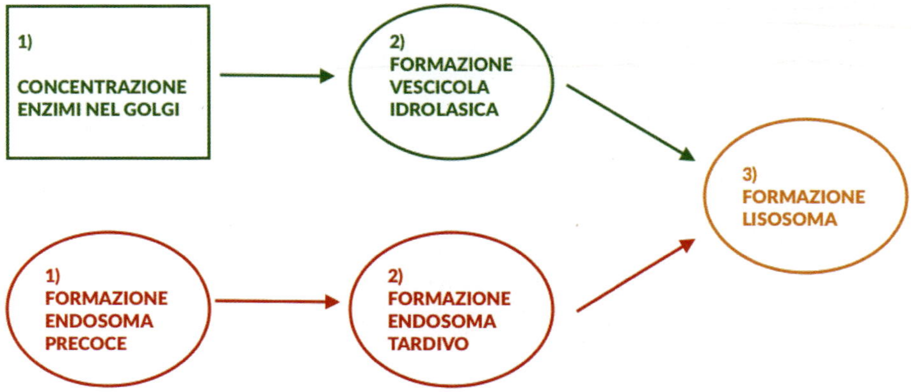

*Nello schema è rappresentata la formazione del lisosoma. In verde è evidenziata la componente enzimatica del lisosoma, sintetizzata nel Golgi (1) verde) e rilasciata nel citoplasma sotto forma di vescicola idrolasica (2) verde). Contemporanea alla formazione della vescicola idrolasica è quella dell'**endosoma**, originatosi per invaginazione della membrana plasmatica (1) rosso); questo viene chiamato **tardivo** (2) rosso) quando nel suo lume il pH diventa acido per mezzo delle **pompe protoniche** presenti sulla sua membrana. Il lisosoma è formato (3) giallo) per la fusione delle due vescicole.*

Funzione:
L'attività principale del lisosoma all'interno della cellula è quella **fagocitaria**, questa si distingue in:

- **Autofagia**: nel caso il materiale sia endogeno (es: mitocondri della cellula stessa).

© TestBusters 2017

- **Eterofagia**: quando il materiale proviene dall'esterno (es: batteri).

L'attività enzimatica del lisosoma può esercitarsi anche al di fuori della cellula. Esempi sono:
- **Osteoclasto**, che partecipa al rimaneggiamento del tessuto osseo.
- **Spermatozoo**, che grazie agli enzimi lisosomiali -**reazione acrosomiale**- riesce ad attraversare la **zona pellucida** dell'uovo.
- **Trofoblasto**, tessuto esterno alla **blastocisti**, che favorisce l'impianto dell'**embrione** nell'**utero** materno.

ATTENZIONE: il materiale non digerito può essere riversato all'esterno della cellula oppure incamerato all'interno.

1.2.11 Perossisoma

Struttura:
Il perossisoma è un organello di forma tondeggiante, delimitato da una singola membrana, di diametro inferiore al lisosoma. Questo è originato dal REL.
Da non confondere con i lisosomi perché non contengono idrolasi, bensì **perossidasi** e **catalasi**.
I perossisomi sono particolarmente numerosi a livello degli **epatociti** e delle cellule del **rene**, entrambe attivamente impegnate dell'ossidazione di composti **tossici**, come l'**alcool** e alcuni farmaci, per il nostro organismo.

Funzione:
- **Ossidazione** di substrati organici per mezzo delle perossidasi, con conseguente formazione di **perossido di idrogeno**, H_2O_2;
- **Degradazione** di H_2O_2, altamente tossico per la cellula, tramite le catalasi.

© TestBusters 2017

1.3 Strutture addizionali

1.3.1 La parete cellulare

Struttura:
La parete cellulare è una struttura semirigida formata da **cellulosa** che si trova all'esterno della membrana plasmatica della **cellula vegetale**.
Nello spessore della parete sono presenti i **plasmodesmi**, piccoli canali che permettono alle cellule vicine lo scambio di alcune sostanze come acqua, ioni, proteine e altre macromolecole.

Funzione:
- Sostegno della cellula;
- Interviene nella regolazione della pressione osmotica;
- Barriera fisica e chimica contro gli agenti patogeni;
- Capacità di mantenimento della forma.

ATTENZIONE: la parete cellulare è presente anche nei batteri e nei funghi, in entrambi i casi non è composta da cellulosa, bensì, rispettivamente, da **peptidoglicano** e **chitina**.

1.3.2 Ciglia, flagello e glicocalice

Le **ciglia** e il **flagello** sono estroflessioni cellulari rivestite da membrana, in grado di conferire motilità alla cellula. Entrambi possiedono un particolare citoscheletro chiamato assonema connesso in profondità a un corpo basale:
- **Assonema**: 9 coppie laterali + 1 centrale di microtubuli.
- **Corpo basale**: 9 triplette laterali di microtubuli + 1 microtubulo centrale.

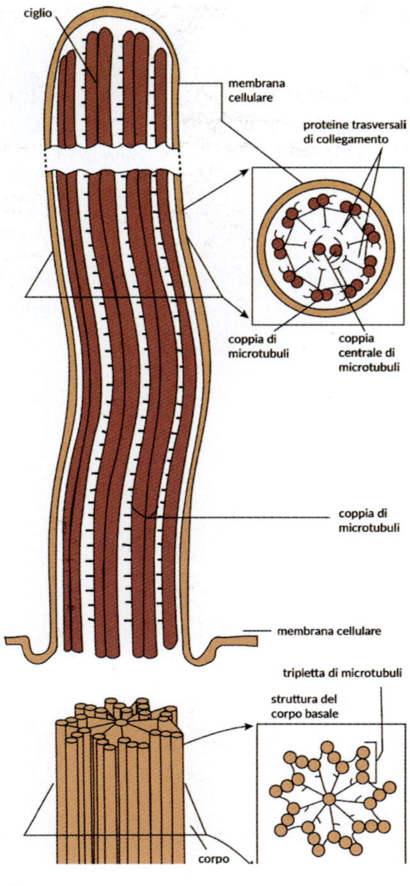

Figura 1: Struttura dell'assonema e del corpo basale.

© TestBusters 2017

	Struttura	Funzione	Quantità	Lunghezza	Movimento
Ciglia:	Assonema + corpo basale	Movimento matrice extracellulare	Numerose	2-10 μm	Battito coordinato
Flagello:	Assonema + corpo basale	Movimento cellula stessa	1 (o pochi)	10-200 μm	Oscillatorio, elicoidale

Il **glicocalice** è una struttura extracellulare presente sulla membrana plasmatica composta da catene oligosaccaridiche legate a:

- Fosfolipidi di membrana, a formare glicoproteine
- Proteine di membrana, a formare glicoproteine, proteoglicani

Le funzioni principali sono difesa, adesione e riconoscimento tra cellule.

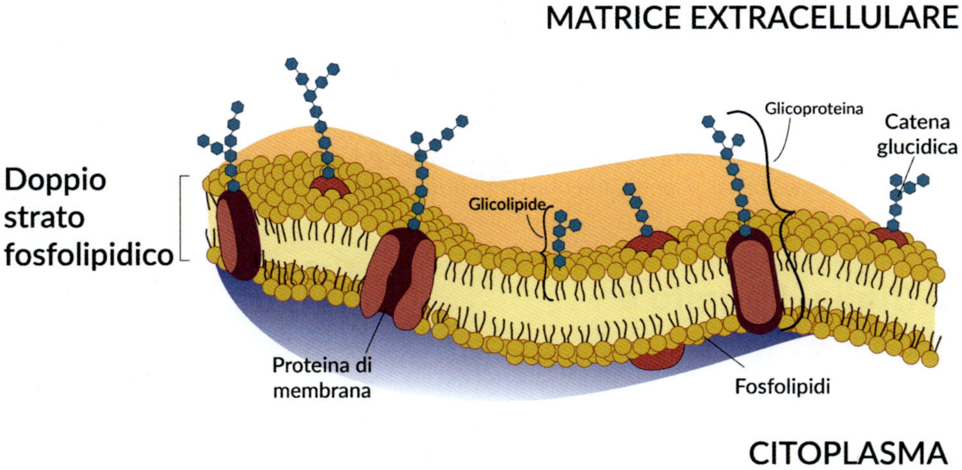

Figura 2: Struttura di una membrana plasmatica in cui si evidenziano glicoproteine e proteoglicani, componenti del glicocalice.

© TestBusters 2017

1.3.3 Acrosoma e zona pellucida

Acrosoma:	Struttura rivestita da membrana propria che riveste gran parte della testa dello spermatozoo. È prodotto dal Golgi. Contiene numerosi enzimi litici, tra cui l'**acrosina**.
Zona pellucida:	Sottile involucro che riveste l'ovocito. Composta da glicoproteine secrete dall'ovocito stesso atte tra le altre funzioni a legare lo spermatozoo durante la fecondazione.

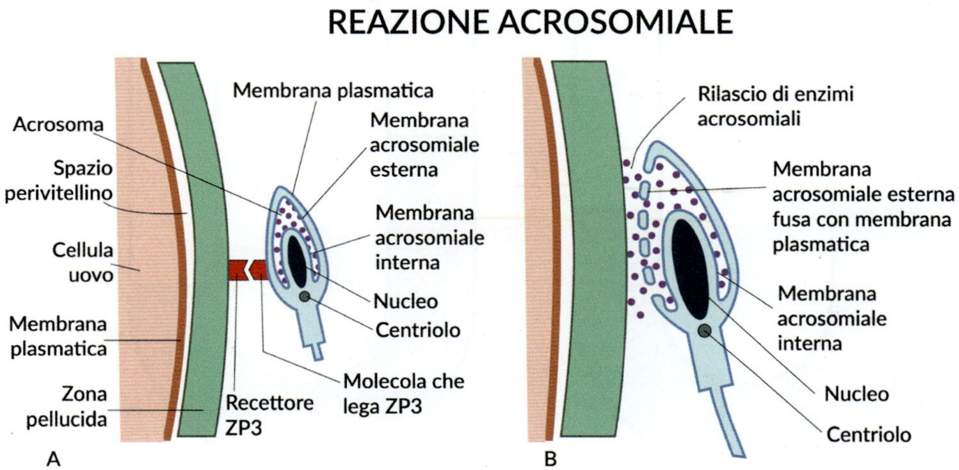

*Figura 3: Durante la **reazione acrosomiale** gli enzimi contenuti nell'acrosoma vengono liberati e lo spermatozoo riesce così a superare la zona pellucida e la membrana plasmatica dell'ovocito.*

© TestBusters 2017

1.4 Trasporto di membrana

Solvente = H_2O
Soluto = quello che c'è dentro

1.4.1 Osmosi

L'osmosi è un fenomeno che avviene quando due compartimenti separati da **membrana semipermeabile** contengono soluzioni con concentrazioni di soluto differenti. La membrana semipermeabile permette il passaggio da un compartimento all'altro del solvente, ma non del soluto. Questo comporta che il solvente (generalmente acqua) diffonda dalla camera a concentrazione minore verso quella a concentrazione maggiore, in modo da giungere a un equilibrio tra i due compartimenti.

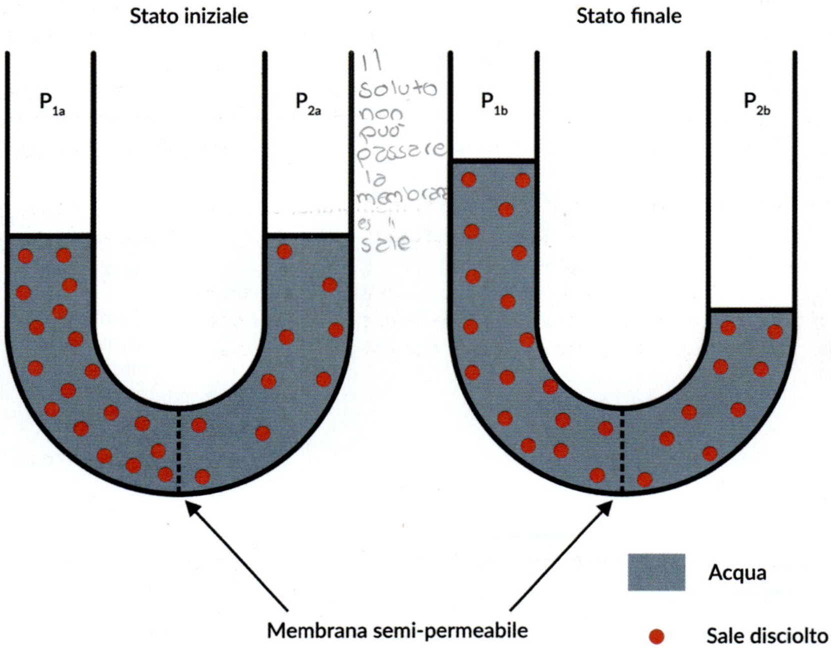

Figura 1: Allo stato iniziale il nostro soluto (in questo caso un sale) è più concentrato nella colonna di sinistra che in quella di destra. Per osmosi avremo un passaggio di acqua dalla colonna di destra a quella di sinistra attraverso la membrana semipermeabile in modo da avere la stessa concentrazione di soluto nelle due colonne.

ATTENZIONE: il gradiente osmotico dipende dalla somma del numero di molecole da un lato della membrana rispetto alla somma delle molecole dall'altro lato, indipendentemente dalla loro natura e dimensione. Unico requisito è che il soluto non passi la membrana.

© TestBusters 2017

1.4.2 Trasporto attivo

Il trasporto attivo è un processo che determina il movimento dei soluti attraverso la membrana **contro gradiente** di concentrazione e perciò richiede sempre impiego di energia, che solitamente deriva dall'**idrolisi di ATP**.

Gradiente elettrochimico: influenza combinata di una differenza nella concentrazione di un ione ai due lati di una membrana (gradiente di concentrazione) e la differenza di carica elettrica attraverso la membrana (potenziale di membrana). Produce una forza motrice che provoca il movimento dell'ione attraverso la membrana (se vi sono soluzioni di continuità o proteine idonee). Vediamo nello specifico le due componenti:

- **Gradiente di concentrazione**: avendo due soluzioni del medesimo soluto separate da una membrana permeabile a quel soluto, osserveremo un flusso netto di molecole di soluto dalla soluzione più concentrata a quella meno concentrata. Il flusso netto persiste fino al raggiungimento dell'equilibrio dinamico di concentrazione. Alla fine del flusso avremo quindi la stessa concentrazione ai due lati della membrana e la quantità di soluto che fluisce in una direzione è uguale alla quantità fluente nella direzione opposta (flusso netto 0).
- **Potenziale di membrana**: differenza di potenziale a cavallo delle membrane determinato dalla differenza di concentrazione di cariche positive (o negative) tra un compartimento e l'altro. Gran parte del potenziale di membrana è determinata dalla carica degli ioni nei compartimenti.

I diversi tipi di trasporto attivo attraverso proteine di membrana, chiamate *proteine **carrier***, possono essere classificati in base alla quantità di soluti traportati e alla direzione in cui questi viaggiano:

- **Uniporto**: trasporto di un singolo soluto
- **Trasporto accoppiato**: trasporto di due soluti contemporaneamente
  - **Simporto**: i due soluti si muovono nella stessa direzione
  - **Antiporto**: i due soluti si muovono in direzioni opposte

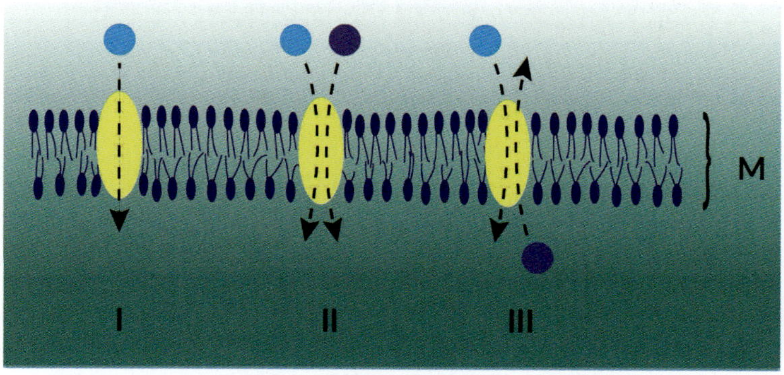

Figura 2: I: uniporto, II: simporto, III: antiporto, M: membrana plasmatica

Funzioni:

- Permettere assorbimento di sostanze nutritive
- Consentire l'espulsione di sostanze di rifiuto
- Mantenere specifiche concentrazioni intracellulari di ioni

Un esempio di trasporto attivo è la **pompa sodio-potassio.**

© TestBusters 2017

1.4.2.1 Pompa sodio-potassio

La **pompa sodio-potassio** è una proteina transmembrana che trasporta i due ioni contro gradiente fuori e dentro la cellula al fine di mantenere stabile il potenziale di membrana.

Per ogni molecola di ATP
- 3 Na^+ all'esterno
- 2 K^+ all'interno

I passaggi sono illustrati nella seguente immagine.

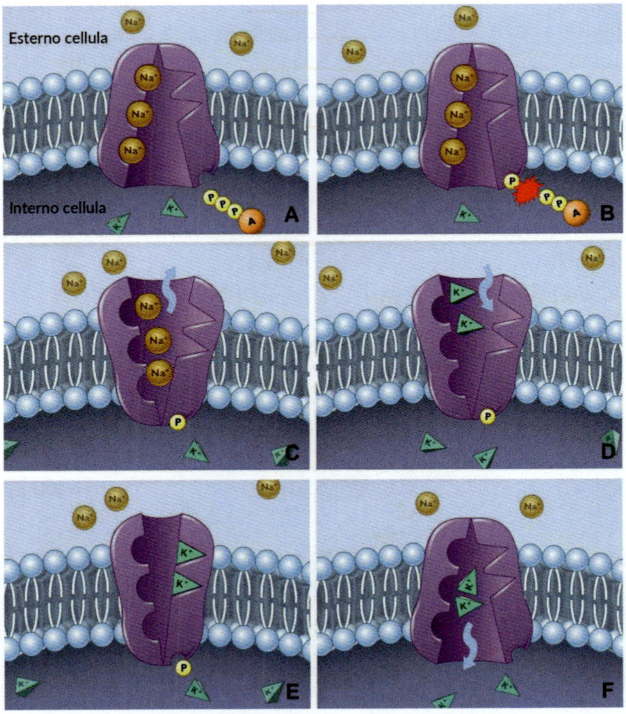

Figura 3: A: 3 Na^+ si posizionano nei siti di legame della pompa. B: una molecola di ATP si idrolizza legandosi alla proteina. C: la pompa cambia conformazione rilasciando gli ioni Na^+ all'esterno della cellula. D: 2 K^+ si legano alla pompa. E: la pompa inizia a riassumere la conformazione originale. F: gli ioni K^+ vengono riversati nel citoplasma.

Questa proteina è presente in tutte le cellule del corpo umano ed è la responsabile della formazione del **potenziale transmembrana**, fondamentale per numerosi processi tra cui la trasmissioone nervosa.

MNEMOTECNICA TB: come ricordarsi quanti ioni entrano/escono?

Na+: 3 caratteri (N, a e +) → 3 ioni. K+: 2 caratteri (K e +) 2 ioni

© TestBusters 2017

1.4.2.2 Potenziale di membrana

Il **potenziale di membrana** consiste nella differenza di carica che si riscontra tra l'interno e l'esterno della membrana citoplasmatica: all'**esterno** della cellula infatti c'è prevalenza di cariche **positive**, all'**interno** di cariche **negative**. Questa differenza è mantenuta con il consumo di ATP da diverse pompe ioniche (tra cui la pompa sodio-potassio). Il mantenimento del potenziale richiede energia poiché gli ioni sono trasportati contro gradiente di concentrazione. Le pompe sono quasi sempre attive per ristabilire la differenza di potenziale successiva ad una depolarizzazione o per fare fronte alla diffusione opposta per gradiente degli ioni.

Le cellule umane hanno un potenziale di membrana che si aggira attorno ai **-70 mV.**

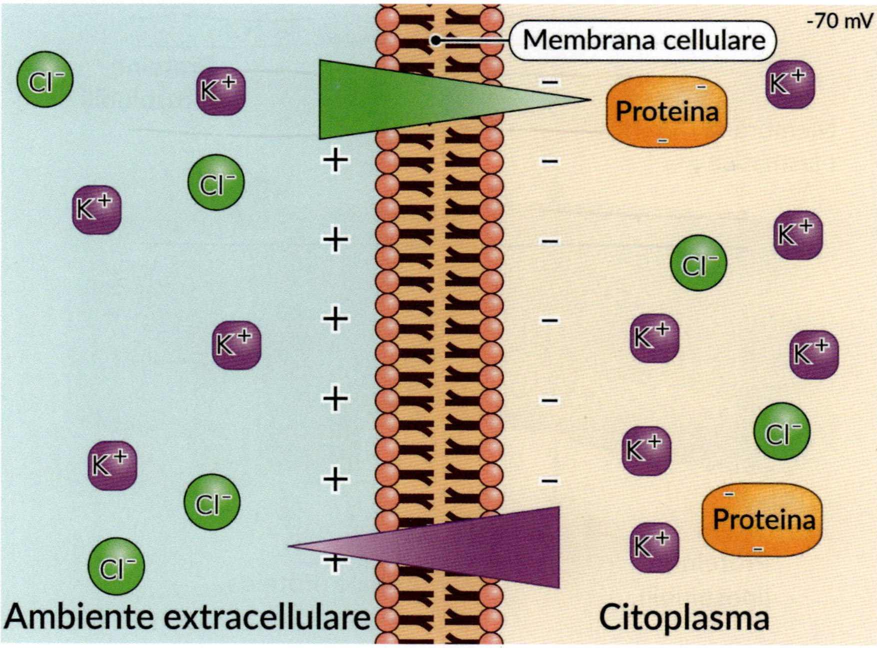

Figura 4: Esternamente alla cellula abbiamo una carica netta positiva ed internamente negativa. La freccia rosa indica il passaggio contro gradiente di cariche positive dall'interno all'esterno della cellula. La freccia verde indica il passaggio contro gradiente delle cariche negative. Queste correnti vengono attuate dalle pompe ATP dipendenti. In occasione del potenziale d'azione le correnti sono molto più rapide ed invertite.

© TestBusters 2017

1.4.3 Trasporto passivo

Il **trasporto passivo** consiste nella diffusione di sostanze chimiche attraverso la membrana senza utilizzo di energia, le molecole si muovono seguendo il gradiente elettrochimico. Esistono due tipi di trasporto passivo:

- **Diffusione semplice**: consiste nella diffusione di molecole piccole e apolari attraverso la MP senza l'utilizzo di canali. Queste infatti essendo lipofiliche possono insinuarsi tra i fosfolipidi e migrare da un lato all'altro della membrana a seconda della direzione del gradiente.
- **Diffusione facilitata**: passaggio secondo gradiente di molecole grandi o polari attraverso proteine canale (che non necessitano di ATP).

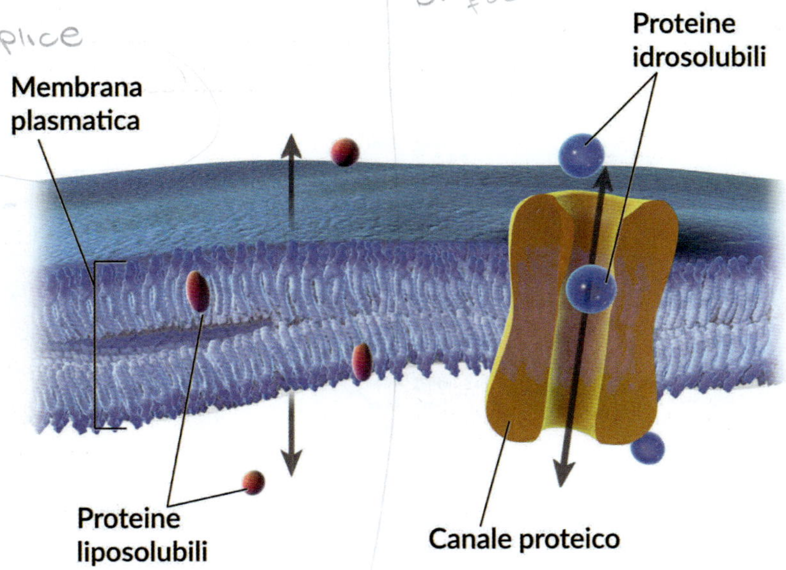

Figura 5: Illustrazione delle due tipologie di trasporto passivo attraverso la membrana plasmatica.

© TestBusters 2017

1.4.4 Trasporto di massa

Il trasporto di massa avviene per ***endocitosi*** (che si differenzia in pinocitosi quando si parla di ingestione di liquidi e fagocitosi per i solidi) ed ***esocitosi***, che avvengono sostanzialmente allo stesso modo ma con processo inverso.
Questo consiste nell'invaginazione di aree di membrana citoplasmatica fino alla formazione di vescicole interne alla cellula. Il processo di endocitosi può avvenire in modo semplice o attraverso **recettori**, che permettono di legare nella vescicola ciò che deve essere ingerito. Le vescicole si fondono quasi sempre con i lisosomi per permettere la scissione del materiale che trasportano in molecole più piccole, che vengono poi utilizzate dalla cellula.

ATTENZIONE: è un processo che richiede energia perché vengono ingerite grosse molecole.

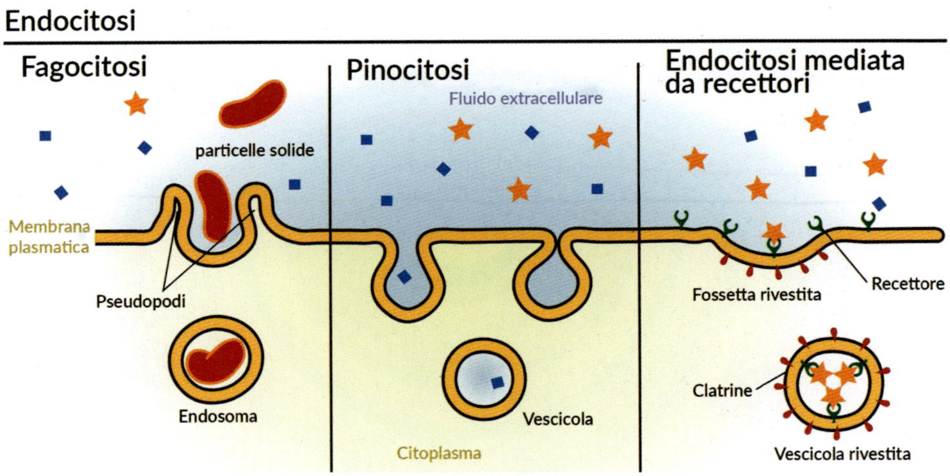

Tabella riassuntiva:

Diffusione semplice:	Molecole apolari: ormoni steroidei Molecole polari: acqua, glicerolo
Diffusione facilitata:	Ioni Molecole polari grosse → zuccheri semplici: glucosio, fruttosio, ecc..
Endocitosi/esocitosi:	Grosse molecole

© TestBusters 2017

© TestBusters 2017

2

DOGMA CENTRALE DELLA BIOLOGIA

STRUTTURA DEGLI ACIDI NUCLEICI
REPLICAZIONE DEL DNA
TRASCRIZIONE DEL DNA
TRADUZIONE DELL'RNA

© TestBusters 2017

Introduzione

Il dogma centrale della biologia comprende i processi duplicazione, trascrizione e traduzione. Questi argomenti hanno avuto una presenza continua negli ultimi anni e, nel test d'ingresso di medicina/odontoiatria e in quello di veterinaria per l'anno accademico 2016-2017, la frequenza dei quesiti riferibili a questo capitolo è notevolmente aumentata.
Sfortunatamente per i candidati il livello di difficoltà richiesto è estremamente basso.
Questo non significa che potete sentirvi autorizzati a studiare superficialmente questo capitolo, per almeno due motivi:

- Non è detto che la difficoltà dei quesiti rimanga la stessa
- Se il livello di difficoltà medio si abbassa, minimi errori possono risultare fatali

Detto questo, a voi la chiave della biologia molecolare.

© TestBusters 2017

2.1 Struttura degli acidi nucleici

2.1.1 Chimica biologica

Gli acidi nucleici sono macromolecole polimeriche **lineari**, le cui unità ripetute prendono il nome di **nucleotidi**. Un nucleotide è un **glicoside** formato dall'unione di uno **zucchero a 5 atomi di carbonio**, ossia **ribosio** (**RNA**) o **desossiribosio** (**DNA**), di una **base azotata**, **purina** o **pirimidina**, e di un uno, due o tre **gruppi fosfato** (mono-, di- o trifosfato).

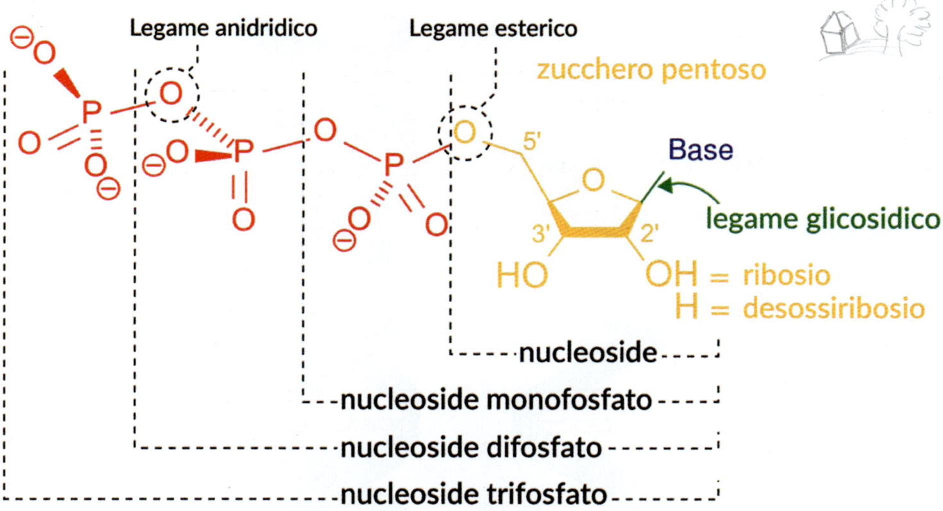

*Figura 1: Struttura di un **nucleoside** (manca la base azotata) mono-, di- o trifosfato. Sono anche evidenziati i possibili legami che interessano la formazione di un acido nucleico.*

Le catene di zuccheri-fosfato sono date dal legame di un gruppo fosfato con due zuccheri (**legame fosfodiesterico**) ripetuto per ogni nucleotide che forma la macromolecola.

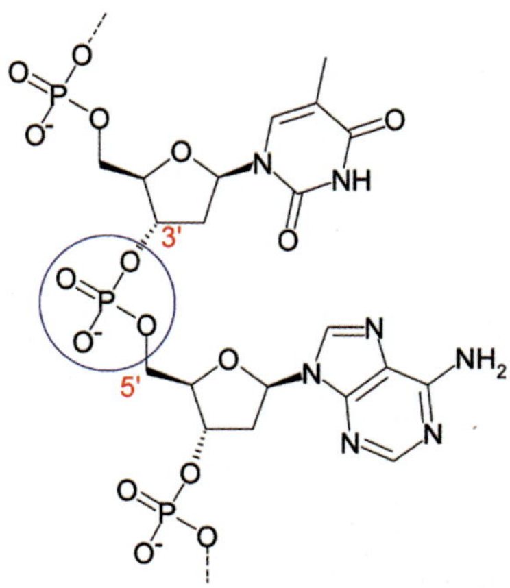

Figura 2: Cerchiato il legame fosfodiesterico. Il legame permette la formazione delle catene zucchero-fosfato.

© TestBusters 2017

Ogni molecola di DNA è composta da **due filamenti paralleli**, avvolti a **elica** con andamento **destrorso**, uniti da **legami idrogeno** (3 tra G e C, 2 tra A e T) che si formano fra le basi azotate. Ogni molecola di RNA è invece costituita da un **singolo filamento**. Un'altra differenza tra i due acidi nucleici è nel gruppo di basi azotate: nel RNA è infatti presente l'**uracile**, che viene sostituito nel DNA dalla **timina**, le restanti tre basi: **adenina**, **citosina** e **guanina**, sono comuni a entrambi gli acidi nucleici.

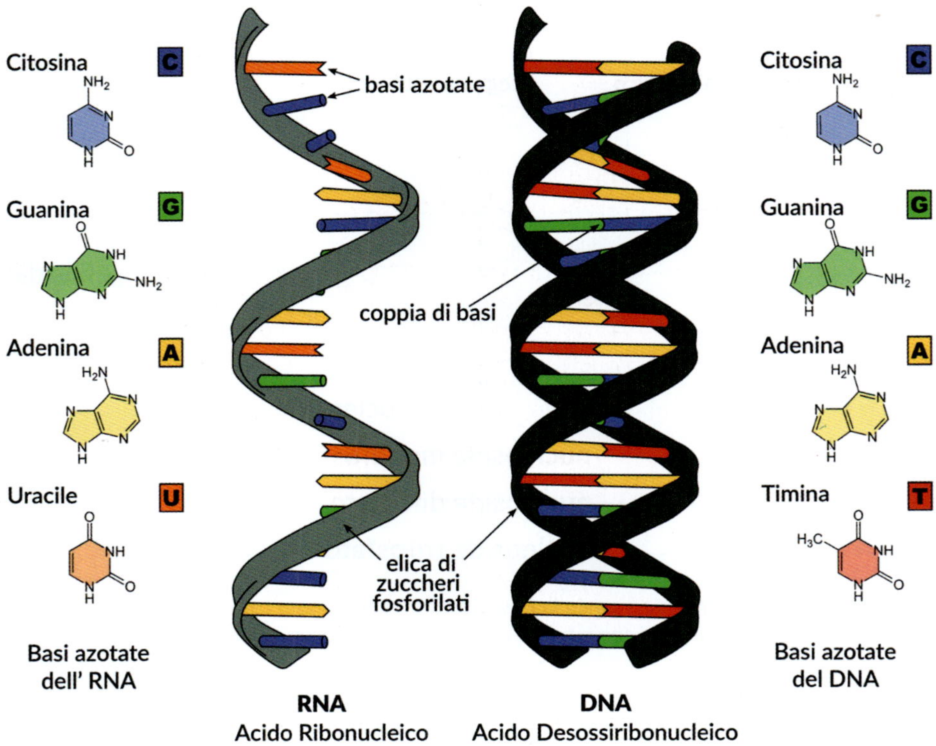

Figura 3: Schema strutturale degli acidi nucleici.

2.1.2 DNA

Il DNA è una macromolecola fondamentale per la vita, depositaria di due funzioni geniche fondamentali:

1. Capacità di replicarsi fedelmente: permette il trasferimento del patrimonio genico, attraverso il processo di **replicazione**.
2. Capacità di trasmettere l'informazione codificata dalla sequenza di basi a molecole di RNA, attraverso il processo di **trascrizione**.

Il DNA può inoltre subire mutazioni a bassa frequenza, da cui derivano sia la variabilità genetica delle popolazioni sia l'evoluzione degli organismi.

© TestBusters 2017

2.1.3 Regole di Chargaff

Le regole di Chargaff mostrano dei particolari rapporti tra le quattro basi azotate del DNA (adenina, guanina, timina e citosina), dovuti alla specificità dei legami a idrogeno. E' possibile definire due diverse regole:

1) Esiste un rapporto 1:1 tra basi puriniche (A+G) e pirimidiniche (T+C) in una singola molecola di DNA: **A+G = T+C**

2) In una molecola di DNA la percentuale di adenina è uguale alla percentuale di timina, la percentuale di guanina è uguale a quella di citosina: **A=T e G=C**

MNEMOTECNICA TB: **PurGA**, ovvero le uniche **Pur**ine sono la **G**uanina e **A**denina.

2.1.4 Eucromatina ed eterocromatina

La cromatina è un complesso nucleoproteico stabile contenuto nel nucleo cellulare, comprende DNA e proteine acide e basiche, principalmente **istoni**. La cromatina si può presentare in due forme:

1. **Eucromatina**: è la forma più distesa e rappresenta lo stato attivo del DNA cromosomico.
2. **Eterocromatina**: è trascrizionalmente inattiva, ovvero non espressa. Può essere:
   - **Costitutiva**: sempre in forma condensata.
   - **Facoltativa**: tessuto-specifica.

Cellule svolgenti un lavoro attivo, come neuroni, staminali o ovociti, presentano un nucleo fortemente eucromatico.
Esistono vari ordini di avvolgimenti e condensazione del DNA, il massimo livello possibile lo troviamo nel cromosoma metafasico.

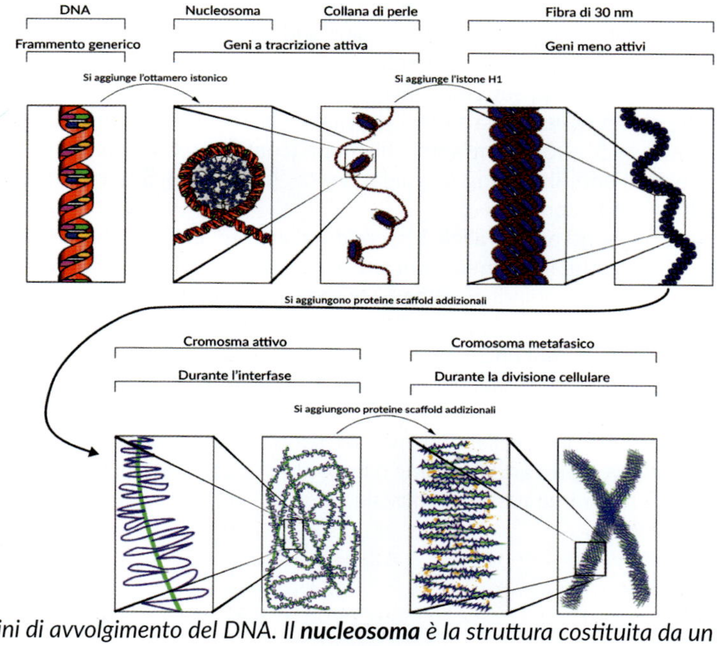

*Figura 4: Ordini di avvolgimento del DNA. Il **nucleosoma** è la struttura costituita da un ottamero di istoni avvolti dal DNA.*

© TestBusters 2017

2.2 Replicazione del DNA

2.2.1 Chimica biologica

La replicazione del DNA è un complesso processo molecolare che porta alla formazione di due molecole di DNA identiche. La replicazione è necessaria perché ogni cellula, prima di generare una cellula figlia, deve produrre una copia di ogni suo cromosoma e quindi del proprio intero genoma. Il processo è metabolizzato da diversi enzimi e proteine tra cui:

1. **Topoisomerasi**: svolge i superavvolgimenti e l'elica di DNA;
2. **Elicasi**: svolgono le eliche di DNA;
3. **Single-strand binding protein** (**SSB**): proteine che si legano ai filamenti per **impedire il riappaiamento**;
4. **Primasi**: è legata alla elicasi e sintetizza un breve innesco di RNA (**primer**);
5. **DNA-polimerasi (I e III)**: catalizza la sintesi guidata dallo stampo di DNA a partire da **nucleosidi trifosfati**; richiedono un primer con un gruppo **3'-OH** libero;
6. **Ligasi**: lega fra loro i frammenti di Okazaki.

2.2.2 Processo biologico

In tutte le cellule, il DNA si replica in modo semiconservativo: ogni elica madre fa da stampo per un'elica figlia. Le due copie di doppie eliche seminuove così prodotte finiscono ciascuna in una cellula figlia alla divisione cellulare.

Processo:

1. La topoisomerasi svolge un tratto di DNA.
2. L'elicasi apre i due filamenti rompendo i legami a idrogeno tra le basi.
3. Le SSB la stabilizzano la molecola in conformazione aperta.
4. La primasi lega il primer ad entrambi i filamenti.
5. Polimerasi III, che provvede alla sintesi del nuovo filamento, aggiunge le basi partendo dal primer in direzione **5' → 3'** in entrambi i filamenti (contemporaneamente).
6. Uno dei due filamenti, il **leading** (o guida), verrà "letto" **3' → 5'** e quindi sintetizzato dalla polimerasi III in modo continuo.
7. Essendo i due filamenti antiparalleli, il secondo filamento, **lagging** (o lento), è letto nel senso opposto e quindi anche la polimerasi III si trova a dover sintetizzare nel modo inverso (cosa impossibile). La primasi quindi aggiunge i primer appena prima che la polimerasi III giunga ad una base, questi servono da punti di inizio per la sintesi "a saltelli" sul filamento lagging. Infatti ogni primer presenta una estremità 5' ed una 3', se si inverte il loro senso sul filamento lagging rispetto al leading la polimerasi III riuscirà a sintetizzare dal 5' del nuovo primer al 3' del primer precedente.
8. I frammenti di DNA intervallati dai primer sono detti **frammenti di Okazaki**. La DNA polimerasi I rimuove i primer dal lagging e li sostituisce con tratti di DNA.
9. La ligasi lega fra loro i frammenti di Okazaki.

© TestBusters 2017

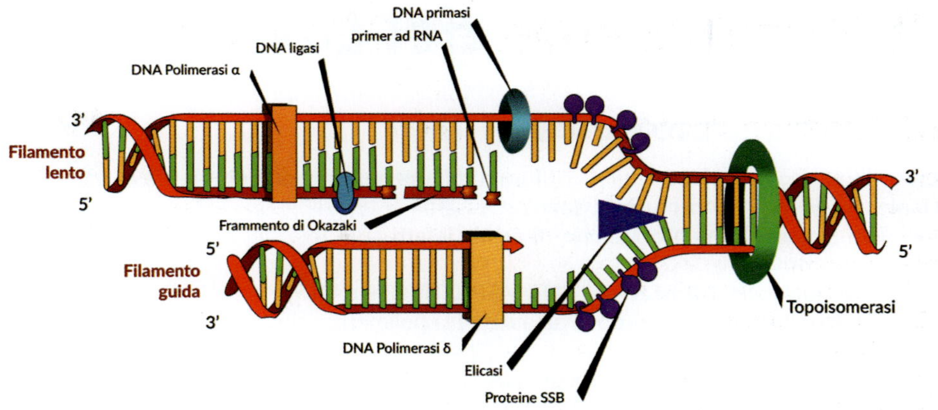

Figura 1: Il processo di replicazione illustrato schematicamente.

© TestBusters 2017

2.3 Traduzione del DNA

2.3.1. Chimica biologica

Processo biologico attraverso il quale l'informazione genetica contenuta nel DNA viene trascritta in una molecola di RNA. Per la reazione sono necessari:

- **Un singolo filamento stampo di DNA**, infatti solo uno dei due filamenti del DNA viene trascritto
- **Ribonucleosidi trifosfati** dell'RNA (ATP, GTP, CTP e UTP)
- **RNA polimerasi**: è in grado di catalizzare la polimerizzazione solo in direzione **5' → 3'**.

Possono essere trascritti tre diversi tipi di RNA:

- **mRNA** (**RNA messaggero**): RNA che successivamente sarà tradotto in proteine;
- **rRNA** (**RNA ribosomiale**): viene trascritto nei nucleoli e va a costituire i ribosomi insieme alle proteine ribosomiali;
- **tRNA** (**RNA transfer**): lega gli aminoacidi e l'mRNA permettendo la traduzione di quest'ultimo in proteine.

2.3.2. Processo biologico

La trascrizione del DNA procede attraverso 3 fasi distinte:

1. Fase di **inizio**: l'RNA polimerasi si lega al **promotore**, ovvero delle sequenze di DNA (es: TATA box) che vengono riconosciute da specifici **fattori di trascrizione** che permettono interazione fra il DNA e l'enzima. Il promotore indica alla RNA polimerasi:
   - Dove iniziare a trascrivere.
   - Quale filamento leggere.
   - La direzione in cui deve trascrivere.

   In seguito al riconoscimento, l'RNA polimerasi inserisce il primo nucleotide dell'RNA;
2. Fase di **allungamento**: l'RNA polimerasi legge il filamento di DNA stampo e produce il trascritto di RNA aggiungendo nucleotidi alla estremità **3'**;
3. Fase di **terminazione**: specifiche sequenze di DNA segnalano la fine della regione da trascrivere. Si arresta la reazione di polimerizzazione e avviene il distacco dell'enzima e dell'RNA neosintetizzato.

Esistono altre regioni di DNA con funzione regolatoria sulla trascrizione:

- **Enhancers**: regioni potenziatrici dell'espressione, composte di più elementi di sequenza leganti fattori di trascrizione. Questi possono agire su più geni, a distanza variabile ed in entrambi gli orientamenti.
- **Silencers**: elementi silenziatori, possono inibire l'attività trascrizionale.

© TestBusters 2017

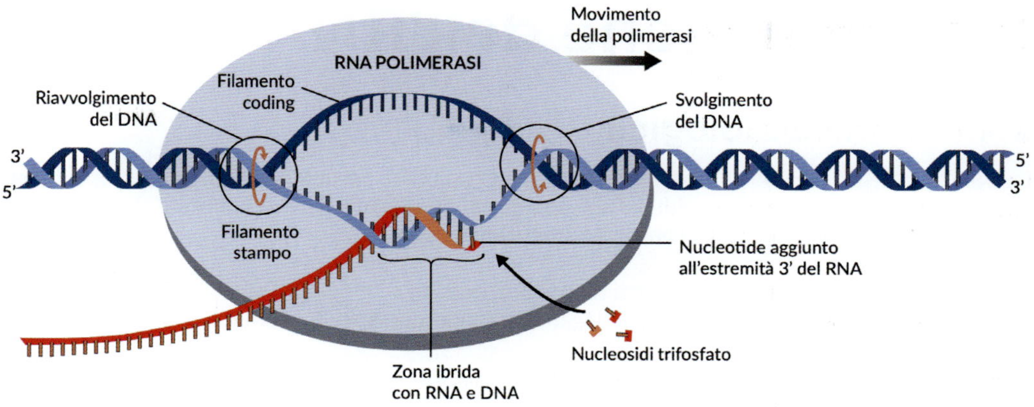

Figura 1: Processo di trascrizione del DNA

2.3.3. Maturazione dell'RNA

Modificazioni post-trascrizionali dell'RNA, processo che avviene solo negli eucarioti:

- Aggiunta di una **guanosina** modificata all'estremità **5'** con un **legame 5'-5'** (anzichè 5' – 3') che forma un **gruppo terminale** detto **CAP**, necessario al legame dell'mRNA ai ribosomi ed all'inizio della **traduzione**;
- Aggiunta di una sequenza di **adenosine** (**coda di poli-A**) all'estremità **3'** del trascritto, con funzione **stabilizzante** del messaggero;
- Rimozione delle **regioni introniche** mediante **splicing**, processo che consiste nel taglio delle regioni introniche e nella **giunzione degli elementi esonici** a formare l'mRNA maturo (vedi figura);
- **Splicing alternativo**: rimozione di solo alcune regioni introniche in modo da creare più proteine diverse a partire dalla stessa sequenza di DNA (vedi figura).

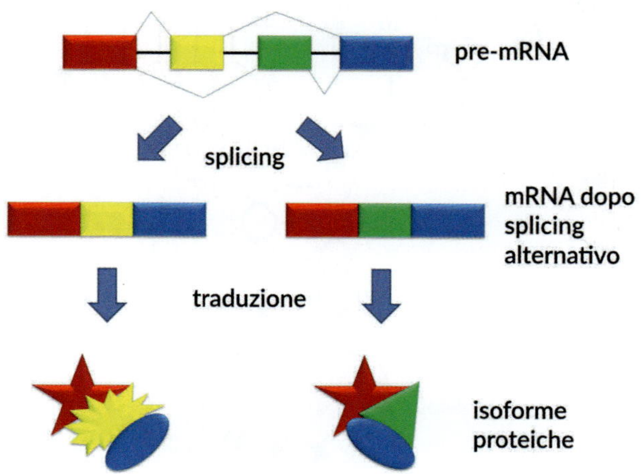

Figura 2: Schema esplicativo dello splicing alternativo.

© TestBusters 2017

2.4 Traduzione dell'RNA

2.4.1 Chimica biologica

La traduzione è il processo con cui viene sintetizzata una data proteina, attraverso reazioni chimiche di polimerizzazione di **amminoacidi**, in una sequenza dipendente dalla sequenza di basi dell'mRNA corrispondente. I componenti dell'**apparato traduzionale** sono:

- mRNA;
- Ribosomi: complessi enzimatici ribonucleoproteici;
- tRNA: molecole adattatrici che legano ciascuno uno specifico amminoacido e riconoscono uno specifico **codone**;
- **Amminoacil-tRNA sintetasi**: enzima che catalizza il caricamento dei tRNA (**amminoacilazione**);
- Diversi fattori di inizio, di allungamento e di terminazione della sintesi proteica.

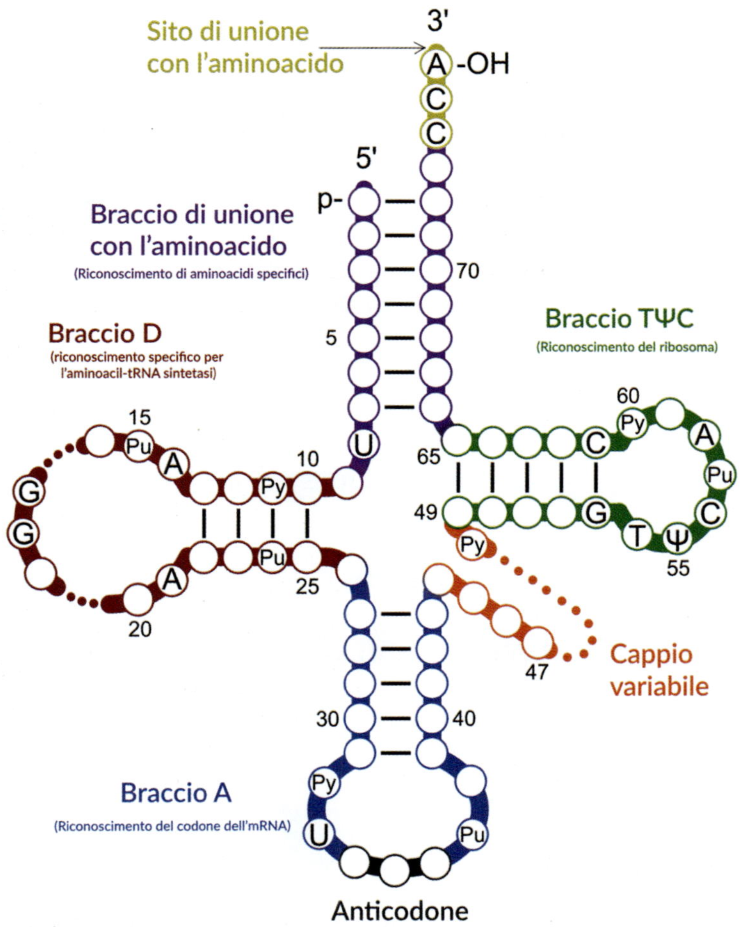

Figura 1: Struttura del tRNA.

© TestBusters 2017

2.4.2 Processo biologico

La traduzione dell'RNA è divisa in tre parti:

1. **Inizio**: la subunità minore del ribosoma si lega alla sequenza di riconoscimento sull'mRNA (di cui fa parte CAP), il tRNA che porta legata la **metionina**, si lega al **codone di inizio AUG** e si forma il **complesso di inizio**, successivamente la subunità maggiore si unisce al complesso di inizio e il tRNA con la metionina occupa il **sito P** (dove durante lo sviluppo del processo risiederà il tRNA che porta la catena polipeptidica) della subunità maggiore del ribosoma;
2. **Allungamento**: l'**anticodone** (parte complementare al codone di mRNA sul tRNA) di un tRNA si lega al codone nel **sito A** (dominio della subunità maggiore del ribosoma dove risiedono mano a mano i tRNA recanti l'amminoacido da aggiungere) e si forma un **legame peptidico** tra l'aminoacido e la metionina del sito P. Il tRNA che legava la metionina esce dal ribosoma e questo si sposta lungo il filamento di RNA facendo passare il tRNA recante il peptide al sito P. il processo si ripete fino a quando il peptide non è completo;
3. **Terminazione**: un **fattore di rilascio** si lega al complesso quando nel sito A entra uno dei tre **codoni di stop**, viene dunque rilasciato il prodotto polipeptidico, i rimanenti del complesso si separano.

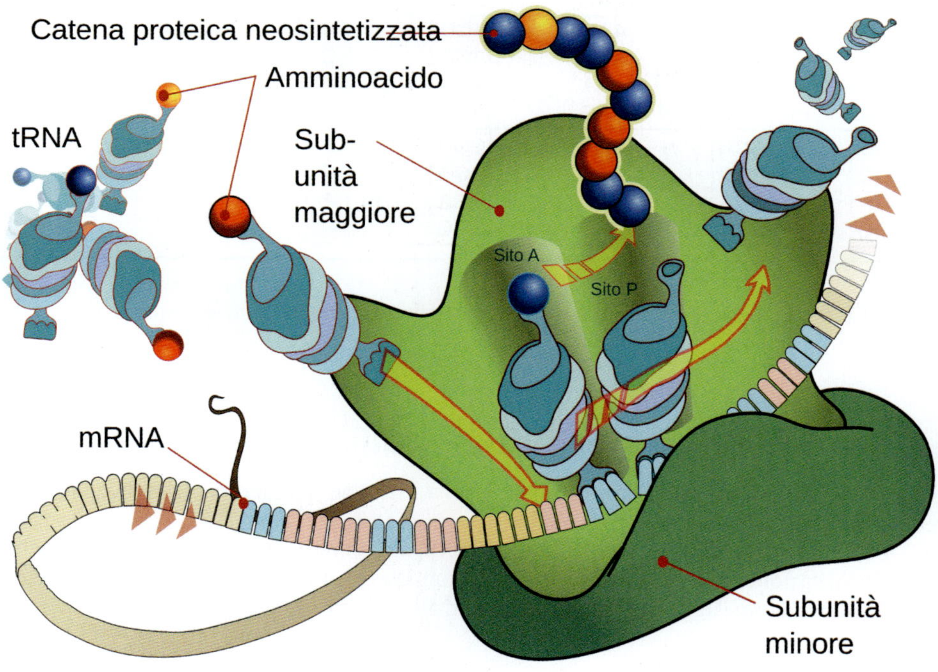

Figura 2: Schema del processo di traduzione.

2.4.3 Codice genetico

Il codice genetico è l'insieme delle regole attraverso le quali viene tradotta l'informazione codificata negli acidi nucleici costituenti i geni per la sintesi di proteine nelle cellule.
Esistono **3 codoni di stop** (UAA, UAG e UGA) e **1 codone di inizio** (AUG) che è anche codificante per

© TestBusters 2017

la metionina.
Il codice presenta le seguenti caratteristiche fondamentali:

- **Degenerato**: ciascuna tripletta di nucleotidi (codone) specifica un amminoacido, ma nelle proteine si trovano comunemente **20** amminoacidi diversi, cosicché **la maggior parte degli amminoacidi sono specificati da più di un codone**;
- **Universale**: il codice genetico usato da tutte le forme di vita conosciute è il medesimo.

DECODER per decodificare le triplette (codoni)

prima lettera \ seconda lettera	U	C	A	G	terza lettera
U	UUU UUC fenilalanina UUA UUG leucina	UCU UCC UCA UCG serina	UAU UAC tirosina UAA UAG fine STOP	UGU UGC cisteina UGA fine STOP UGG triptofano	U C A G
C	CUU CUC CUA CUG leucina	CCU CCC CCA CCG prolina	CAU CAC istitina CAA CAG glutamina	CGU CGC CGA CGG arginina	U C A G
A	AUU AUC AUA isoleucina AUG metionina START	ACU ACC ACA ACG treonina	AAU AAC asparagina AAA AAG lisina	AGU AGC serina AGA AGG arginina	U C A G
G	GUU GUC GUA GUG valina	GCU GCC GCA GCG alanina	GAU GAC acido aspartico GAA GAG acido glutamico	GGU GGC GGA GGG glicina	U C A G

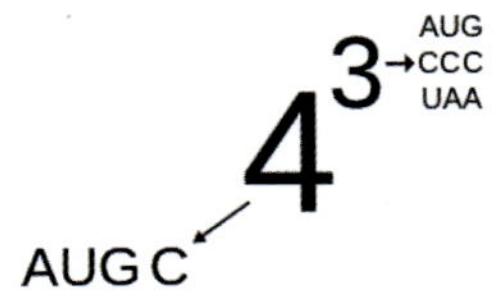

1 - alanina
2 - arginina
3 - asparagina
4 - ac. aspartico
5 - ac. glutamico
6 - cisteina
7 - glicina
8 - glutamina
9 - istidina
10 - isoleucina
11 - leucina
12 - lisina
13 - metionina
14 - fenilalanina
15 - prolina
16 - serina
17 - treonina
18 - tirosina
19 - triptofano
20 - valina

Amminoacidi non polari (idrofobi)
Amminoacidi polari (idrofili)
Amminoacidi ionici (molto idrofili)

Figura 3: Classica tabella di decodifica del codice genetico. Da sapere sono le sequenze di start e stop.

2.4.4 Modifiche post-traduzionali

Modificazioni chimiche applicate alle proteine (non a tutte) nel momento successivo alla traduzione per renderle attive biologicamente:

- **Proteolisi**: la rottura del polipeptide permette ai frammenti di assumere forme diverse;
- **Glicosilazione**: aggiunta di zuccheri importanti per riconoscimento e indirizzo della proteina;
- **Fosforilazione**: l'aggiunta dei gruppi fosfati altera la forma della proteina.

© TestBusters 2017

3

CICLO CELLULARE

INTERFASE
DIVISIONE CELLULARE

© TestBusters 2017

Introduzione

All'interno di questo capitolo troverete tutto quello che succede in una cellula eucariote durante il suo ciclo vitale, dall'interfase, alla fase M.

La frequenza di questo argomento era in calo (sebbene almeno una domanda capitasse sempre).

Nel test 2016-2017 ci sono stati due quesiti nel test di medicina/odontoiatria e 3 quesiti nel test di veterinaria.

Attenzione particolare va posta sul nome dei processi, sul crossing over e sulle regole di Chargaff.

© TestBusters 2017

3.1 Interfase

Una cellula eucariote, giunta al termine di una vita più o meno lunga, si divide oppure muore. Il ciclo cellulare consiste nell'insieme di eventi che separano una divisione cellulare dall'altra. Grazie a questo processo fondamentale gli esseri viventi hanno la possibilità di **riprodursi**, **crescere** o **sostituire** cellule danneggiate o logorate (nel caso degli organismi pluricellulari).
Due fasi principali:

1. **Interfase**: intensa attività metabolica (attività biosintetica e di crescita) e duplicazione DNA.
2. **Fase mitotica**: divisione cellulare.

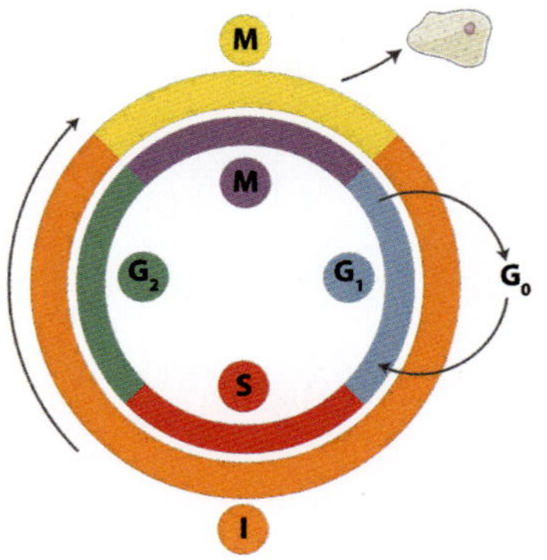

Figura 1: Ciclo cellulare. M: fase mitotica; I: interfase.

La durata del ciclo è uguale per tutte le cellule?
No. Nelle cellule di mammifero la durata può variare in media da 18 a 24 ore, nei lieviti è di 1,5-3 ore.
Tutte le cellule si dividono?
No. Le cellule che non si dividono rimangono solitamente bloccate nella fase **G1**, che viene quindi chiamata **G0**. L'arresto del ciclo può essere temporaneo o permanente (quest'ultimo caso è rappresentato ad esempio dal ciclo cellulare dei neuroni).

Tre sottofasi:

1. Fase G1

- G: dall'inglese, gap significa "intervallo"
- Cellula raddoppia le proprie dimensioni
- Cellula produce nuovi organelli ed enzimi fondamentali per la duplicazione del patrimonio genetico
-

2. Fase S

- S: sintesi
- Duplicazione del DNA (questo per garantire a entrambe le cellule figlie di avere uguale patrimonio genetico)

© TestBusters 2017

3. Fase G2 → la cellula completa il processo di crescita e formazione degli organelli

Controllo del ciclo cellulare

I passaggi *fase* G_1 → *fase S* e *fase* G_2 → *fase mitotica* avvengono solo dopo che la cellula viene ritenuta "idonea" da particolari sistemi di controllo detti **check-point**. Questi si assicurano che cellule con danni al DNA o ad altre strutture non proseguano il ciclo e si dividano, trasmettendo così gli errori alle cellule figlie.

Hanno un ruolo fondamentale nella regolazione del sistema di controllo:

attivano le proteine

- **Cicline**: proteine che si complessano con le **Cdk** attivandole.
- **Chinasi ciclina-dipendente** (**Cdk**): enzimi ad azione **fosforilativa**. Fosforilando particolari proteine ne cambiano la conformazione e le attivano. Queste a loro volta catalizzano specifiche reazioni permettendo il procedere del ciclo cellulare.

INTER FASE: → Duplico DNA

G1: • la cellula redoppia le dimensioni
• Sintetizza nuovi organuli indispens x la duplicazione DNA

Fase S: • Duplico DNA

G2: • Completa la crescita e forma organelli

© TestBusters 2017

3.2 Divisione cellulare

3.2.1 Mitosi

Divisione cellulare a partire da una cellula madre, a dare 2 cellule figlie geneticamente identiche, a cui vengono spartiti gli organelli subcellulari. Il materiale genetico della cellula madre e l'apparato mitotico sono duplicati in fase S.

Profase: 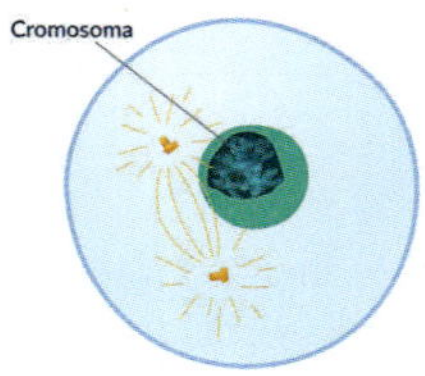	Nel nucleo: • Fibre di cromatina iniziano a condensarsi e formare **cromosomi** distinti. • Scompaiono i nucleoli. • Ciascun cromosoma duplicato è composto da due **cromatidi** identici uniti a livello del **centromero.** Nel citoplasma: • Incomincia a formarsi il **fuso mitotico** grazie all'azione dei **centrosomi** che assemblano i microtubuli allontanandosi l'uno dall'altro.
Prometafase: 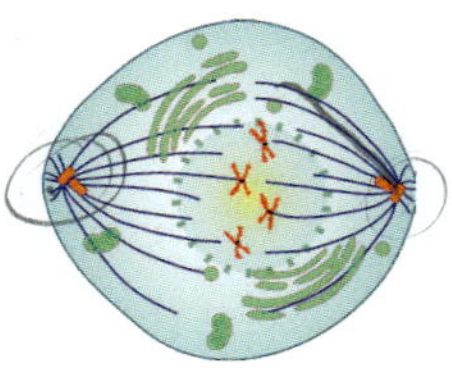	• L'involucro nucleare si frammenta. • I microtubuli del fuso raggiungono i cromosomi, ora molto condensati. • I due cromatidi a livello del centrosoma sono uniti al **cinetocore**, al quale si attaccano i microtubuli del fuso. • I microtubuli iniziano a spostare attivamente i cromosomi verso i poli opposti della cellula. • Altri microtubuli contraggono rapporto con quelli provenienti dal centromero opposto.
Metafase: 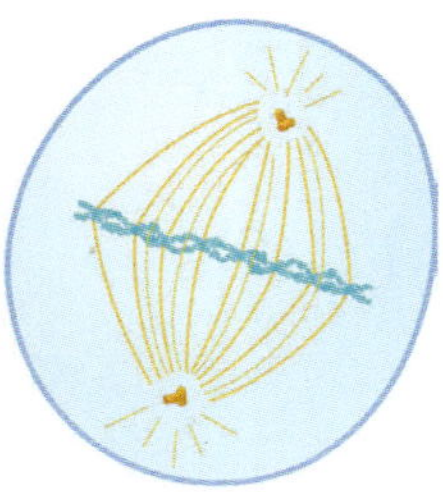	Stadio più lungo: • Il fuso mitotico è completato. • I cromosomi si dispongono in corrispondenza del **piano equatoriale** (o **piastra metafasica**) della cellula con i centromeri allineati. • I cinetocori dei due cromatidi fratelli sono rivolti verso i poli opposti del fuso.
Anafase: 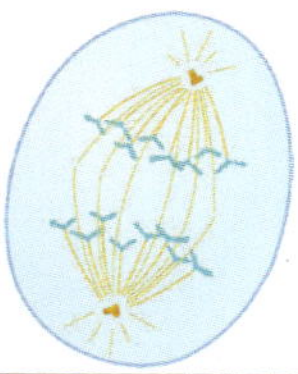	Stadio più breve: • Ha inizio quando i due cromatidi fratelli si separano a livello del centromero e si allontanano. Ognuno dei due è ora un cromosoma completo. • I microtubuli attaccati ai cinetocori si accorciano, mentre quelli liberi si allungano. In questo modo i cromosomi si portano verso i poli opposti, che si allontanano gradualmente. • Termina quando i cromosomi raggiungono i poli opposti.

© TestBusters 2017

Telofase e citodieresi: 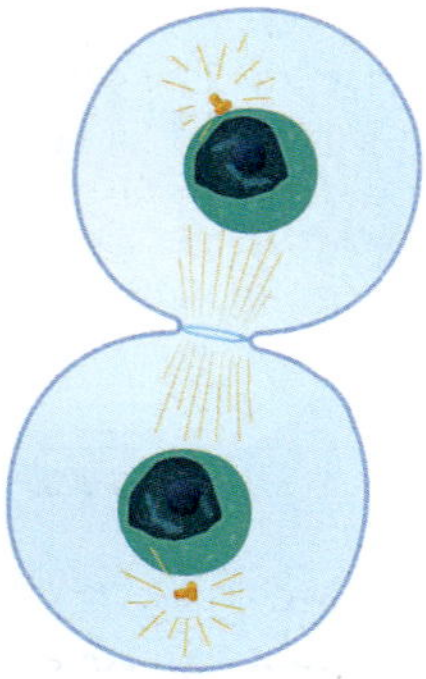	Processo inverso della profase: • Allungamento della cellula continua. • Gradualmente si riformano gli involucri nucleari intorno ai cromosomi e così i nuclei. • La cromatina inizia a despiralizzarsi e ricompaiono i nucleoli. • Alla fine della telofase il fuso mitotico si disintegra e la mitosi, intesa come divisione di un nucleo in due nuclei con identico patrimonio genetico, è terminata. Divisione del citoplasma: • Solitamente avviene in contemporanea alla telofase. • Nelle cellule animali la citodieresi avviene attraverso la formazione di un **solco di divisione.**

Lessico:

- **Centrosoma**: struttura posta vicino al nucleo, contenente i centrioli, e circondata da una massa amorfa di materiale pericentriolare (**aster**) che ha il ruolo di assemblare/disassemblare e organizzare i microtubuli della cellula e di conseguenza anche il fuso mitotico.
- **Cromatidi fratelli**: due copie di DNA che compongono il cromosoma al termine della duplicazione del patrimonio genetico.
- **Centromero**: porzione di DNA altamente ripetuto e condensato a livello del quale i due cromatidi sono a stretto contatto.
- **Cinetocore**: struttura proteica che compone il centromero che si aggancia ai microtubuli del fuso mitotico.

MNEMOTECNICA TB: Per ricordare le fasi della mitosi ricorda:

Poldo Mangia Al Tavolo (profase, metafase, anafase, telofase)

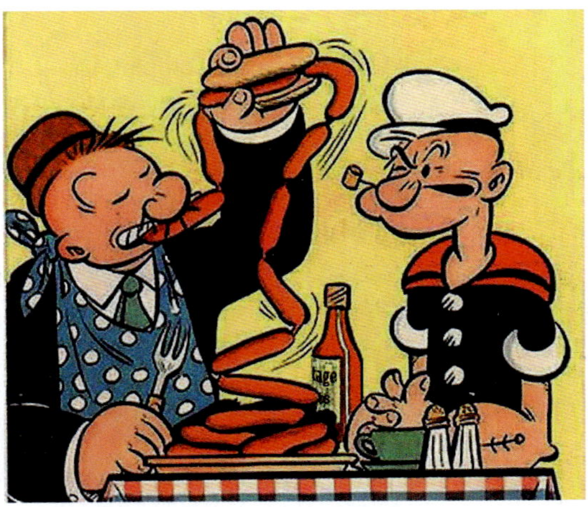

© TestBusters 2017

3.2.2 Meiosi

La meiosi è la tipologia di divisione cellulare a cui vanno incontro le **cellule della linea germinale** che, contemporaneamente e successivamente, si specializzeranno in **spermatozoi** e **cellule uovo**. A differenza della mitosi, quest'ultima non porta alla formazione di due cellule figlie diploidi, ma di **quattro cellule figlie aploidi**. Queste cellule, con corredo cromosomico **dimezzato** rispetto alle cellule somatiche, quando andranno ad unirsi (**fecondazione**) formeranno uno **zigote** con corredo cromosomico diploide.

Come si svolge:
Prima di cominciare il processo meiotico le cellule della linea germinale intraprendono gli stessi stadi maturativi delle cellule somatiche G1, S e G2 (interfase).
Una volta completato lo sviluppo la cellula può entrare in meiosi. Questa è caratterizzata da due fasi dette **meiosi I** e **meiosi II**, durante le quali avvengono la **prima** e la **seconda divisione meiotica.**
ATTENZIONE: abbiamo solo **una fase S**, quindi il DNA della cellula viene replicato solo una volta prima dell'inizio della meiosi, ed allo stesso tempo abbiamo **due divisioni cellulari**. Questo spiega le quattro cellule figlie con corredo dimezzato rispetto alla cellula progenitrice.

1. **Meiosi I**: durante questa fase avviene la prima divisione meiotica, detta anche **divisione riduzionale**: la cellula passa dall'essere diploide all'essere aploide. Il processo può essere diviso in fasi simili a quelle della mitosi, ma con alcune significative differenze:
   a. **Profase I**: in questa fase, come avviene anche nella profase mitotica, la cromatina si condensa, i cromatidi "fratelli" si appaiano a formare i cromosomi e la membrana nucleare ed il nucleolo si vanno a degradare. La profase I può essere suddivisa in diverse sottofasi, nell'ordine:
      i. **Leptotene:** materiale genetico si condensa.
      ii. **Zigotene**: avviene la **sinapsi** (punti di contatto tra gli omologhi, dove avvengono le rotture del cromosoma necessarie al **crossing-over**) dei cromosomi omologhi a formare una struttura denominata tetrade. Le tetradi sono quindi costituite da quattro cromatidi uguali due a due e appartenenti a due cromosomi omologhi disposti uno vicino all'altro.
      iii. **Pachitene**: i cromosomi si accorciano, si inspessiscono e avviene il crossing-over: i quattro cromatidi si **scambiano frammenti omologhi** di genoma (frammenti che anche se portano informazioni lievemente diverse uno dall'altro codificano per la stessa molecola e si trovano nella stessa posizione su tutti e 4 i cromatidi). In questo modo ogni cromatidio diventa unico e diverso dagli altri.
      iv. **Diplotene**: cromosomi omologhi cominciano a separarsi. Tuttavia i due cromatidi di ciascuna coppia di omologhi restano in contatto grazie a connessioni chiamate **chiasmi**, segni visibili dell'avvenuto crossing-over.
      v. **Diacinesi**: i cromosomi completano la loro condensazione e sono chiaramente visibili.

   MNEMOFRASE TB: per ricordare le sottofasi della profase I è bene ricordare questa frase le cui parole hanno le stesse iniziali delle sottofasi e anche il medesimo ordine:

   LE ZIe PAzze DI DIAna

   b. **Metafase I**: i cromosomi si allineano lungo il piano equatoriale della cellula (grazie alla formazione del fuso mitotico ad opera dei centrioli). La disposizione e quindi la distribuzione delle cellule figlie degli omologhi in meiosi I e dei cromatidi in meiosi II è casuale. Questa casualità è un fattore contribuente alla variabilità genetica.
   c. **Anafase I**: il fuso mitotico si contrae e separa i cromosomi omologhi, che si dirigono

© TestBusters 2017

ai due poli della cellula.

d. **Telofase I:** come nella mitosi si riformano nucleo e nucleolo. Il DNA torna alle condizioni dell'interfase. Le due cellule figlie possono separarsi già ora, o rimanere ancora unite.

Al termine della meiosi I ci troviamo con due cellule figlie aploidi (presentano la metà dei cromosomi della cellula madre), ma con cromosomi ancora **dicromatidici**.

2. **Meiosi II**: segue gli stessi identici step della mitosi. Porta alla formazione di due cellule figlie, per ogni cellula aploide iniziale, con cromosomi **monocromatidici**.

In conclusione: alla fine ci troviamo con quattro cellule aploidi (grazie alla meiosi I) e monocromatidiche (grazie alla meiosi II). In seguito al crossing-over però ogni cromatidio è stato "incrociato" con gli altri, ed è diventato unico e differente dagli altri tre. Ognuna delle quattro cellule ha quindi un patrimonio genetico diverso dalle altre.

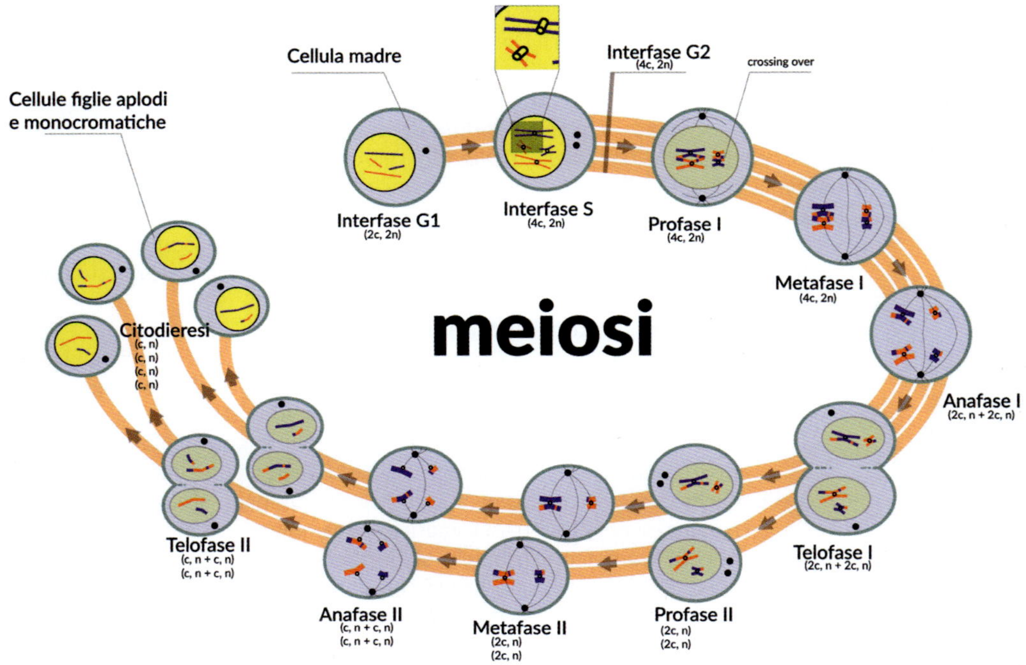

Figura 1: Schema di processo meiotico. Con n/2n ci si riferisce a cellule aploidi e diploidi, mentre la c si riferisce al numero di cromatidi per cromosoma (contando anche i cromosomi omologhi).

4 cell. aploidi e monocromatidiche

© TestBusters 2017

4

GENETICA

GENETICA MENDELIANA
GENETICA MOLECOLARE

© TestBusters 2017

Introduzione

La genetica mendeliana risulta essere la vera costante nei vari test d'ingresso fino al 2016. Per questo motivo, le leggi di Mendel e le loro applicazioni sono (e devono essere) un bottino accessibile a tutti.

Lo stesso discorso, purtroppo, non è valido per la genetica molecolare, la cui presenza, sebbene sia frequente, non è reiterata come quella della sua sorella più anziana.

Mai capitolo fu più appropriato di questo per ripetere che le basi sono necessarie, ma gli esercizi sono fondamentali: saper ripetere le leggi di Mendel al contrario, saltellando su un piede solo, forse arricchirà il vostro curriculum vitae, ma di certo non vi garantirà l'accesso alla facoltà di medicina/ veterinaria.

© TestBusters 2017

4.1 Genetica mendeliana

4.1.1 Legge della dominanza o 1° legge di Mendel

Dall'**incrocio** tra piante di **linea pura** aventi seme **verde** e seme **giallo** si ottiene la 1° generazione filiale (**f1**) che presenta tutte le piante aventi seme giallo.

Le due piante differiscono per un solo carattere, il "colore del seme" (**incrocio monoibrido**).

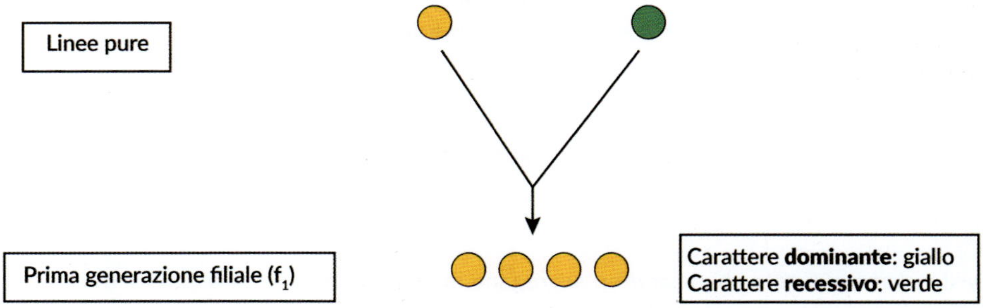

*Figura 1: La f1 presenta solamente un solo **fenotipo** per il carattere "colore del seme" denominato **dominante**.*
Fenotipo: manifestazione di un dato carattere.
Genotipo: informazione genetica che porta ad un dato carattere fenotipico.
Il genotipo determina il fenotipo.

4.1.2 Legge della segregazione dei caratteri o 2° legge di Mendel

Dall'incrocio tra piante (seme giallo) della f1 si ottiene:

- **3/4** piante di seme **giallo.**
- **1/4** piante di seme **verde.**

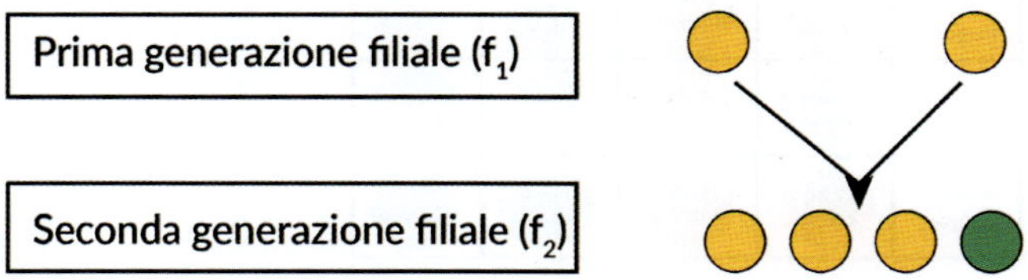

*Figura 2: Nella f2 ricompare il fenotipo verde, nominato **recessivo**.*

Quindi il carattere recessivo che sembrava scomparso in f1 ricompare in f2.

© TestBusters 2017

I caratteri sono controllati da coppie di fattori (alleli) che segregano (si separano) l'uno dall'altro durante la formazione dei gameti e passano in gameti diversi; metà dei gameti conterrà un allele e l'altra metà l'altro allele. Le coppie di alleli si riformano alla fecondazione con la combinazione casuale dei gameti.

4.1.3 Legge dell'assortimento indipendente o 3° legge di Mendel

Si studia il comportamento, non solo del carattere "colore del seme ", ma anche "**aspetto del seme**" (**incrocio diibrido**). Si attua quindi un incrocio di piante di linea pura che differiscono per 2 caratteri, e quindi:

seme giallo e liscio x **seme verde e rugoso**

Dove:

- Colore **giallo** e aspetto **liscio** sono caratteri **dominanti.**
- Colore **verde** e aspetto **rugoso** sono caratteri **recessivi.**

Da questo incrocio si nota che i caratteri **segregano indipendentemente** tra di loro, ovvero vengono ereditati indipendentemente l'uno dall'altro (avremo anche semi gialli e rugosi o verdi e lisci).

Proporzione fenotipi:

9 gialli lisci : 3 gialli rugosi : 4 verdi lisci : 1 verde rugoso

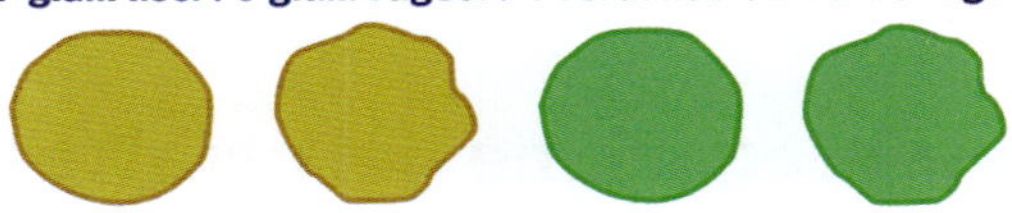

Proporzione genotipi:

QUADRATO di PUNNET

Fenotipo	Giallo Liscio	Giallo Rugoso	Verde Liscio	Verde Rugoso
Giallo Liscio	Giallo Liscio	Giallo Liscio	Giallo Liscio	Giallo Liscio
Giallo Rugoso	Giallo Liscio	Giallo Rugoso	Giallo Liscio	Giallo Rugoso
Verde Liscio	Giallo Liscio	Giallo Liscio	Giallo Liscio	Verde Liscio
Verde Rugoso	Giallo Liscio	Giallo Rugoso	Verde Liscio	Verde Rugoso

*Figura 3: f1 dell'incrocio **seme giallo e liscio x seme verde e rugoso**. Notare la presenza di tutte le possibili combinazioni fenotipiche.*

© TestBusters 2017

4.1.4 Geni e alleli

Le scoperte di Mendel sono alla base della genetica e sono state integrate con le scoperte successive riguardanti la struttura degli acidi nucleici e la meiosi.

Si sono formati quindi i concetti di:

- Gene
  - Fattore che determina il carattere.
  - Unità funzionale del DNA.
  - Sono parte costituente dei cromosomi e la regione cromosomica dove il gene risiede lungo l'asse longitudinale è detta locus.
- Alleli
  - Le alternative fenotipiche che un determinato gene può avere. Ad esempio: negli esperimenti di Mendel, il gene codifica il colore del seme, mentre gli alleli determinano il colore giallo e il colore verde. Gli alleli si possono presentare in 3 combinazioni: omozigosi, dominante o recessiva, ed eterozigosi.
  - Omozigote: individuo che presenta alleli uguali per un determinato gene.
    - Omozigote dominante: se l'allele in doppia copia esprime il fenotipo dominante (il fenotipo sarà dominante).
    - Omozigote recessivo: se l'allele in doppia copia esprime il fenotipo recessivo (unico caso in genetica mendeliana in cui si ha fenotipo recessivo).
  - Eterozigote: individuo che presenta alleli differenti per un determinato gene (il fenotipo è dominante).

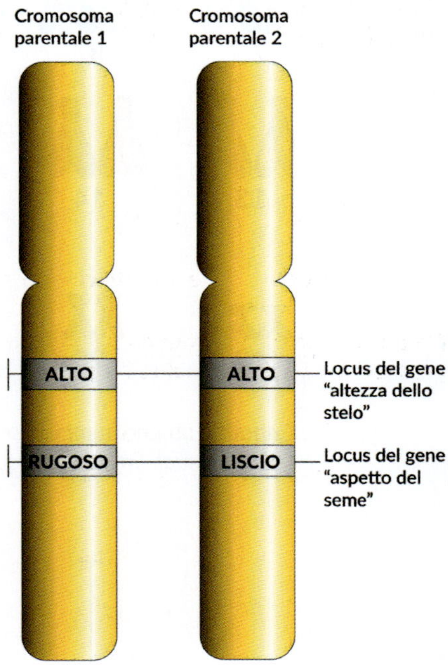

Figura 4: Loci genici in omozigosi e in eterozigosi.

4.1.5 Cromosomi

Il DNA umano è suddiviso in **46 cromosomi**, 23 di origine materna e 23 di origine paterna. Il cromosoma mantiene e trasmette l'informazione genetica.

- **Cromosomi omologhi**: coppia di cromosomi, uno di derivazione materna e uno di derivazione paterna.
- **Autosomi**: le 22 coppie di cromosomi non sessuali.
- **Cromosomi sessuali**: 23° coppia di cromosomi che identificano il sesso maschile (**XY**) o femminile (**XX**). Il cromosoma che determina il sesso è portato dallo spermatozoo. Le cellule uovo contengono tutte solo il cromosoma sessuale X.

© TestBusters 2017

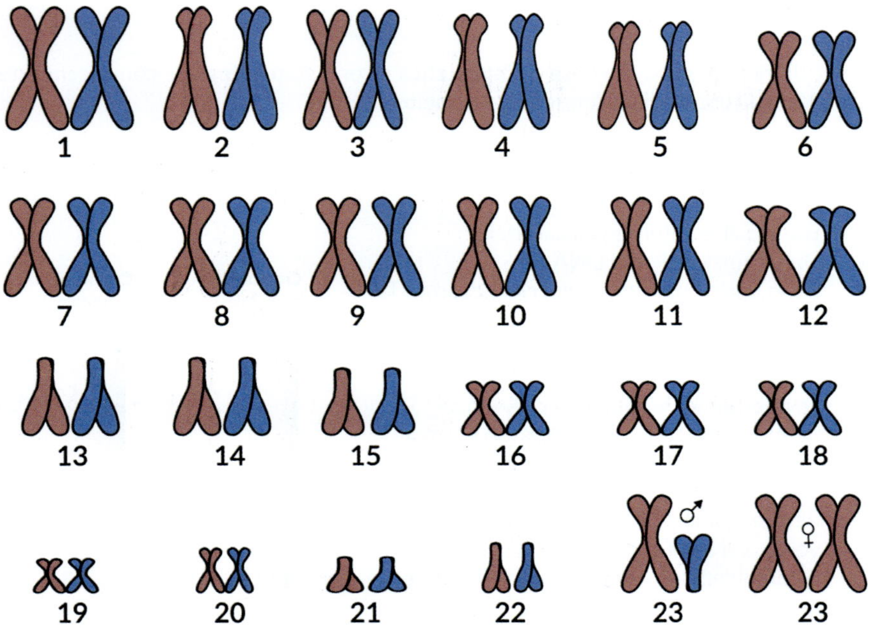

Figura 5: Cariotipo umano in metafase che presenta 22 coppie autosomiche e 1 coppia di cromosomi sessuali (in questo caso vengono mostrate la coppia maschile e femminile).

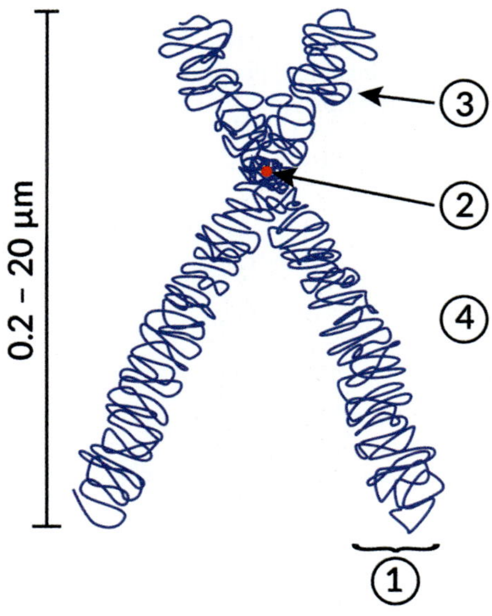

*Figura 6: 1: **telomero**, porzione terminale del cromosoma, porta DNA non codificante. 2: centromero. 3: braccio corto (**P**). 4: braccio lungo (**Q**).*

© TestBusters 2017

4.1.6 Eccezioni alle leggi di Mendel

4.1.6.1 Codominanza

Incrociando un omozigote dominante e uno recessivo per un dato carattere, si ha manifestazione di entrambi gli alleli di un gene nella prole (come ad esempio i **gruppi sanguigni**).

4.1.6.2 Pleiotropia

Un gene è responsabile di effetti fenotipici diversi, apparentemente non correlati tra loro.

Es.: una malattia ereditaria dovuta ad alterazione genica provoca segni e sintomi in vari apparati, apparentemente non correlati tra loro, ma dovuti all'espressione fenotipica del gene malato.

4.1.6.3 Alleli multipli

Presenza di più di 2 alleli che determinano un carattere (gruppi sanguigni).

4.1.6.4 Dominanza incompleta

Incrociando un omozigote dominante e uno recessivo per un dato carattere, si ha manifestazione di un fenotipo intermedio nella prole, in assenza di alterazioni genotipiche.

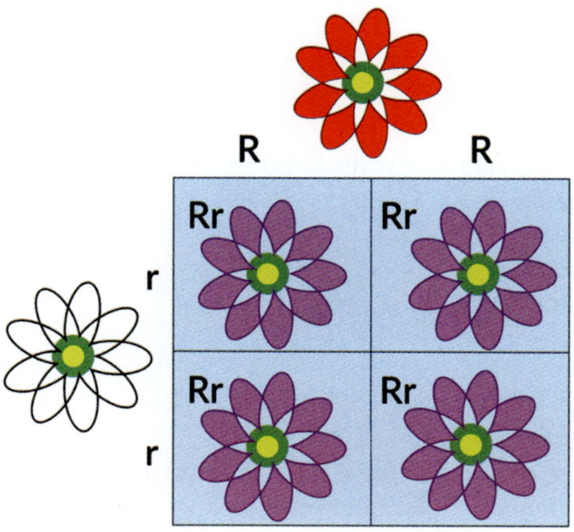

Figura 7: Classico esempio di dominanza incompleta. La prole dovrebbe mostrare solo il fenotipo rosso, invece mostra un fenotipo intermedio tra il dominante (rosso) e il recessivo (bianco): rosa.

© TestBusters 2017

4.1.6.5 Epistasi

Un gene influenza l'espressione di un secondo gene.

4.1.6.6 Ambiente

L'ambiente rappresenta una variabile nell'espressione del fenotipo e a causa di ciò il genotipo può essere più o meno espresso fenotipicamente.

4.1.7 Ereditarietà

4.1.7.1 Malattie genetiche

Un carattere e quindi anche una malattia a trasmissione ereditaria (trasmessa "**mendelianamente**", che non presenta nel processo le eccezioni alle leggi di Mendel sopra citate) può essere trasmesso in 3 modi:

- **Legato ad un autosoma**: in modo dominante o recessivo.
- **Legato ad un cromosoma sessuale**: in modo dominante o recessivo ma con frequenza diversa dei due sessi (in quanto le femmine non hanno l'Y e i maschi hanno un solo X, che si manifesta sempre indipendentemente che sia dominante o recessivo).
- **Legato al DNA mitocondriale**: in questo caso viene trasmesso solo dalla madre. Infatti i mitocondri dello zigote sono solamente quelli della cellula uovo dato che la testa dello spermatozoo non presenta mitocondri.

4.1.7.2 Alberi genealogici

Schematicamente le modalità con cui un carattere può essere ereditato sono 6:

- **Autosomica dominante**
- **Autosomica recessiva**
- **Sessuale X-linked dominante**
- **Sessuale X-linked recessiva**
- **Sessuale Y-linked**
- **Mitocondriale**

Malattia autosomica dominante:

- Interessa un carattere che si manifesta sia in un **omozigote dominante** che in un **eterozigote.**
- Colpisce **maschi e femmine indistintamente** ed è trasmessa da entrambi.
- Colpisce **ogni generazione filiale.**
- Il **soggetto affetto** deve **almeno** avere **un genitore affetto**, i soggetti sani non possono trasmettere la malattia.
- Se un **genitore** è **omozigote** il **figlio** avrà il **100%** di probabilità di essere **affetto.** Se un genitore è **eterozigote** il figlio avrà il **50%** di probabilità di essere malato.

© TestBusters 2017

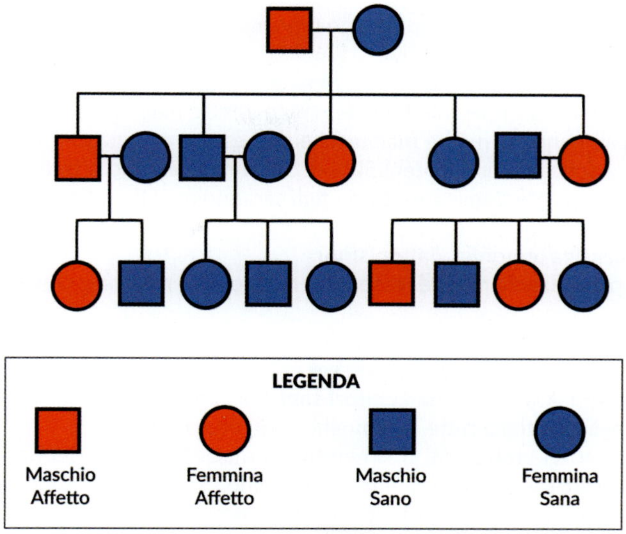

Figura 8: Albero genealogico di una malattia autosomica dominante.

Malattia autosomica recessiva (albinismo):

- Interessa un carattere che **si manifesta solo se entrambi gli alleli sono recessivi.**
- Colpisce maschi e femmine indistintamente ed è trasmessa da entrambi.
- **Salta** alcune **generazioni** filiali.
- La malattia si manifesta per: incrocio di **due portatori sani**, incrocio di **un portatore sano e un soggetto malato** o per incrocio di **due soggetti malati** (in questo caso tutti i figli sono malati).

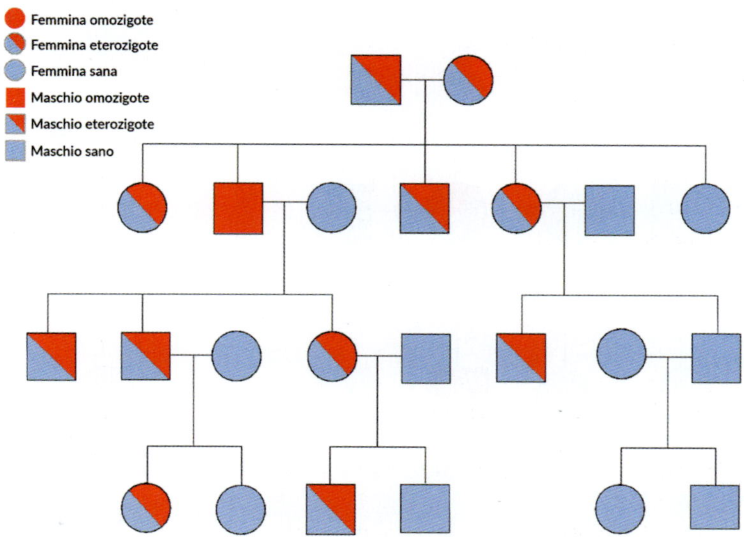

Figura 9: Albero genealogico di una malattia autosomica recessiva.

© TestBusters 2017

Malattia X-linked dominante:

- Tutte le femmine sane saranno per forza omozigoti recessive.
- Tutti i maschi sani forza X recessivi.
- Affetti entrambi i sessi, più spesso le femmine.
- Padri affetti possono avere solo figlie femmine affette ma non figli maschi affetti. Quindi tutti i maschi malati hanno la madre malata (che può essere omozigote dominante o eterozigote).
- Se la madre affetta è eterozigote il 50% di tutti i figli saranno affetti, indipendentemente dal sesso. Se è omozigote dominante tutti i figli saranno malati, indipendentemente dal sesso.

Malattia X-linked recessiva (emofilia, daltonismo):

- Colpisce di più i **maschi** perché, essendo **emizigoti**, se ricevono l'X malato dalla madre sono malati.
- Le **femmine** sono affette se sia la **madre** che il **padre trasmettono l'allele malato**, tutte le femmine affette sono omozigoti recessive.
- I maschi affetti hanno **di norma genitori sani**, tra i parenti della madre ci sono maschi affetti, non hanno figli affetti ma tutte le femmine sono eterozigoti.
- Femmine portatrici eterozigoti trasmettono la malattia al 50% dei figli maschi; trasmettono il tratto di portatrice al 50% delle figlie femmine. Se si uniscono un maschio affetto e una femmina portatrice si avranno metà dei figli maschi malati e metà sani, metà delle figlie femmine malate e metà portatrici sane.

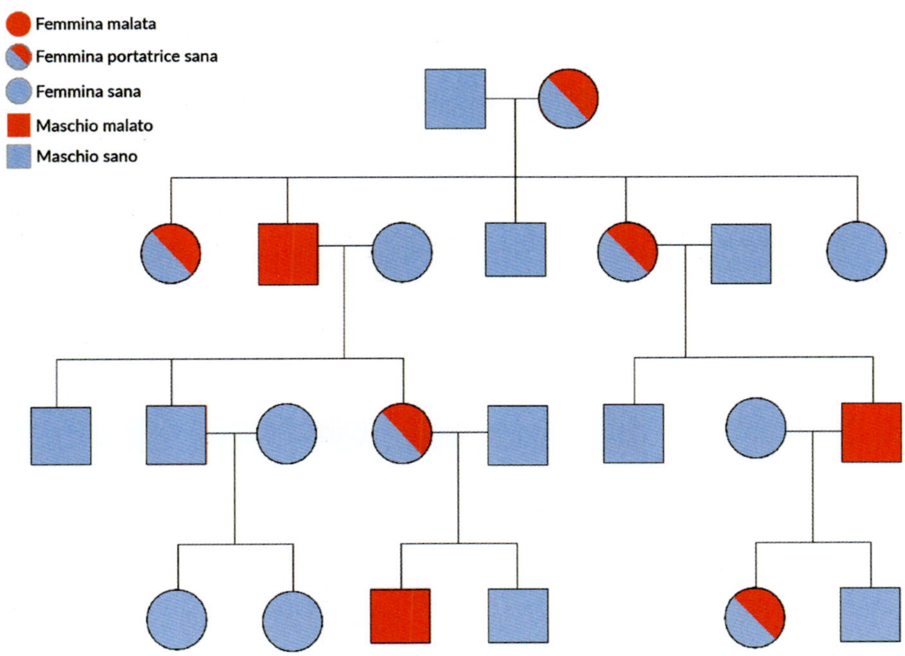

Figura 10: Albero genealogico di una malattia X-linked recessiva.

© TestBusters 2017

4.1.7.3 Gruppi sanguigni

Esempio di **codominanza**: gli alleli **A** e **B** sono entrambi **dominanti**, l'allele **0** è **recessivo**.

- Genotipo **AA** à fenotipo **A**
- Genotipo **A0** à fenotipo **A**
- Genotipo **AB** à fenotipo **AB** (codominanza)
- Genotipo **BB** à fenotipo **B**
- Genotipo **B0** à fenotipo **B**
- Genotipo **00** à fenotipo **0**

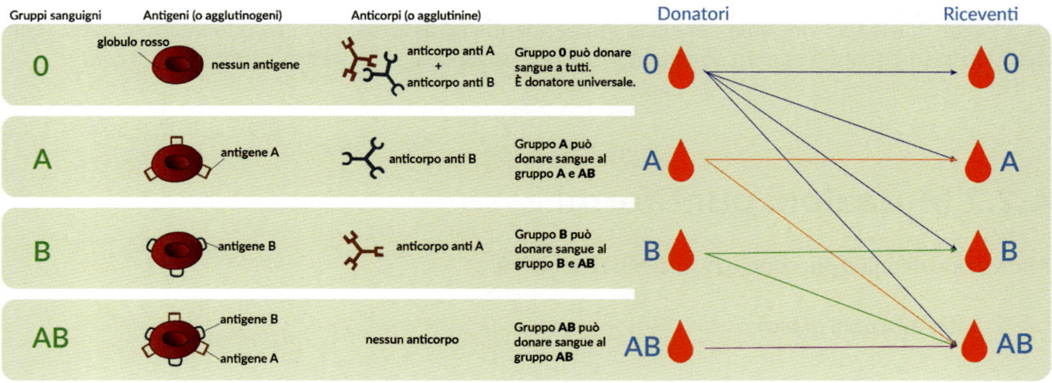

Figura 11: Il carattere espresso caratterizza la presenza dell'antigene A o B sulla membrana dei globuli rossi. La presenza di anticorpi contro l'antigene non espresso dall'organismo spiega lo schema di compatibilità donatore-ricevente.

Il fattore **Rh** è un antigene la cui trasmissione **segue le leggi di Mendel**. Il segno **Rh^+** (carattere **dominante**) indica che il soggetto presenta il fattore Rh, assente nei soggetti **Rh^-** (omozigoti **recessivi**).

© TestBusters 2017

4.2 Genetica molecolare

4.2.1 Geni associati

- **Geni indipendenti**: geni i cui loci **non risiedono** sullo stesso cromosoma.
- **Geni associati** (o linked): geni i cui loci **risiedono** sullo stesso cromosoma.

La 3° legge di Mendel vale **solo** per i geni **indipendenti** che assortiscono in modo indipendente. I geni associati assortiscono in modo dipendente tra loro trovandosi sullo stesso cromosoma.

4.2.2 Mutazioni puntiformi

Alterazione di una o più coppie di nucleotidi del DNA:

- **Sostituzioni di basi**:
  - **Mutazione sinonima o silente**: sostituzione di nucleotide con formazione di nuova tripletta codificante per lo **stesso aminoacido** della tripletta originaria (possibile grazie alla **ridondanza** del codice genetico).
  - **Mutazione missenso**: sostituzione di nucleotide con formazione di nuova tripletta codificante per **AA diverso** da quello codificato dalla tripletta originaria.
  - **Mutazione nonsenso**: sostituzione di nucleotide con formazione di nuova tripletta codificante per **codone di stop**. Si crea una **proteina tronca**.
- **Mutazioni frameshift**: mutazione che causa una **differente lettura dell'mRNA a valle** del sito mutato.
  - **Inserzioni**: slittamento nella lettura delle triplette, a partire dal nucleotide inserito.
  - **Delezioni**: slittamento nella lettura delle triplette, a partire dal nucleotide rimosso.

© TestBusters 2017

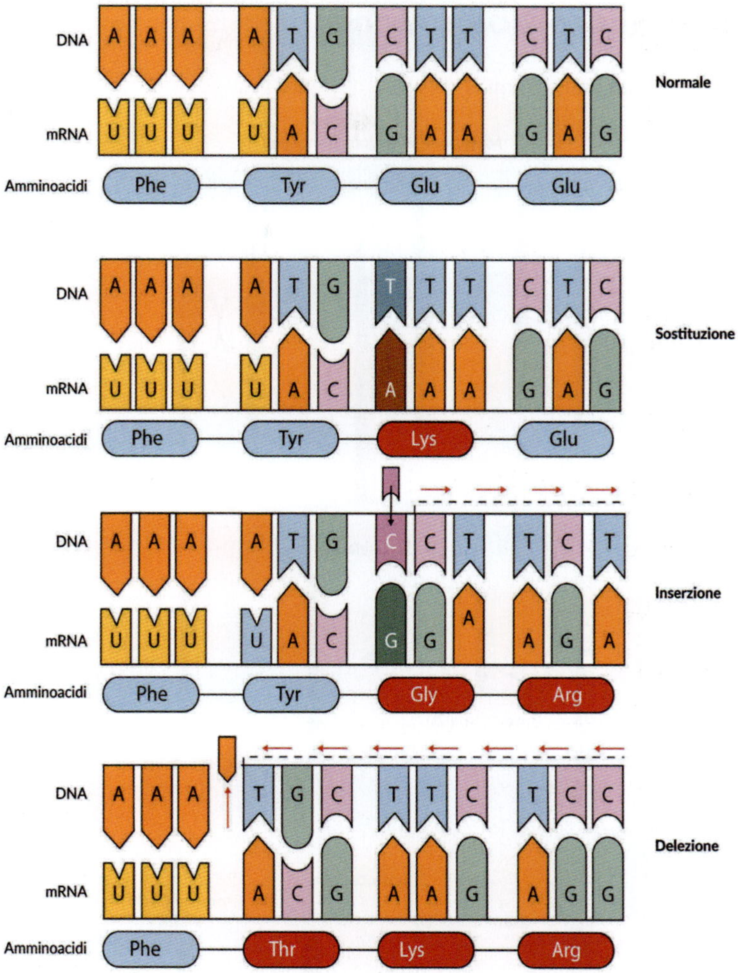

Figura 1: Mutazioni puntiformi

© TestBusters 2017

4.2.3 Mutazioni cromosomiche

Variazioni nella **struttura** dei cromosomi.

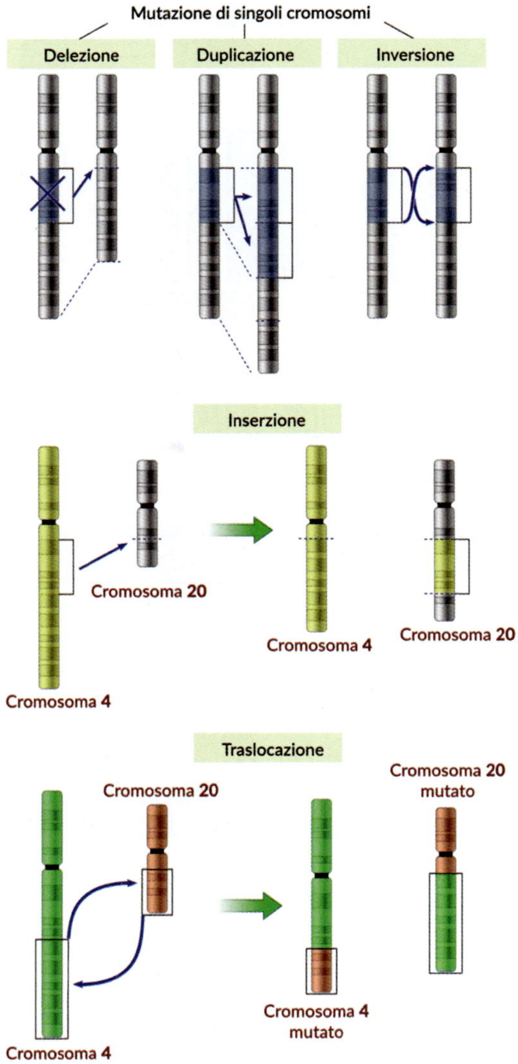

Figura 2: Mutazioni strutturali dei cromosomi.

© TestBusters 2017

4.2.4 Mutazioni genomiche

Variazioni del **numero di cromosomi**.

- **Euploidia**: condizione di una cellula o di un organismo caratterizzati da un numero di cromosomi corrispondente ad un **multiplo esatto del corredo aploide**.
- **Aploide**: **unico** corredo cromosomico (es: cellula uovo e spermatozoo).
- **Diploide**: doppio corredo cromosomico (es: tutte le altre cellule nell'uomo).

Altre forme (**poliploidie**) sono **incompatibili con la vita**.

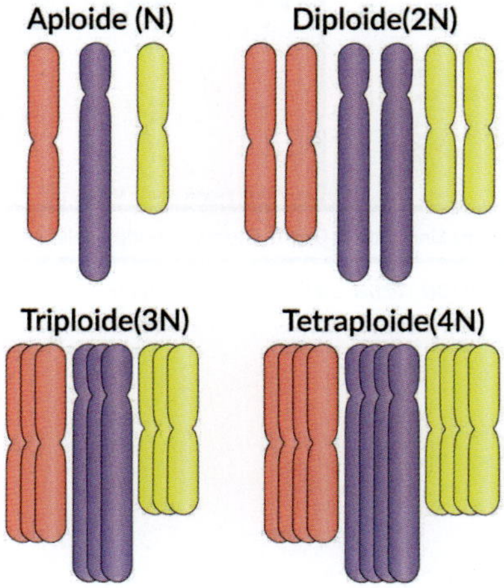

Figura 3: Esempi di corredi cromosomici. Triploidia e tetraploidia fanno parte delle poliploidie.

Aneuploidia: variazioni del **numero** di uno o più cromosomi ma non dell'intero cariotipo. Si manifestano per mancata disgiunzione meiotica con formazione, ad esempio, di una cellula aploide avente 22 cromosomi e una avente 24 cromosomi, di cui una si accoppia con una cellula aploide sana e ottenere cariotipo con 45 o 47 cromosomi (monosomico il primo e trisomico il secondo).

- **Monosomia**: perdita di uno dei due cromosomi omologhi.

  Sindrome di Turner (45 X0): monosomia dei cromosomi sessuali. I **corpi di Barr** sono **assenti**.

- **Trisomia**: presenza di un cromosoma in più rispetto a una coppia di cromosomi omologhi.

  Sindrome di Down: causata da **trisomia del cromosoma 21** (**trisomia autosomica**).

  Sindrome di Edwards: causata da **trisomia del cromosoma 18** (**trisomia autosomica**).

  Sindrome di Patau: causata da **trisomia del cromosoma 13** (**trisomia autosomica**).

  Sindrome di Klinefelter (47 XXY): duplice copia del cromosoma X. **Trisomia dei cromosomi**

© TestBusters 2017

sessuali.

- **Nullisomia**: perdita di entrambi i cromosomi omologhi. Incompatibili con la vita.

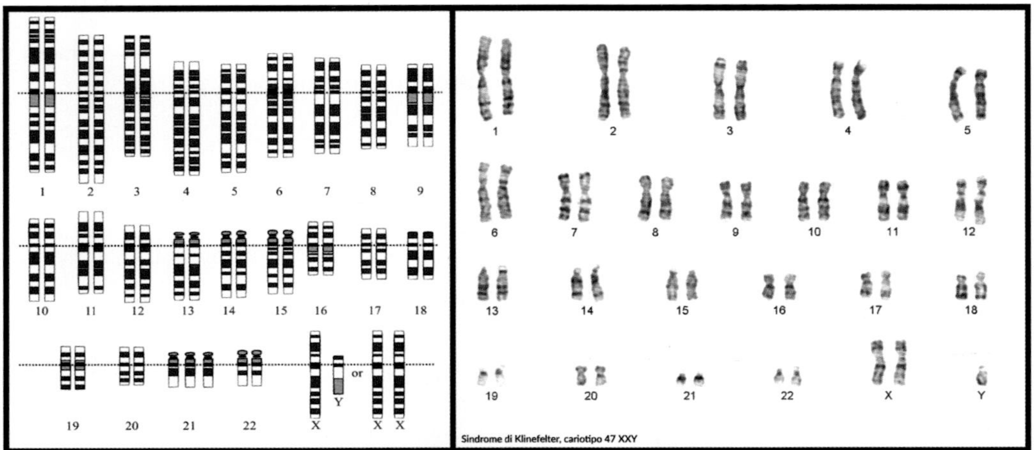

Figura 4: Sinistra: schema del cariotipo della Sindrome di Down. Destra: cariotipo della Sindrome di Klinefelter.

Figura 4: SX: schema del cariotipo della Sindrome di Down. DX: cariotipo Sindrome di Klinefelter.

© TestBusters 2017

5

BIOENERGETICA

CHIMICA BIOLOGICA
TERMODINAMICA
RESPIRAZIONE CELLULARE
FOTOSINTESI CLOROFILLIANA

© TestBusters 2017

Introduzione

Ecco a voi il capitolo più temuto da generazioni di studenti, quello che mille volte si studia e mille volte svanisce.
Come la genetica mendeliana, in questi ultimi anni la bioenergetica è stata la seconda vera costante nei quesiti ministeriali.
Il metodo più facile di tutti per rispondere alle domande in modo corretto è, in primis, fissare i fondamentali relativi al metabolismo del glucosio e, in secundis, fare tanto esercizio:
sbagliate, correggete con senno e imparate.

© TestBusters 2017

5.1 Chimica biologica

5.1.1 ATP

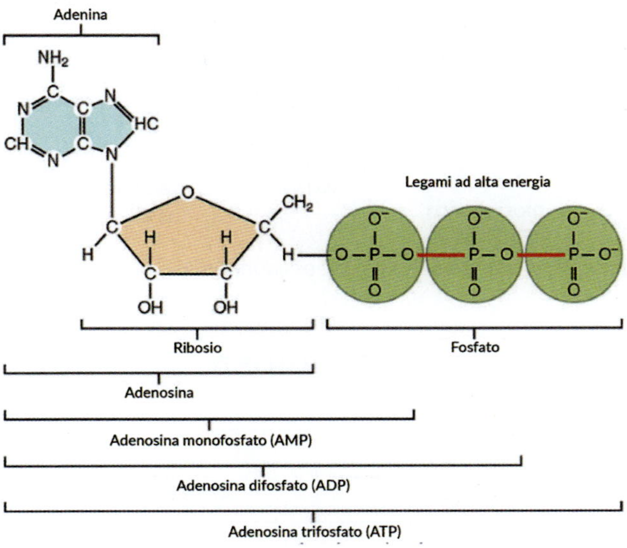

Figura 1: Struttura ***ATP***

Dell'ATP bisogna ricordare che è un **derivato nucleotidico** costituito da:

- **Zucchero pentoso**: ribosio
- **Base azotata**: adenina
- **Gruppi fosfato**

I legami presenti tra i gruppi fosfato sono legami ad **alta energia** (legami **anidridici**); il legame che intercorre tra il **primo gruppo fosfato** e il **carbonio 5'** del ribosio è definito legame **fosfo-estereo**. A seconda del numero di gruppi fosfato distinguiamo l'ATP, l'**ADP**, l'**AMP** o l'**adenosina**.

5.1.2 Coenzimi ossidoriduttivi

Alcuni enzimi che catalizzano reazioni di ossido-riduzione (reazioni **redox**) necessitano coenzimi (cioè "aiutanti") in grado di fungere da **accettori temporanei di elettroni**. I due più importanti coenzimi sono il **NAD** e il **FAD**.

NAD^+ e **FAD**: forme **ossidate** dei coenzimi (cioè in grado di accettare elettroni e H^+).

NADH e **$FADH_2$**: forme **ridotte** dei coenzimi (in grado di cedere elettroni e H^+).

La conversione del NAD^+/FAD in NADH e $FADH_2$ comporta la formazione delle forme ridotte dei coenzimi (**ricorda**: quando leggi NADH e $FADH_2$ leggi "ATP in potenza", in quanto i coenzimi verranno riossidati nei passaggi successivi, formando ATP).

La conversione del NADH/$FADH_2$ in NAD^+/FAD comporta la formazione delle forme ossidate dei coenzimi (l'ossidazione dei coenzimi ossidoriduttivi è tipica dell'**ultima fase** della respirazione cellulare).

NADH/$FADH_2$ si formano durante i processi di ossidazione (**catabolismo**), mentre il NAD^+ e FAD si formano durante i processi di riduzione (**anabolismo**).

© TestBusters 2017

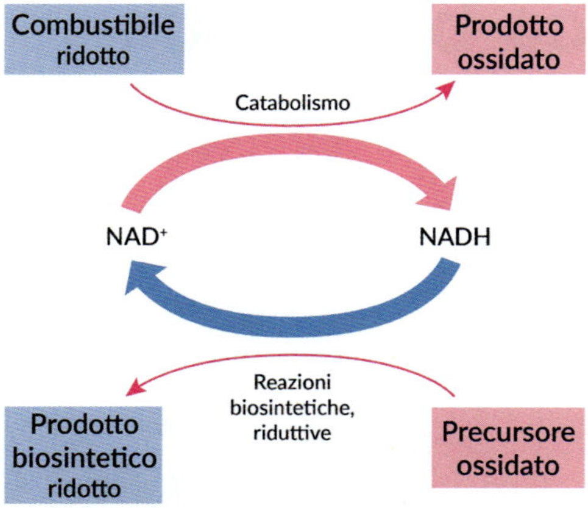

Figura 2: Schema dei processi di utilizzo dei coenzimi ossidoriduttivi.

5.1.3 Glicogeno, amido e cellulosa

	GLICOGENO	AMIDO	CELLULOSA
CARATTERISTICHE STRUTTURALI	**Omopolisaccaride*** costituito da monomeri di **glucosio** organizzati secondo una **struttura ramificata** (legami α**(1→4)** nei punti **lineari** e α**(1→6)** nei punti di **ramificazione**). Strutturalmente simile all'amilopectina dell'amido. *Costituito da uguali monomeri (Glu-Glu...).	Omopolisaccaride costituito da monomeri di glucosio legati secondo differenti strutture: **Amilosio**: polisaccaride **lineare**, costituito da legami α**(1→4) glicosidici**. **Amilopectina**: a differenza dell'amilosio possiede delle **ramificazioni** (oltre ai legami α**(1→4)** possiede legami α**(1→6)**).	Omopolisaccaride costituito da monomeri di glucosio legati mediante legami α**(1→4)** e β**(1→4)**. NB: i mammiferi non hanno enzimi in grado di idrolizzare i legami β (tali enzimi sono presenti solo in alcuni batteri).
FUNZIONI	**Riserva energetica** nei mammiferi (accumulo prevalentemente a livello epatico/muscolare).	**Riserva energetica** nelle cellule vegetali.	Componente **strutturale** della cellula vegetale (**no funzione energetica!**).

© TestBusters 2017

METABOLISMO	Sintesi: **glicogenosintesi**, avviene nel citoplasma degli epatociti e delle cellule muscolari. Utilizzo: **glicogenolisi**, avviene nel citoplasma e nel reticolo endoplasmatico liscio.	Non richiesto al test!

© TestBusters 2017

5.2 Termodinamica

La termodinamica è una disciplina che si occupa di analizzare le **transizioni energetiche** di diversi sistemi (fisici, chimici, biologici).

Qualche concetto di termodinamica applicato alla chimica biologica:

- **Energia libera (G)**: è una variabile che indica se una reazione può avvenire spontaneamente o meno.
  - **ΔG>0**: reazioni **endoergoniche**, cioè che **non avvengono spontaneamente** ma **necessitano di energia**. Il prodotto che si forma da queste reazioni si "arricchisce" di energia. Esempio: biosintesi del colesterolo.
  - **ΔG<0**: reazioni **esoergoniche**, cioè che avvengono **spontaneamente**, **liberando energia** (reazioni di **ossidazione**). Esempio: glicolisi.
- **Energia di attivazione**: affinché una reazione chimica possa avvenire deve essere superato un "ostacolo", definito termodinamicamente come energia di attivazione. L'energia di attivazione è pari all'energia necessaria per portare un composto dallo stato "inattivo" allo stato "attivo". Ricorda bene questo parametro, in quanto l'energia di attivazione viene **ridotta dagli enzimi**.

Come può una reazione con ΔG>0 avvenire nella cellula?

Le reazioni biochimiche con ΔG>0 (non spontanee) vengono **accoppiate a reazioni con** ΔG**<0** (reazioni spontanee): la somma algebrica dei ΔG rappresenta il ΔG globale della reazione.

Esempio: la conversione del glucosio a **glucosio 6-fosfato** è una reazione con ΔG>0; per questo, essa viene accoppiata all'**idrolisi dell'ATP** (ATP → ADP + P_i), reazione con ΔG<0: il ΔG complessivo (somma dei ΔG delle singole reazioni) risulta essere **negativo**, quindi la reazione sarà spontanea.

5.2.1 Metabolismo

Il metabolismo rappresenta l'**insieme delle reazioni chimiche di un organismo**; all'interno del metabolismo è possibile distinguere:

- **Catabolismo**: reazioni di **ossidazione** che portano alla **degradazione di macromolecole** in molecole più semplici (ad esempio la glicolisi è un processo catabolico che porta alla parziale ossidazione del glucosio ad acido piruvico).
- **Anabolismo**: reazioni di **riduzione** che portano alla **sintesi di macromolecole** a partire da molecole più semplici (ad esempio la biosintesi del colesterolo, del DNA ecc.).

© TestBusters 2017

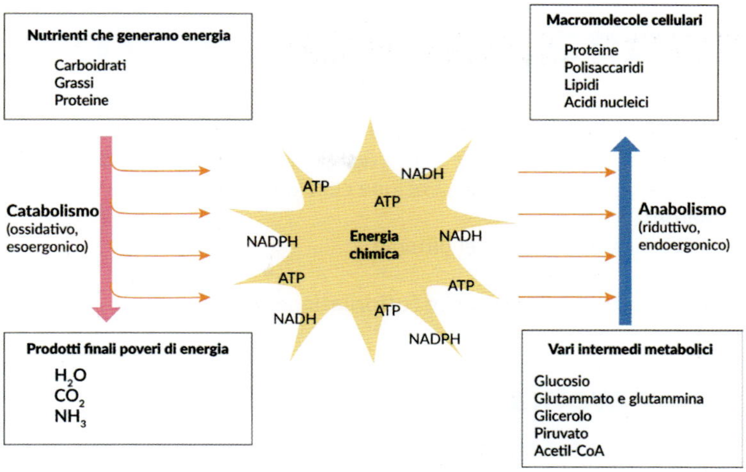

Figura 1: Metabolismo.

5.2.2 Reazioni enzimatiche

Gli enzimi sono proteine (a struttura terziaria o quaternaria) in grado di **aumentare la velocità di reazione senza variare la costante di equilibrio** (se una reazione non è spontanea, essa non può essere catalizzata da un enzima).
Una variante particolare sono gli **enzimi allosterici**, cioè enzimi che **cambiano** la propria **conformazione spaziale** durante il legame con il substrato.

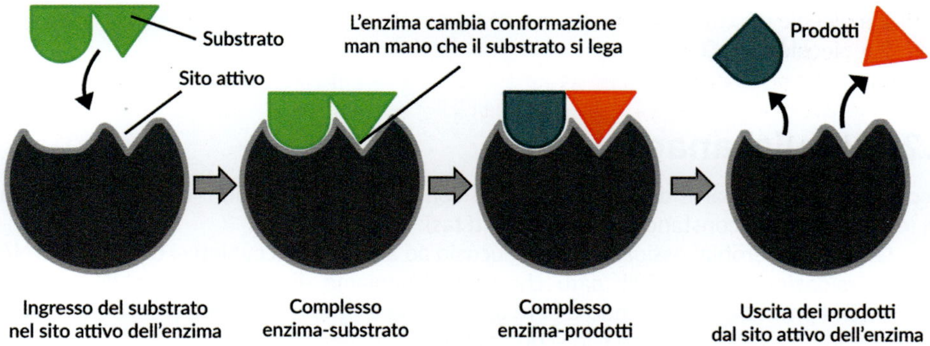

Figura 2: Meccanismo di funzionamento degli enzimi allosterici.

Degli enzimi bisogna ricordare che:

- Abbassano l'energia di attivazione di una reazione.
- Catalizzano solo reazioni esoergoniche ($\Delta G<0$, spontanee).
- Non modificano la costante di equilibrio di una reazione.
- Non vengono modificati durante la reazione catalizzata (alla fine della reazione sono immodificati e, quindi, **riutilizzabili**).
- Per il loro corretto funzionamento possono necessitare di **co-enzimi** (esempio: nella coagulazione sono presenti differenti enzimi –carbossilasi- che necessitano di co-enzimi -vitamina K-).

© TestBusters 2017

5.3 Respirazione cellulare

Per respirazione cellulare si intende un insieme di vie metaboliche che portano alla completa ossidazione del glucosio (e non solo) al fine di ottenere energia sotto forma di ATP.
Le vie metaboliche che compongono la respirazione cellulare sono:

1. **Glicolisi aerobia**
2. **Decarbossilazione ossidativa del piruvato**
3. **Ciclo di Krebs**
4. **Catena di trasporto degli elettroni e fosforilazione ossidativa**

5.3.1 Glicolisi aerobia

La glicolisi aerobia è un processo che porta alla parziale ossidazione del glucosio in **acido piruvico**. Quando si parla di glicolisi aerobia si intende un processo intercalato in un complesso sistema, cioè quello della respirazione cellulare.
Questo processo consta di **due** differenti **fasi**:

1. **Fase preparatoria** (**consumo energetico**): vengono **utilizzate 2 molecole di ATP** per attivare energeticamente il glucosio. In questa fase avviene la **fosforilazione del glucosio**, necessaria per impedirne la fuoriuscita dalla cellula.
2. **Fase di recupero energetico**: nella quale vengono **prodotte 2 molecole di NADH** e **4 molecole di ATP**.

Dove avviene: nel **citoplasma** di tutte le cellule (anche negli eritrociti).
I **prodotti finali** della glicolisi aerobia sono:

- 2 molecole di ATP
- 2 molecole di NADH
- 2 molecole di acido piruvico
- 2 molecole di H_2O

5.3.2 Glicolisi anaerobia

La glicolisi anaerobia è parte di un processo più complesso che prende il nome di **fermentazione**. Infatti, le fermentazioni constano di **due differenti fasi**:

1. **Glicolisi anaerobia**: ossidazione del glucosio ad acido piruvico. Sintesi di **2 ATP** e **2 NADH**.
2. **Riossidazione del NADH**: dato che non disponiamo di infinite scorte di NAD^+, tutto il NADH prodotto che non può essere utilizzato in catena respiratoria (vedi dopo) deve essere riossidato a NAD^+. Questo è lo scopo di tutte le fermentazioni.

5.3.2.1 Fermentazione lattica

La fermentazione lattica è il processo che avviene in alcuni batteri e nelle cellule eucariotiche in assenza di ossigeno. È l'unica forma di metabolismo energetico degli **eritrociti** (globuli rossi).

© TestBusters 2017

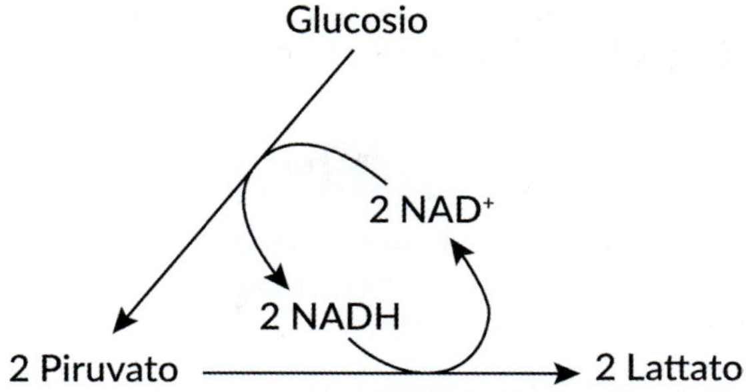

Figura 1: Rappresentazione schematica della fermentazione lattica.

Questo processo consta di **due fasi**:
- Glicolisi anaerobia
- **Riduzione** del **piruvato** a **lattato** e **riossidazione** del **NADH** a **NAD^+**

Dove avviene: nel citoplasma delle cellule eucariotiche e procariotiche.

5.3.2.2 Fermentazione alcolica

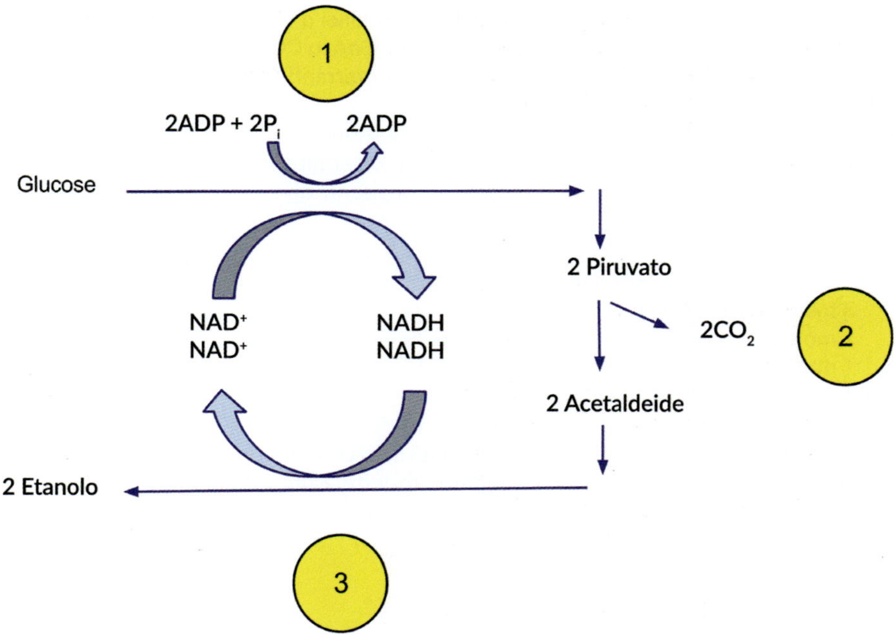

Figura 2: Rappresentazione schematica della fermentazione alcolica.

Nella rappresentazione riconosciamo le **tre fasi** della fermentazione alcolica:
1. **Glicolisi anaerobia**: sintesi di 2 molecole di acido piruvico, 2 molecole di ATP e 2 molecole di NADH + H^+.
2. **Decarbossilazione del piruvato ad acetaldeide**: **rimozione** di un gruppo **COO^-** (sotto forma di CO_2) **da** ogni molecola di **acido piruvico**.

© TestBusters 2017

3. **Riduzione dell'acetaldeide a etanolo e riossidazione del NADH+ H^+ a NAD^+.**

Dove avviene: prevalentemente nei lieviti del genere *Saccharomyces*.

5.3.3 Decarbossilazione ossidativa del piruvato

Se la via glicolitica avviene in aerobiosi, il piruvato viene ossidato e contemporaneamente **decarbossilato** (perdita di una molecola CO_2) ad un composto energeticamente attivo, **l'acetil Coenzima A** (acetil-CoA).

I **prodotti finali** della decarbossilazione ossidativa sono:
- 2 molecole di acetil-CoA
- 2 molecole di NADH
- 2 molecole di CO_2

Dove avviene:
- Procarioti: citoplasma
- Eucarioti: camera mitocondriale esterna

5.3.4 Ciclo di Krebs

Il ciclo di Krebs (definito anche **ciclo degli acidi tricarbossilici** o **ciclo dell'acido citrico**) è un insieme di reazioni che porta alla **completa ossidazione dell'acetil-CoA in CO_2**. Lo **scopo** di questa via metabolica è quello di **produrre coenzimi ossidoriduttivi ridotti** che verranno utilizzati successivamente in catena respiratoria.

Nel dettaglio: l'acetil-CoA, formatosi nella decarbossilazione ossidativa, reagisce con un composto a quattro atomi di carbonio, l'**ossalacetato**, per formare un composto a sei atomi di carbonio, il **citrato** (da qui "ciclo dell'acido citrico"). Successivamente seguono diverse reazioni di decarbossilazione e ossidazione.

I **prodotti finali** del ciclo di Krebs sono:
- 3 molecole di NADH
- 1 molecola di $FADH_2$
- 1 molecola di ATP
- 2 molecole di CO_2

Attenzione: la resa appena descritta si riferisce ad un solo ciclo di Krebs, ma nella respirazione cellulare avvengono due cicli di Krebs, in quanto vengono prodotte 2 molecole di piruvato, quindi 2 molecole di acetil-CoA (quindi, nel caso venisse chiesta la resa del ciclo di Krebs per ogni molecola di glucosio/piruvato, bisogna moltiplicare tutto per 2!).

Dove avviene:
- Procarioti: citoplasma
- Eucarioti: matrice mitocondriale

5.3.5 Catena di trasporto degli elettroni e fosforilazione ossidativa

I coenzimi ossidoriduttivi ridotti formatisi nella glicolisi, nella decarbossilazione ossidativa e nel ciclo di Krebs devono essere riossidati: questo compito spetta alla catena di trasporto degli elettroni.

© TestBusters 2017

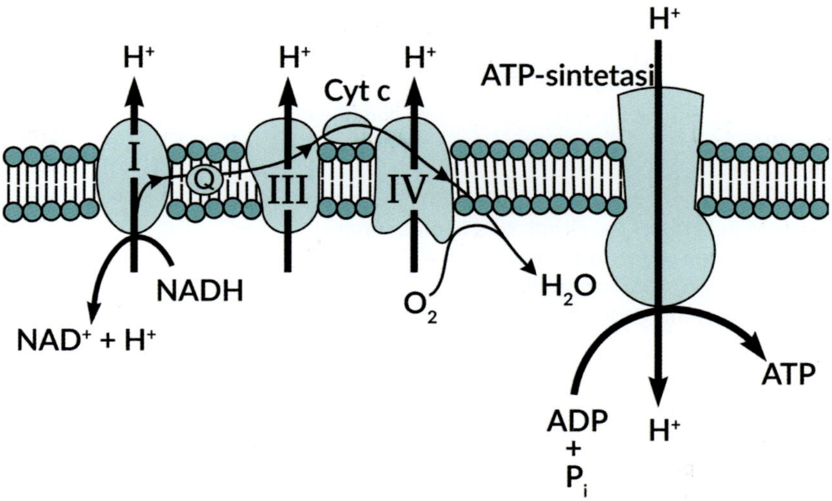

Figura 3: Rappresentazione schematica della catena di trasporto degli elettroni.

Come si vede dallo schema sono presenti **4 complessi** enzimatici a livello della **membrana mitocondriale interna** (il **complesso II** è rappresentato dalla lettera Q –**ubiquinone**-). Il NADH e il $FADH_2$, prodotti in precedenza, **cedono elettroni** ai complessi mitocondriali, ritornando in uno stato ossidato (ri-ossidazione dei coenzimi ossidoriduttivi); a questo punto gli elettroni generati si "muovono" verso l'accettore ultimo di elettroni, l'**ossigeno** il quale, accettando un elettrone, si **riduce ad acqua**.
Il passaggio di elettroni nella catena respiratoria provoca l'**espulsione di protoni** (H^+) nello **spazio intermembrana** mitocondriale, generando così un **gradiente elettro-chimico** (**teoria chemio-osmotica di Mitchell**). Essendo la membrana mitocondriale interna **impermeabile** agli H^+, questi entrano in un canale "ad hoc", l'**ATP sintetasi**: questo enzima, sfruttando il flusso di protoni, sintetizza ATP a partire da ADP e fosfato (P_i).

Dove avviene:
- Procarioti: a cavallo tra la membrana plasmatica e la parete cellulare.
- Eucarioti: mitocondrio (coinvolge la matrice, lo spazio intermembrana e la membrana mitocondriale interna).

5.3.6 Bilancio finale

Sapendo che:
- 1 NADH sintetizza 3 ATP
- 1 $FADH_2$ sintetizza 2 ATP

		$FADH_2$	ATP
GLICOLISI	2	0	2
DECARBOSSILAZIONE OSSIDATIVA	2	0	0
CICLO DI KREBS	6	2	2
TOTALE	10	2	4

© TestBusters 2017

10 NADH = 10 X 3 ATP = 30 ATP
2 FADH2 = 2 X 2 ATP = 4 ATP

Effettuando le dovute somme algebriche, il numero di molecole ATP totali prodotte nella respirazione cellulare sono **38**.
Precisazioni:

- Negli organismi **eucarioti** il numero di ATP prodotto è pari a **36** (**2** ATP vengono spese per il **trasporto** del NADH dal **citoplasma al mitocondrio**).
- Negli organismi **procarioti** il numero di ATP prodotto è pari a **38**.
- In realtà recenti studi hanno dimostrato come il NADH generi **2.5 ATP**, mentre il $FADH_2$ **1.5** (quindi la resa energetica totale è leggermente minore).

© TestBusters 2017

5.4 Fotosintesi clorofilliana

La fotosintesi clorofilliana è un processo biosintetico (o **anabolico**) volto alla **produzione di glucosio** (ma non solo) a partire da **CO_2, H_2O** ed **energia luminosa.**

La **reazione** della fotosintesi è la seguente:

$$6CO_2 + 6H_2O \rightarrow C_6H_{12}O_6 + 6O_2$$

Organismi coinvolti:

- Eucarioti: cellule vegetali
- Procarioti: batteri fotosintetici

Gli organuli fondamentali per lo svolgimento di tale processo biosintetico prendono il nome di **cloroplasti**.

La fotosintesi clorofilliana può essere suddivisa in **due fasi** distinte (ma sequenziali):

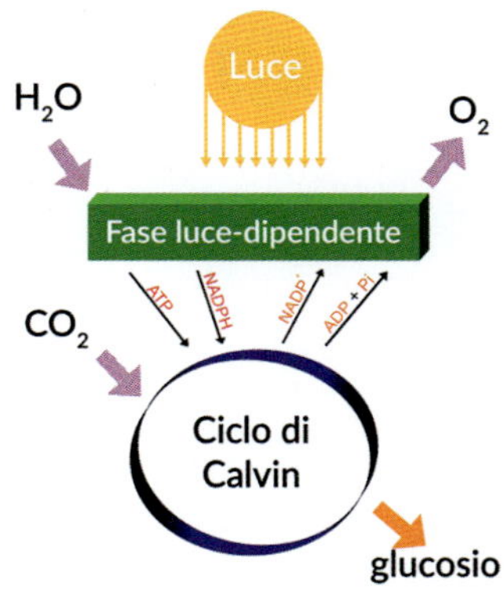

Figura 1: Fasi fotosintetiche.

1. Fase luce-dipendente (o fase luminosa):

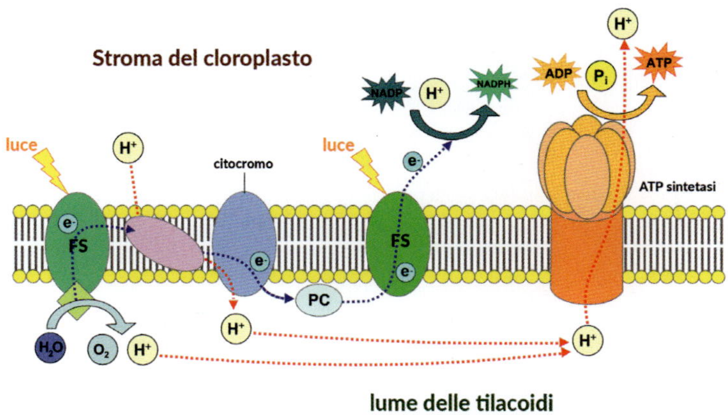

Figura 2: Fase luminosa della fotosintesi.

© TestBusters 2017

- **Cosa succede**: la luce (solare o non) attiva diversi **fotosistemi** (FS); l'energia viene sfruttata per la **fotolisi dell'acqua** (ecco perché uno dei reagenti è l'H_2O). Gli elettroni che si liberano dalla reazione di ossidazione vengono sfruttati per la sintesi di ATP e NADPH (processo molto simile alla catena di trasporto degli elettroni della respirazione cellulare).
- **Dove avviene**: membrana del tilacoide.
- **Cosa viene prodotto**: ATP e NADPH (presenta un gruppo fosfato che lo differenzia dal NADH).

2. **Fase luce-indipendente** (o fase oscura):
   - **N.B.**: la dicitura "fase oscura" può risultare fuorviante, in quanto questa fase **può avvenire anche in presenza di luce**.
   - **Cosa succede**: questa fase è definita anche **ciclo di Calvin**. Si parte da un composto, il **ribulosio bifosfato** (**RuBP**), il quale viene convertito in intermedi biosintetici fondamentali per la biosintesi del glucosio (in questa fase vengono utilizzati NADPH e ATP prodotti nella fase luce-dipendente). Uno degli enzimi più importanti che agisce in questo ciclo è **RuBisCO**.
   - **Dove avviene**: stroma del cloroplasto.
   - **Cosa viene prodotto**: glucosio e O_2.

Fotosistemi
Fotolisi dell'H_2O
↓
FASE LUMINOSA → ATP e NADPH

CICLO DI CALVIN → RuBP ← ATP e NADPH
↓
RuBisCO
↓
Glucosio e O_2

© TestBusters 2017

5.5 Altre reazioni metaboliche

Oltre ai più importanti cicli metabolici già citati esistono numerose reazioni biochimiche aventi la funzione di utilizzare un dato composto organico per produrne uno diverso o convertirlo in un intermedio della respirazione cellulare per ricavarne energia. Riportiamo i fondamentali:

- Gluconeogenesi (o neoglucogenesi): in caso di carenza di glucosio nel flusso ematico, un composto non glucidico (piruvato, lattato, glicerolo, etanolo, amminoacidi) viene convertito in glucosio, seguendo sostanzialmente le tappe inverse delle glicolisi (direttamente o indirettamente). Avviene quasi interamente nel citosol e si tratta di una reazione anabolica. Il processo è indotto dal glucagone e inibito dall'insulina.
- Lipolisi: processo catabolico che prevede la scissione dei trigliceridi permettendo la liberazione di acidi grassi liberi e glicerolo. Il processo è indotto da numerosi ormoni: glucagone, somatotropina (GH), cortisolo, adrenalina, noradrenalina e testosterone.
- β-ossidazione: via catabolica che consente di degradare gli acidi grassi (ottenuti con lipolisi) con produzione di acetil-CoA che entrerà nel ciclo di Krebs. Porta inoltre alla riduzione di FAD e NAD+, che subiranno la medesima sorte degli altri coenzimi a livello della catena di trasporto degli elettroni. Il catabolismo degli acidi grassi ha una resa nettamente maggiore rispetto al glucosio.
- Proteolisi: processo di degradazione delle proteine. La proteolisi avviene in genere tramite idrolisi del legame peptidico ad opera di enzimi detti proteasi. Le proteine possono essere catabolizzate perché non correttamente assemblate, non più utili alla cellula o all'organismo, per essere utilizzate come substrato energetico in condizione di grave restrizione calorica (nel caso in cui glucidi e lipidi non siano più in quantità sufficienti a soddisfare il fabbisogno).
- Ciclo dell'urea: in caso di eccessivo apporto proteico gli aminoacidi vengono degradati e il loro gruppo aminico viene convertito in urea (poi espulsa con le urine) attraverso questo processo catabolico.

© TestBusters 2017

© TestBusters 2017

6
EMBRIOLOGIA E ISTOLOGIA

© TestBusters 2017

Introduzione

L'embriologia e l'istologia sono due materie molto differenti, che possiedono legami stretti l'una con l'altra. Spesso sono accostate per aiutare lo studente che approccia la materia a comprendere in modo più completo l'origine e la morfologia dei tessuti.
Come mai fegato ed epidermide sono entrambi tessuti epiteliali? Perché il tessuto muscolare e il tessuto osseo sono entrambi tessuti connettivi?
Per rispondere a queste semplici domande d'istologia, bisogna fare qualche passo indietro e capire quali sono i passaggi che portano dalla fecondazione, alla formazione del feto. In questo capitolo troverai illustrati i vari passaggi che portano dalla formazione dello zigote, all'embrione. Da qui, ti sarà illustrata l'origine embrionale dei tessuti e la loro classificazione morfologica. Tutto quanto verrà posto nel modo più schematico possibile.
Le poche pagine di questo capitolo sono dense di informazioni: un'ottima occasione per capire l'entità delle tue lacune. Ricordati che non è necessario sapere l'esatta misura di ogni popolazione cellulare, l'importante è avere un ordine di grandezza generico, ma proprio di ogni capitolo.
Alla fine, dovrai padroneggiare con sicurezza l'embriogenesi di ogni classe istologica, sapendo accostare ad ogni tessuto, il proprio foglietto embrionale; inoltre, dovrai sapere quali sono e come sono fatte le unità morfo-funzionali e la classificazione di ogni tessuto.

© TestBusters 2017

6.1 Dalla fecondazione all'origine dei tessuti

Il processo che porta allo sviluppo di un **embrione**, inizia con la fecondazione di una **cellula uovo** da parte di uno **spermatozoo**: si forma uno **zigote**. Nella più comune delle ipotesi, gli ambienti che accolgono la crescita e la maturazione di uno zigote sono le **tube di Falloppio** e l'**utero**.

6.1.1 La fecondazione

La fecondazione è quel processo biologico che avviene nelle tube uterine (non nell'utero!) e che consiste nell'unione di uno spermatozoo e di un oocita, allo scopo di produrre un uovo fecondato, detto zigote. La fecondazione avviene **entro 48 ore dal coito**, a condizione che sia avvenuta l'**ovulazione**.

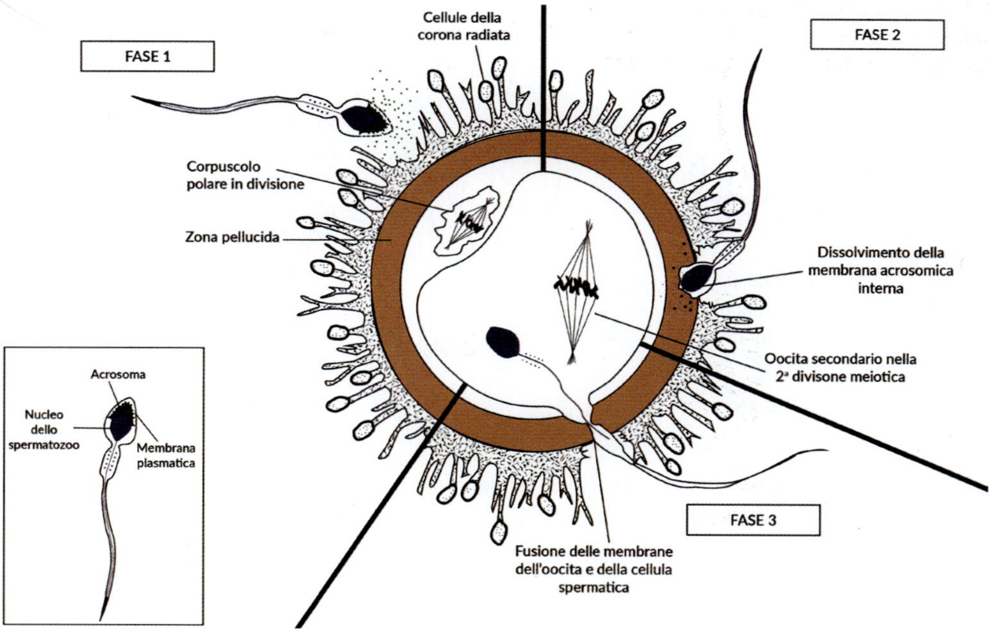

*Figura 1: Lo spermatozoo, possiede **l'acrosoma**, un organello che si trova agli antipodi del flagello e che contiene degli **enzimi litici** che servono per disperdere **le cellule della corona radiata** e a perforare la **zona pellucida**. L'**oocita secondario** (proveniente dall'ovulazione), invece, è circondato dalle cellule della corona radiata e dalla zona pellucida (provenienti dalla maturazione del follicolo primario), mentre è affiancato dal **secondo corpuscolo polare** della meiosi. Infatti, mediante l'ovulazione, l'oocita prescelto prosegue la meiosi, ma si arresta in metafase di meiosi II. Questo processo si conclude solamente in caso di fecondazione della cellula uovo: corona radiata, zona pellucida e corpuscolo polare si dissolvono, e si ha la formazione dello zigote.*

© TestBusters 2017

6.1.2 L'embrione

Una volta avvenuta la fecondazione, lo zigote va incontro a un processo chiamato **segmentazione**: il numero di cellule aumenta progressivamente, diventando prima **morula** e poi **blastocisti**. A **sei giorni** dalla fecondazione, la blastocisti s'impianta nell'endometrio uterino ed inizia la maturazione dell'embrione.

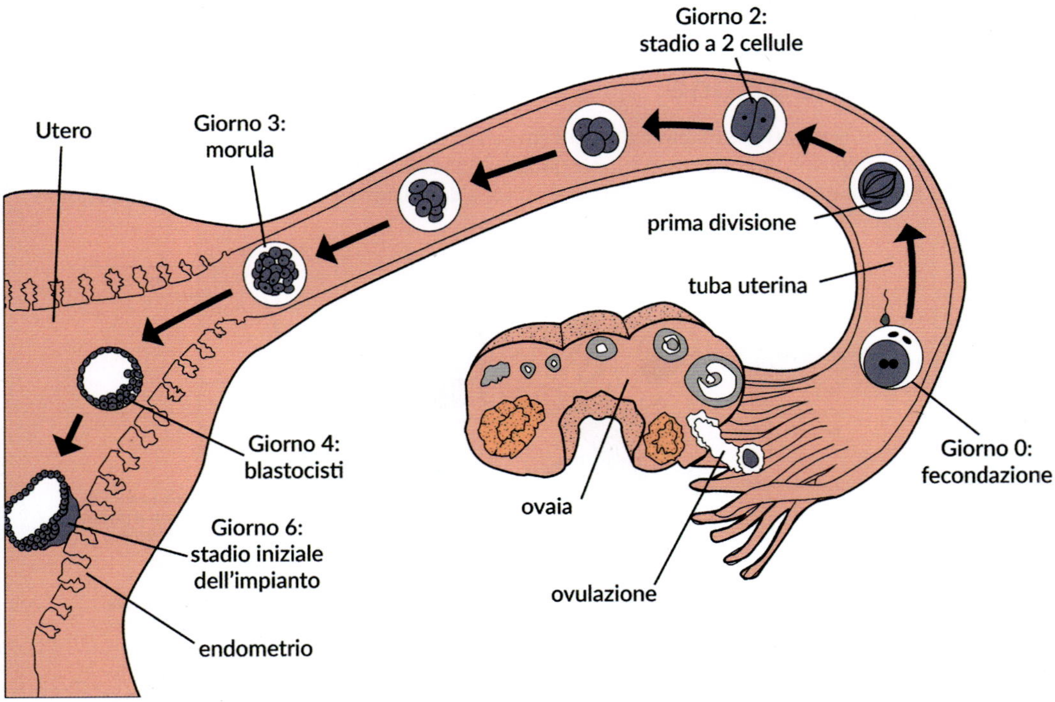

*Figura 2: Al quarto giorno dalla fecondazione, all'interno della morula si crea una cavità, detta "**blastocele**" e la morula, formata da circa 12 cellule, diviene **blastocisti**.*

© TestBusters 2017

6.1.3 L' origine dei tessuti

Mentre prosegue l'impianto e l'annidamento nell'endometrio materno, al **quindicesimo giorno**, mediante il processo di **gastrulazione,** la blastocisti diviene **gastrula.** Nell'embrione si costituiscono **tre foglietti** germinativi, precursori di tutti i tessuti embrionali:

- **Ectoderma**
- **Mesoderma**
- **Endoderma**

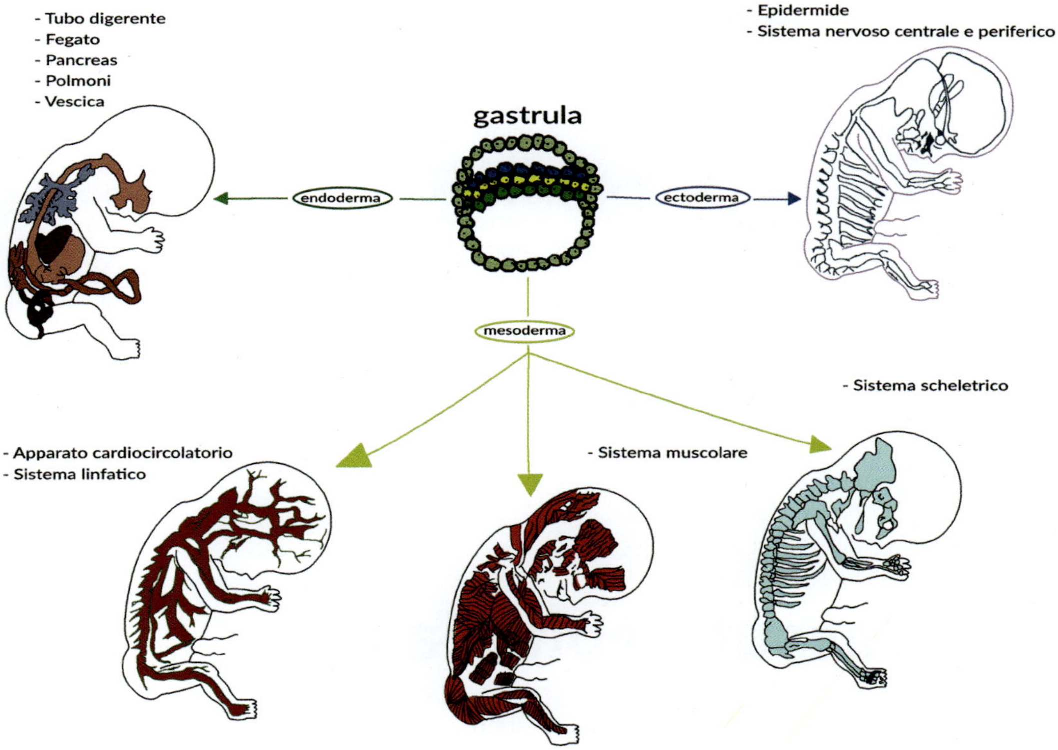

Figura 3: L'origine di derivazione dei tessuti.

Nella seguente tabella si riassume l'origine embriologica dei principali tessuti e dei principali organi:

© TestBusters 2017

	ECTODERMA	MESODERMA	ENDODERMA
TESSUTI	· Alcuni tessuti **epiteliali ghiandolari** e di **rivestimento** · Tessuto **nervoso**	· Tessuto **connettivo** · Tessuto **osseo** · Tessuto **muscolare** · Tessuto **cartilagineo** · **Sangue** · Tessuto **linfoide**	Alcuni **tessuti epiteliali ghiandolari** e di **rivestimento**
ORGANI	· **Epidermide** ed **annessi cutanei** · Epiteli di rivestimento di bocca e ano · **Cristallino** e **cornea** · Sistema nervoso · **Midollare del surrene** · **Smalto dentale**	· Apparato scheletrico e muscolare · Apparato **cardiocircolatorio** e linfatico · Apparato **escretore** · Apparato **riproduttore** (eccetto i gameti) · **Derma** · **Rene** · **Corticale del surrene** · Sangue	· Epitelio di rivestimento del tubo digerente · Epitelio dell'apparato respiratorio · **Fegato** · **Pancreas** · **Tiroide** · **Paratiroidi** · **Timo** · **Vescica** · **Gameti**

6.2 Tessuto epiteliale

Il tessuto epiteliale è costituito da cellule a stretto contatto con scarsa matrice extracellulare interposta fra esse. Le cellule epiteliali possono distribuirsi in lamine e rivestire le superfici corporee, oppure possono specializzarsi nella secrezione e costituire il parenchima delle ghiandole endocrine ed esocrine.

6.2.1 Epiteli di rivestimento

Gli epiteli di rivestimento ricoprono la superficie del nostro corpo e le cavità interne, compresi i vasi sanguigni. A seconda del distretto in cui si trovano, gli epiteli di rivestimento assumono struttura e specializzazioni diverse in base alla loro funzione. Ad esempio, a livello dell'intestino tenue queste hanno il compito di assorbire i nutritizi, mentre a livello delle vie urinarie resistono al PH acido dell'urina. Inoltre, si distinguono epiteli monostratificati (o semplici) ed epiteli pluristratificati, in funzione del numero di stratificazioni cellulari presenti. Nella seguente tabella sono illustrate le tipologie di epitelio di rivestimento:

© TestBusters 2017

	EPITELIO	SITO	FUNZIONE	PIC.
EPITELIO SEMPLICE	Epitelio pavimentoso semplice	Alveolo	Diffusione e scambio	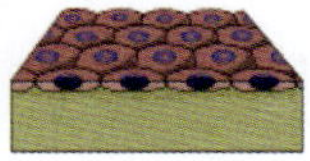
		Glomerulo	Filtrazione	
	Epitelio cilindrico semplice	Mucosa gastrica	Assorbimento	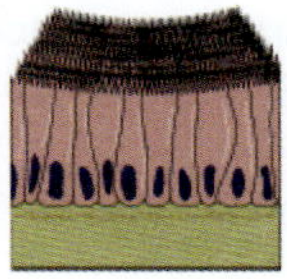
	Epitelio cubico semplice	Dotti escretori ghiandolari	Contenimento	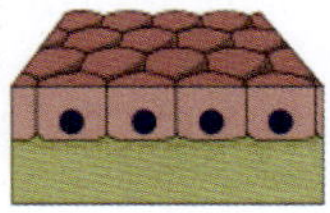
	Epitelio pseudostratificato plurifiliare cigliato	Trachea Bronchi	Propulsione del muco	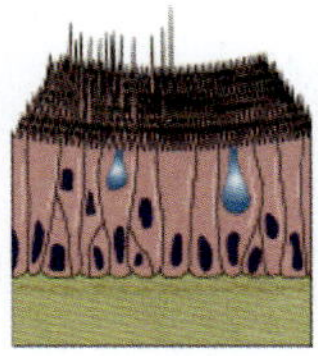
		Epididimo	Assorbimento	
EPITELIO PLURISTRATIFICATO	Epitelio pavimentoso pluristratificato non corneificato	Faringe Retto Vagina Uretra	Rivestimento	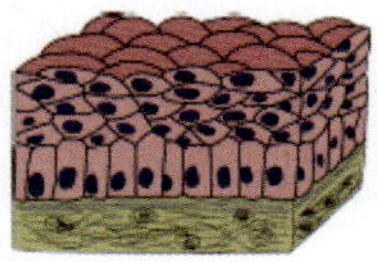
	Epitelio pavimentoso pluristratificato corneificato	Epidermide	Rivestimento	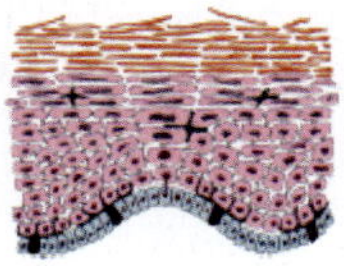
	Epitelio cubico/cilindrico pluristratificato	Dotti escretori (molto raro)	Contenimento	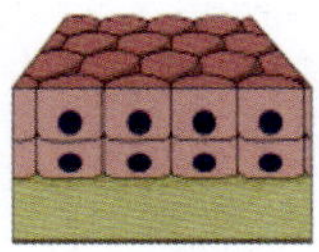
	Epitelio di transizione	Vie urinarie Vescica	Rivestimento	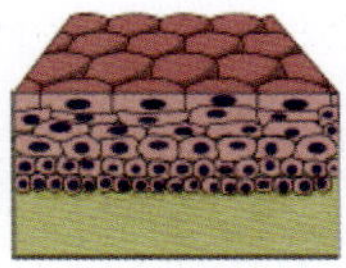

© TestBusters 2017

6.2.2 Epiteli ghiandolari

Gli epiteli ghiandolari sono costituiti da cellule epiteliali specializzate nella produzione e nella secrezione di molecole di diversa natura biochimica. A ragion di ciò, le loro funzioni sono proteggere, lubrificare, digerire, influire sull'omeostasi e molto altro.
Si dicono epiteli ghiandolari **esocrini** tutte quelle ghiandole che rimangono **in contatto con l'epitelio di rivestimento adiacente mediante un dotto escretore**. In questo caso le secrezioni si riversano direttamente sulla superficie di rivestimento (cute, mucosa gastrica, ecc.).
Si dicono epiteli ghiandolari **endocrini**, invece, tutte quelle ghiandole che **non hanno un dotto escretore e riversano i loro secreti nel sangue**.
In generale, le ghiandole esocrine si occupano della secrezione di **enzimi**, di **muco** e di **acido**, mentre le ghiandole endocrine si occupano della secrezione di **ormoni**.
Nell'immagine seguente sono illustrate le principali **differenze** fra le due tipologie di ghiandola:

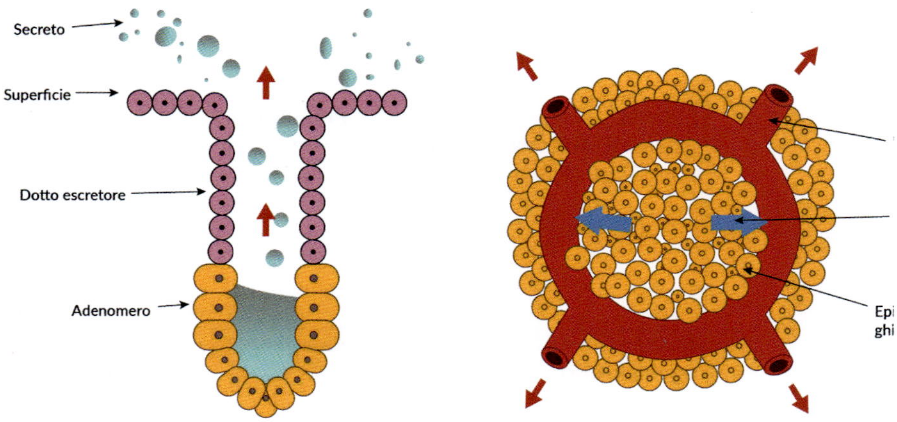

*Figura 1: Le ghiandole esocrine sono composte da **adenomero** e **dotto escretore.** L'adenomero, nello specifico, è quella porzione cellulare specializzata nella secrezione.*

All'interno di queste due categorie, si possono classificare diversi tipi di ghiandole esocrine e diversi tipi di ghiandole endocrine.
Le ghiandole esocrine possono essere distinte in base alla modalità di secrezione:

	MODALITA' DI SECREZIONE	ESEMPI	PIC.
Ghiandole merocrine	**Esocitosi**	Ghiandole **sudoripare**	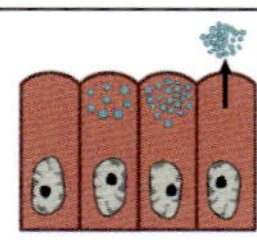
Ghiandole apocrine	**Gemmazioni citoplasmatiche**	Ghiandola **mammaria in lattazione**	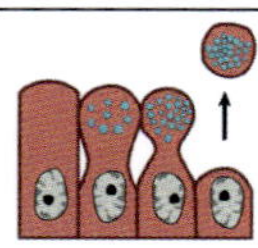
Ghiandole Olocrine	La cellula fa parte del secreto	Ghiandole **sebacee**	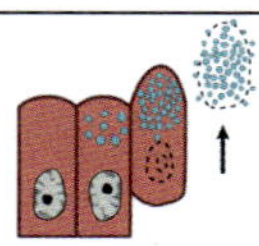

© TestBusters 2017

Le ghiandole endocrine, invece, possono essere distinte in funzione della **natura biochimica** dei loro **secreti**. Si distinguono infatti:

- Ormoni **proteici**
- Ormoni **derivati da aminoacidi**
- Ormoni **steroidei**

Si rimanda al capitolo 7.7 per approfondimenti sulle ghiandole endocrine.

© TestBusters 2017

6.3 Tessuto connettivo

Come accennato nell'introduzione, i tessuti connettivi sono numerosi ed eterogenei. Si distinguono:

- Tessuti connettivi **propriamente detti**
  - Tessuto connettivo **fibrillare lasso**
  - Tessuto connettivo **fibrillare denso**
  - Tessuto connettivo **reticolare**
  - Tessuto connettivo **elastico**
  - Tessuto **adiposo**
- Tessuti connettivali **di sostegno**
  - Tessuto **osseo**
  - Tessuto **cartilagineo**
- Tessuti connettivali **a funzione trofica**
  - Sangue
  - Linfa

In questo capitolo ci occuperemo di tessuti connettivi propriamente detti.
A differenza del tessuto epiteliale, il tessuto connettivo è composto da diversi tipi cellulari immersi in un'abbondante **matrice extracellulare**, composta a sua volta da **proteoglicani, enzimi, fibre collagene, fibre reticolari, fibre elastiche** e **acqua.** La parte liquida della matrice extracellulare è un gel acquoso chiamato **sostanza amorfa.**
Le cellule presenti in tutti i connettivi propriamente detti sono:

- **Fibroblasti/fibrociti:** sono le cellule principali del tessuto connettivo e corrispondono a due successivi stadi funzionali del medesimo tipo cellulare; i fibroblasti si occupano della produzione e del ricambio della matrice e, una volta terminata la loro attività biosintetica, diventano fibrociti, ovvero cellule inattive in grado di proliferare e riacquisire la capacità di produrre matrice in qualsiasi momento;
- **Macrofagi:** rappresentanti del sistema immune, residenti nei tessuti connettivi;
- **Mastociti:** responsabili della produzione di istamina ed eparina;
- **Adipociti:** cellule in grado di accumulare un'elevata quantità di acidi grassi, coinvolte nei processi di termogenesi.

I tessuti connettivi principali sono riportati nella seguente tabella:

© TestBusters 2017

	COMPOSIZIONE	FUNZIONE	SITO	PIC.
Tessuto connettivo fibrillare denso	- Elevata quantità fibre collagene - Scarsa quantità di fibrociti - Scarsa sostanza amorfa	- Meccanica articolare - Meccanica muscolare - Contenimento organi viscerali	**- Tendini** **- Legamenti** **- Derma** **- Capsula** di **fegato**, **milza** e **reni**	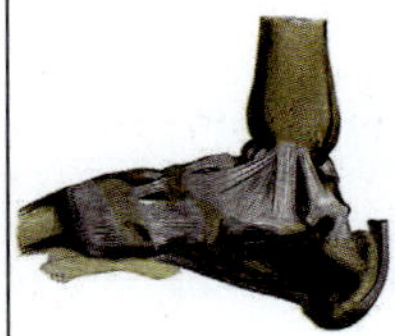
Tessuto connettivo fibrillare lasso	- Fasci di fibre collagene inframezzate da fibre elastiche - Scarsa quantità di fibrociti - Abbondante sostanza amorfa	- Connessione - Sostegno - Trofismo	- **Stroma** degli organi **parenchimatosi** **- Intersitizi** - Tonaca **avventizia** dei **grandi vasi**	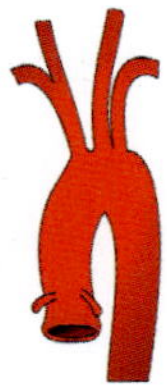
Tessuto connettivo reticolare	- Elevata quantità di fibre reticolari - Scarsa quantità di fibrociti	- Sostegno in organi con elevata cellularità	**- Ghiandole** **- Midollo osseo** **- Linfonodi** **- Perinevrio** **- Perimisio**	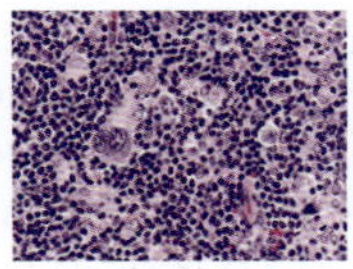
Tessuto connettivo elastico	- Elevata quantità fibre elastiche - Scarsa quantità fibrociti	- Ammortizzatore meccanico - Sostegno	- Tonaca **media grosse arterie** **- Corde vocali** **- Connettivo polmonare**	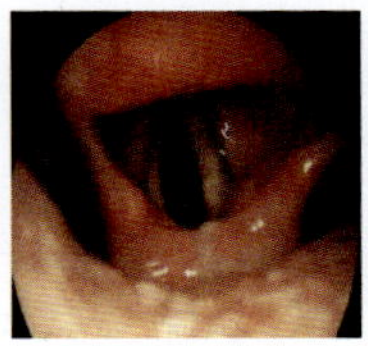
Tessuto adiposo	- Elevata quantità di adipociti	- Termoregolazione - Deposito - Sostegno	**- Ipoderma** **- Cavità addominale**	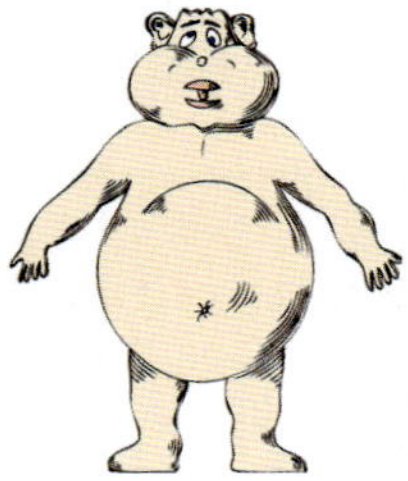

© TestBusters 2017

6.4 Tessuto cartilagineo

Il tessuto cartilagineo è un tessuto connettivo di sostegno, composto da una matrice extracellulare semirigida gelificata in cui sono immersi **condrociti.** La matrice extracellulare è costituita da una componente amorfa (proteoglicani) e da una componente fibrillare (collagene). I **condroblasti**, una volta terminata la produzione di matricet, arrestano la loro attività biosintetica diventando condrociti. I condrociti, unità quiescenti, sono raggruppati in piccole "isole" cellulari, chiamate **gruppi isogeni**, circondate dalla matrice. La cartilagine è avvolta nel **pericondrio**, un "panno" con potenziale condrogenico che ha il compito di contenere la matrice.
In base alla composizione della matrice extracellulare, si distinguono tre tipologie di cartilagine:

	COMPOSIZIONE	FUNZIONE	SITO	PIC.
Cartilagine ialina	Equilibrio fra fibre collagene e proteglicani	Durante l'accrescimento viene sostituita dal tessuto osseo, eccetto ai capi articolari (**cartilagine metafisaria**)	- Cartilagine **articolare** - Cartilagine **intercostale** - **Laringe** - **Anelli tracheali**	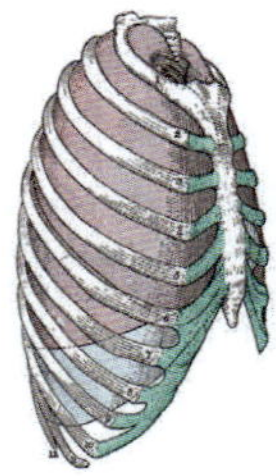
Cartilagine elastica	Elevata quantità fibre elastiche	Sostegno	- **Padiglione auricolare** - **Epiglottide**	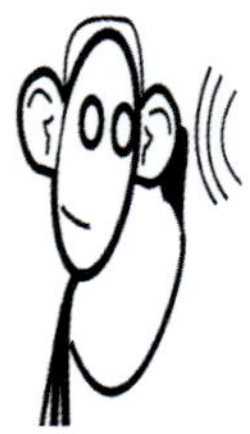
Cartilagine fibrosa	Elevata quantità di fibre collagene. Non c'è pericondrio	Ammortizzatore	- **Dischi intervertebrali** - **Sinfisi pubica**	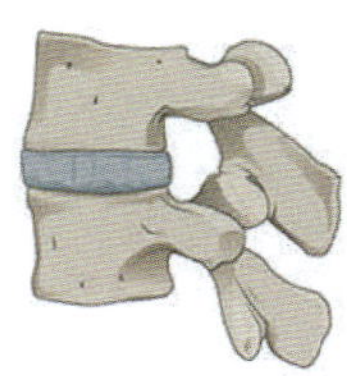

© TestBusters 2017

6.5 Tessuto Osseo

Il tessuto osseo è il principale tessuto connettivo di sostegno, formando la quasi totalità del nostro apparato scheletrico. Ogni osso del nostro corpo è ricoperto esternamente da **periostio** ed interamente (**canale endomidollare**) da **endostio**, composti entrambi da tessuto connettivo **denso.**
Come ogni tessuto connettivo, il tessuto osseo è formato dalla matrice extracellulare e dalla componente cellulare:

- **Matrice extracellulare**: è a sua volta composta da una **componente organica** (collagene, proteoglicani) e una **componente inorganica** (**fosfato di calcio**, **carbonato di calcio**);
- **Cellularità**:
    - **Osteoblasti**: responsabili della biosintesi della matrice extracellulare, vengono progressivamente inglobati nel loro secreto e diventano **osteociti;**
    - **Osteociti:** cellule inattive, che durante il processo di riassorbimento osseo riacquisiscono la funzione osteoblastica;
    - **Osteoclasti:** cellule di grandi dimensioni, contengono numerosi lisosomi e sono deputate al riassorbimento osseo; appaiono raccolti in fossette derivate dalla loro azione erosiva, chiamate **lacune Howship.**

Il tessuto osseo presente nella maggior parte del nostro organismo, si chiama **tessuto osseo lamellare.** Il tessuto osseo lamellare di divide a sua volta in **tessuto osseo spugnoso** e **tessuto osseo compatto.**

	DESCRIZIONE	SITO
Tessuto osseo spugnoso	Le trabecole formate da lamelle ossee sono rivestite da endostio e formano cavità comunicanti in cui alloggiano **midollo osseo**, **vasi** e **nervi**	Parte interna delle ossa corte, epifisi ossa lunghe e strato centrale ossa piatte
Tessuto osseo compatto	Tessuto organizzato in **osteoni**	Parte esterna delle ossa lunghe, delle ossa corte e delle ossa piatte

Nel tessuto osseo compatto gli osteoblasti depongono la matrice extracellulare in **lamelle ossee**, sottili strati di tessuto costruiti eccentricamente, circondando dei sottili vasi sanguigni. Queste strutture circolari costituiscono l'unità morfo-funzionale del tessuto osseo: l'**osteone.**

© TestBusters 2017

I vasi sanguigni irrorano il tessuto osseo attraverso dei canali posti in modo sia perpendicolare che parallelo rispetto all'asse maggiore dell'osso: nel primo caso si parla di **canale di Volkmann**, nel secondo caso si parla di **canale di Havers**.
Tutte le informazioni descritte finora sono presenti nella figura 1.

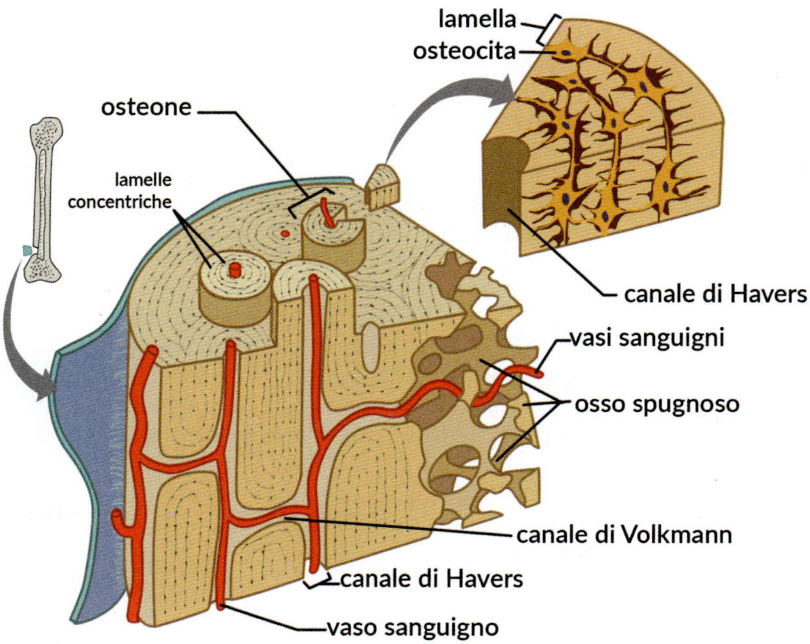

Figura 1: Tessuto osseo lamellare.

© TestBusters 2017

6.6 Tessuto muscolare

Esistono tre tipi di tessuto muscolare: il tessuto muscolare **striato scheletrico**, il tessuto muscolare **striato cardiaco** e il tessuto muscolare **liscio**.

6.6.1 Tessuto muscolare striato scheletrico

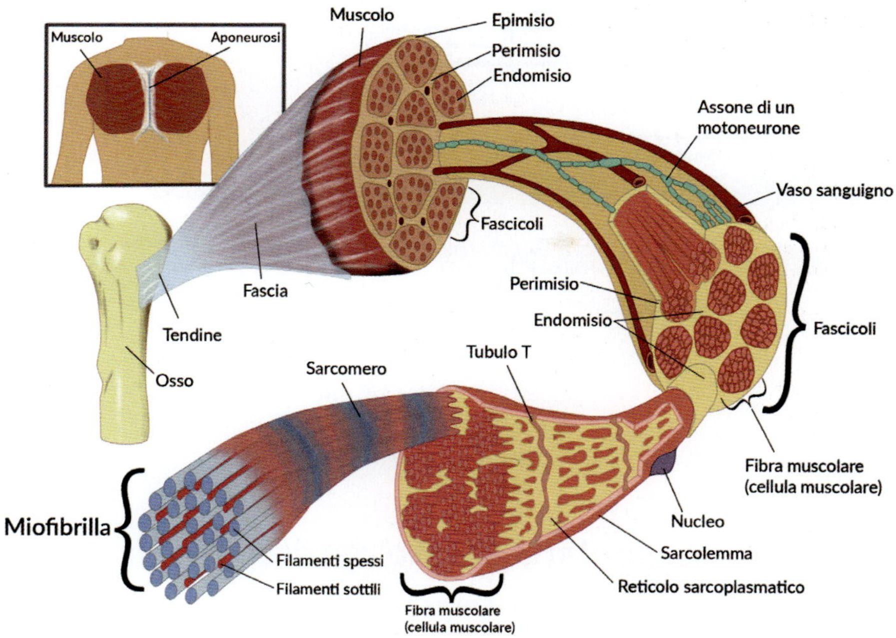

Figura 1: Il tessuto muscolare striato scheletrico.

Il tessuto striato scheletrico si trova in tutti quei muscoli che rispondono al **controllo volontario**. Infatti, ogni **miocita**, è in contatto con le terminazioni nervose dei motoneuroni a livello delle **placche neuromuscolari.** Ogni **fibra muscolare**, contiene nel suo citoplasma **miofibrille,** composte da **actina** e **miosina.** Il reticolo endoplasmatico liscio, detto **reticolo sarcoplasmatico,** avvolge completamente le miofibrille e, nel momento in cui il motoneurone stimola la fibra muscolare, rilascia lo ione **calcio** all'interno del citoplasma, inducendo la contrazione lo scorrimento dei **filamenti sottili** di actina sui **filamenti spessi** di miosina. L'unità morfo-funzionale della cellula muscolare striata, che permette la contrazione delle miofibrille, si chiama **sarcomero.** In figura 2 si trova una rappresentazione schematica del sarcomero a riposo e delle componenti delle miofibrille.

© TestBusters 2017

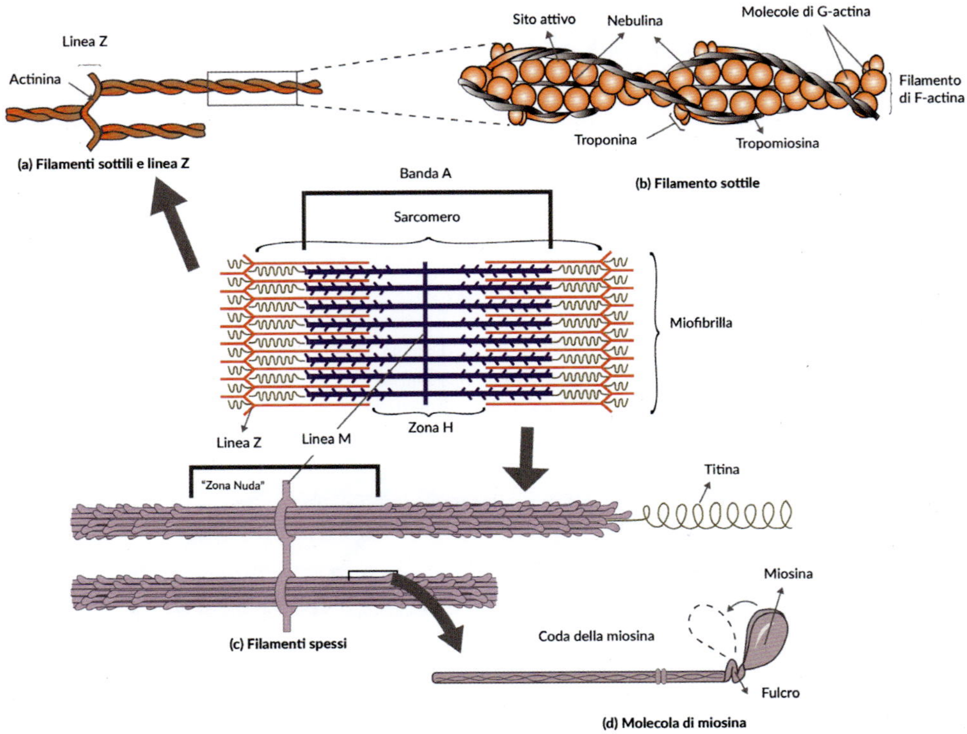

Figura 2. Il sarcomero

6.6.2 Tessuto muscolare striato cardiaco

Il **miocardio** è formato da cellule cilindriche chiamate **cardiociti.** Seppure presentino l'organizzazione in sarcomeri, a differenza delle cellule del muscolo striato, i cardiomiociti presentano ai loro estremi delle **giunzioni intercellulari specializzate** chiamate **dischi intercalari.** Questi permettono di mantenere le cellule del miocardio strettamente adese, distribuiscono le forze di tensione scaturite dalla contrazione in modo equo e garantiscono una rapida diffusione dello stimolo contrattile, sincronizzando la contrazione.
A livello cardiaco la contrazione non è volontaria, ma viene definita "**spontanea**" in quanto l'impulso contrattile nasce spontaneamente in zone del miocardio specializzate, per questo motivo l'**innervazione simpatica** controlla semplicemente la **frequenza** e la **forza di contrazione** cardiaca.

6.6.3 Tessuto muscolare liscio

Il tessuto muscolare liscio si trova nelle **tonache muscolari** della parete degli **organi cavi** (vasi ed organi viscerali) e nella parete dei dotti escretori di maggiore calibro. In generale, il tessuto muscolare liscio è presente in quei distretti anatomici in cui è necessaria una contrazione **lenta** e **ritmica**, senza controllo volontario. Il termine "liscio" demarca il fatto che le miofibrille non sono organizzate in sarcomeri. Esse, infatti, contengono nel sarcoplasma delle strutture chiamate **"corpi densi",** equivalenti delle **linee Z**, a cui si ancorano le miofibrille affinché la loro contrazione sia efficace.

© TestBusters 2017

6.7 Sangue

6.7.1 Composizione

Il sangue è composto da una porzione **cellulare** e da una porzione **plasmatica** ed è analizzato mediante l'**emocromo**, un esame di laboratorio che determina il numero esatto di globuli rossi, globuli bianchi, piastrine, l'**ematocrito** (**Ht**), i livelli di emoglobina (**Hb**) e altri parametri citologici. L'ematocrito rappresenta il **rapporto fra il volume degli eritrociti e il volume del sangue intero** ed è espresso mediante una percentuale che, in fisiologia, è circa **45%.** Nello schema seguente, viene analizzato in modo più approfondito la composizione di un campione di sangue intero centrifugato:

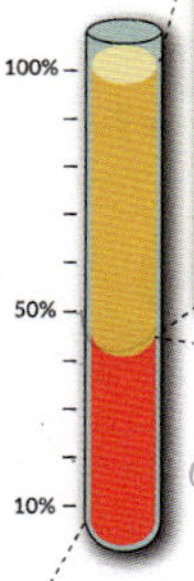

Plasma

Componenti	Acqua	Sali: Sodio, potassio, calcio, magnesio, cloruro, bicarbonato	Proteine plasmatiche: Albumina Fibrinogeno Immunoglobuline
Funzioni	Solvente	Bilanciamento osmotico, tamponamento del pH, regolazione dei potenziali di membrana	Bilanciamento osmotico, tamponamento del pH, coagulazione, risposta immunitaria

Siero

Fase liquida, si ottiene dalla coagulazione del sangue intero. Costituito da plasma eccetto fattori di coagulazione.

Parte corpuscolata

Componenti	Eritrociti (globuli rossi)	Leucociti (globuli bianchi)	Sono suddivisi in due classi in base all'origine emopoietica: - Linea mieloide · Polimorfonucleati (neutrofili, eosinofili, basofili) · Monociti/macrofagi - Linea linfoide (linfociti): Linfociti T e B Quantità: 5000-9000/mm3				
	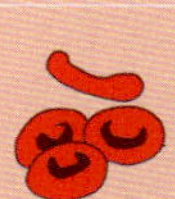	**Neutrofili** 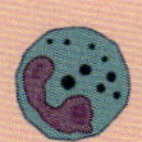	**Linfociti** 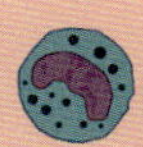	**Monociti** 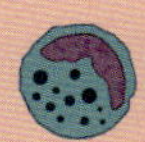	**Eosinofili** 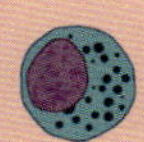	**Basofili** 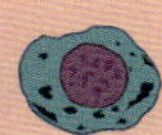	**Piastrine** 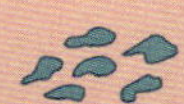
Quantità e funzione	Funzione: Hanno forma di disco biconcavo, contengono Hb ed enzimi per la glicolisi anaerobia, non presentano nucleo, hanno vita media 120 giorni, trasportano O_2 e CO_2. Quantità: Nella donna 4,5 milioni/mm^3 Nell'uomo 5 milioni/mm^3	Azione fagocitica. Sono granulociti, ruolo fondamentale nell'immunità innata. Rappresentano il 50-70% dei leucociti.	Non presentano azione fagocitica. Si distinguono in: - Linfociti T: Sono prodotti dal midollo osseo, ma si differenziano nel timo. Si dividono a loro volta in linfociti T helper e linfociti T citotossici; - Linfociti B: Sono prodotti e si differenziano nel midovllo osseo. Si dividono in plasmacellulle, che producono anticorpi, e cellule della memoria, che intervengono nella risposta immunitaria secondaria. Rappresentano il 20-40% dei leucociti.	Azione fagocitica. Migrano dal sangue ai tessuti e si differenziano in macrofagi. Rappresentano il 3-8% dei leucociti.	Azione fagocitica. Sono granulociti, sono coinvolti nella risposta allergica, degranulano "mediatori coinvolti nelle reazioni allergiche". Rappresentano il 2-4% dei leucociti.	Azione fagocitica. Sono granulociti, sono coinvolti nella risposta allergica, degranulano istamina. Rappresentano lo 0,5-1%dei leucociti.	Derivano dai megacariociti, hanno un ruolo fondamentale nella coagulazione. Quantità: 150-300.000/mm^3

© TestBusters 2017

6.7.2 Emopoiesi

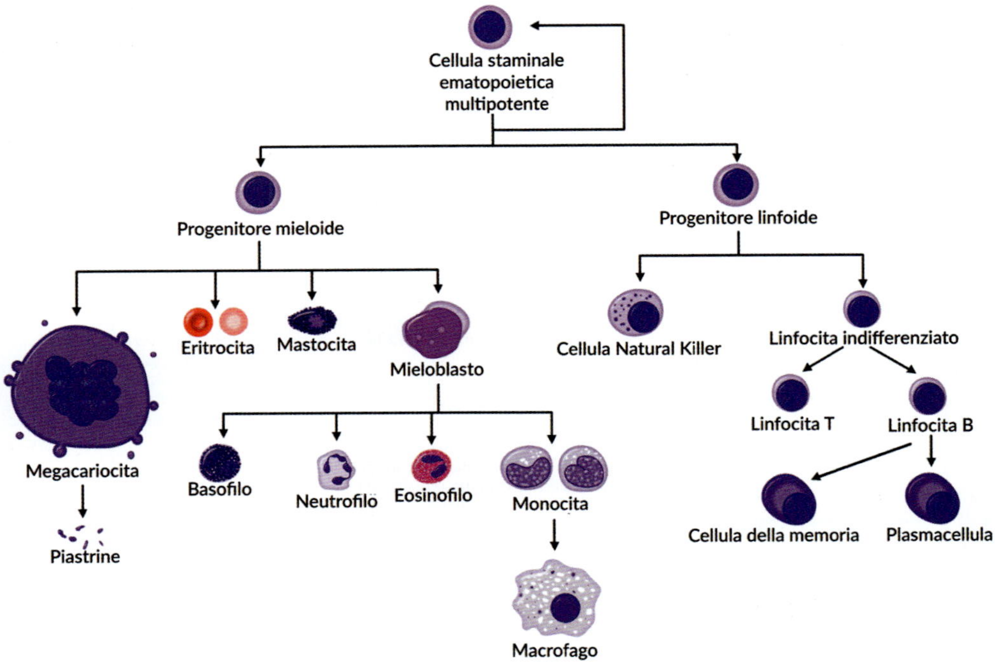

Figura 1: Lo schema mostra la divisione cellulare di una cellula ***staminale multipotente*** *a livello del* ***midollo osseo rosso****. E' importante notare che i linfociti provengano da un progenitore differente rispetto a piastrine, eritrociti, mastociti e granulociti.*

Approfondimenti

- Per ricordare la **formula leucocitaria** in ordine percentuale decrescente, esiste la mnemo-frase "***Never Let Monkeys Eat Bananas***":

Never	Neutrofili	40-60%
Let	Linfociti	20-40%
Monkeys	Monociti	3-8%
Eat	Eosinofili	1-3%
Bananas	Basofili	0,5-1%

- L'ematocrito, essendo una percentuale calcolata sul sangue intero, dipende dalla **volemia** dell'organismo in considerazione: più è alto il volume plasmatico, più sarà bassa la percentuale di eritrociti;
- L'ematocrito varia in base al sesso (32-47% nelle donne, 40- 52% negli uomini) e all'età (elevato nel neonato, decresce progressivamente nell'anziano);
- L'emopoiesi **embrionale** (fino al terzo mese) avviene nel **sacco vitellino**, quella **fetale** (fino

© TestBusters 2017

al settimo mese) avviene in **fegato, milza e midollo**, mentre quelle del **neonato e dell'adulto** avvengono nel **midollo osseo** a livello delle epifisi del femore e in alcune ossa piatte;

- L'**emocateresi**, il processo di smaltimento dei globuli rossi giunti alla fine del ciclo vitale, avviene fisiologicamente a livello della **milza**. Il fegato svolge questa funzione durante il periodo fetale, ma, in caso di necessità (insufficienza splenica, asportazione della milza, ecc.), può sopperire a questa funzione.

© TestBusters 2017

6.8 Tessuto nervoso

Il tessuto nervoso è localizzato all'interno del sistema nervoso ed è costituito da una rete di cellule strettamente connesse fra loro.
Il tessuto nervoso è composto da **neuroni** e **cellule della glia.**

6.8.1 Neurone

A livello strutturale ogni neurone è composto da un **corpo cellulare** (soma, pirenoforo), in cui sono contenuti il nucleo e i reticoli, un lungo prolungamento, detto **assone** (neurite), e numerosi prolungamenti più corti, detti **dendriti** (talvolta assenti).

	STRUTTURA E CONTENUTO	FUNZIONE	PIC.
Dendriti	**Brevi prolungamenti citoplasmatici, terminano in spine dentritiche**	**Aumentano la superficie di ricezione Trasmissione in direzione centripeta**	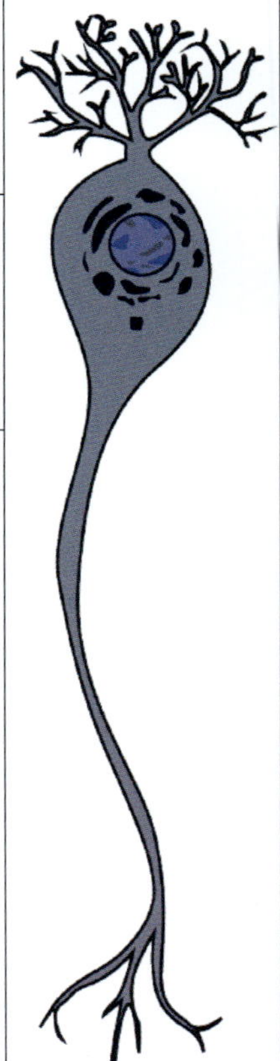
Corpo cellulare	**Contiene nucleo, ribosomi, reticoli, Golgi**	**Biosintesi**	
Assone	**Singolo prolungamento emergente dal corpo cellulare; lunghezza variabile da millimetri a metri; nel citoplasma sono contenuti tutti gli organuli, eccetto i reticoli e il Golgi**	**Trasmissione dell'impulso nervoso**	

L'assenza degli organuli che garantiscano la sintesi proteica all'interno del citoplasma dell'assone, determina una dipendenza metabolica dell'assone stesso dal corpo cellulare. Quest'ipotesi è sostenuta dal traffico di proteine, vescicole, mitocondri e subunità citoscheletriche da e verso il corpo cellulare. Si parla di **flusso assonale anterogrado**, se il trasporto avviene verso il terminale assonico, altrimenti

© TestBusters 2017

si parla di **flusso assonale retrogrado.**
Esistono molte varianti morfologiche dei neuroni, che occupano ruoli differenti all'interno del nostro organismo. La tabella seguente propone due classificazioni neuronali diverse, la prima basata sull'**aspetto morfologico** del neurone, la seconda sullo **sviluppo assonale**.
Nota bene: essendo classificazioni ideate con criteri differenti, un neurone può appartenere ad entrambe le classificazioni (ad esempio, i neuroni del I tipo di Golgi sono quasi sempre multipolari).

	Aspetto morfologico				**Sviluppo assonale**	
CLASSE	**Unipolari**	**Bipolari**	**Pseudounipolari**	**Multipolari**	**I tipo di Golgi**	**II tipo** di Golgi
FORMA	No dendriti	Un dendrite e un assone	Biforcazione a "T" di un dendrite e un assone	Singolo assone e molti dendriti	Singolo lungo assone che nasce nel SNC e termina in periferia. Molti dendriti	Singolo assone corto. Molti dendriti
SITO	**Coni** e **bastoncelli**	**Terminazioni gustative**	Neuroni dei **gangli spinali**	**Corteccia** cerebrale	**Motoneuroni** spinali	Alcuni neuroni corticali
PIC.	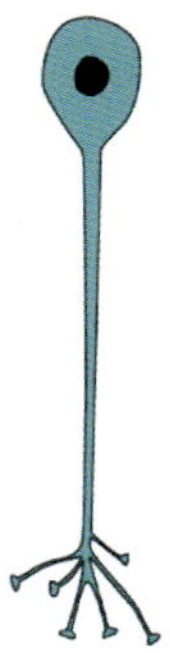	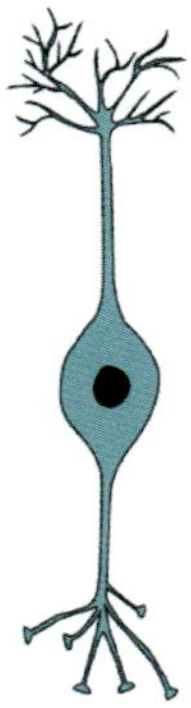	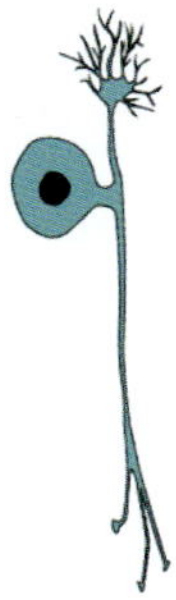	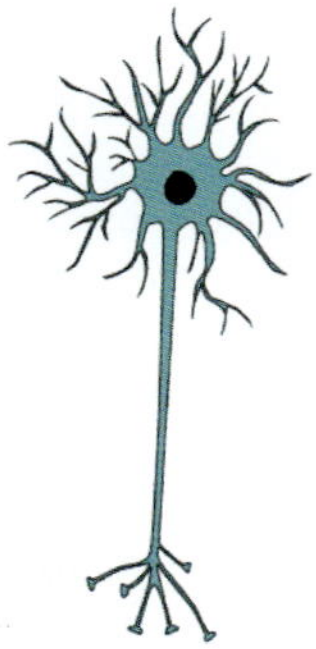	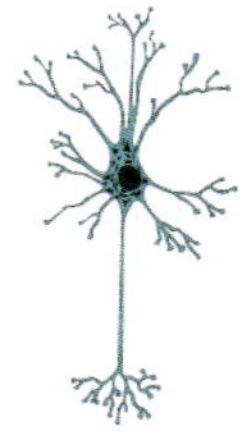	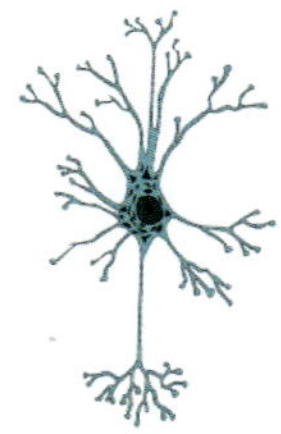

Esiste una terza classificazione che distingue i neuroni in base alla loro funzione:

- **Neuroni sensitivi** o afferenti: conducono lo stimolo sensoriale dalla periferia al SNC;
- **Neuroni motori** o efferenti: conducono l'impulso motore dal SNC alla periferia;
- **Neuroni di associazione**: collegano neuroni sensitivi a neuroni motori.

© TestBusters 2017

6.8.2 Potenziale d'azione

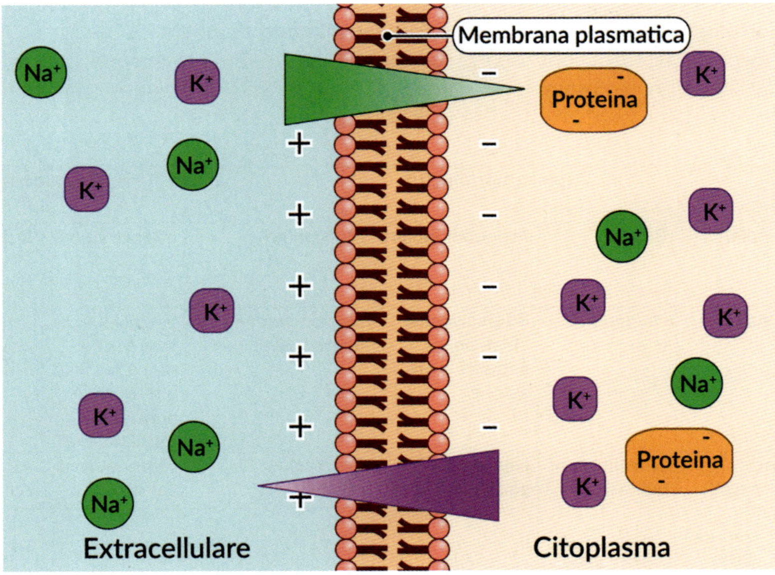

Figura 1: Il potenziale di membrana.

In qualsiasi cellula del nostro organismo esiste un **potenziale di membrana**, ovvero una differenza di potenziale elettrico a cavallo della membrana plasmatica misurabile in **mV**. Questo potenziale è generato dalla diversa **concentrazione** delle specie ioniche nell'ambiente intracellulare ed extracellulare: lo ione **Na^+** è 10 volte più concentrato nell'ambiente **extracellulare** rispetto al citoplasma, viceversa lo ione **K^+** è 20 volte più concentrato nell'ambiente **intracellulare**. Questo gradiente di concentrazione è generato dalla **pompa sodio-potassio**. Il potenziale di membrana nelle cellule eccitabili è detto **potenziale di riposo** e ammonta a **-70 mV**, con il **versante interno** della membrana plasmatica **negativo** rispetto all'esterno, come mostrato in figura 1 (fase 0). Al potenziale di riposo, la cellula è dunque **polarizzata**. Quando un neurone viene eccitato, nella zona di stimolazione cambia il potenziale di membrana e, se raggiunge il **potenziale di soglia** (**-55 mV**), vengono **attivate proteine canale voltaggio dipendenti per il Na^+,** ovvero canali permeabili al sodio in grado di aprirsi solo ad un voltaggio maggiore del potenziale di riposo. Questo ione, che è 10 volte più concentrato nell'ambiente extracellulare, fluisce secondo gradiente elettrochimico verso il citoplasma, depolarizzando in quel punto la membrana plasmatica (fase 1). La corrente ionica al sodio diretta verso l'interno si arresta quando la membrana plasmatica raggiunge un potenziale di **+35 mV**, in seguito alla **chiusura** dei canali del sodio voltaggio dipendenti. Allo stesso tempo si verifica l'apertura dei **canali del potassio voltaggio dipendenti**, che permettono l'uscita di un flusso di ioni K^+ **fuori** dalla cellula (fase 2). Il potenziale di membrana precipita rapidamente a **-90 mV**, **ripolarizzando** la membrana stessa (fase 3). Durante questa fase la membrana plasmatica è in **refrattarietà assoluta**, ovvero non può condurre un nuovo potenziale d'azione. In seguito il potenziale di membrana si stabilisce fra i **-90 e i -70 mV**, entrando in **refrattarietà relativa**: per poter condurre un ulteriore potenziale d'azione è necessario uno stimolo eccitatorio più forte del precedente (fase 4). Una volta tornata al potenziale di riposo, la membrana plasmatica è pronta per condurre un nuovo stimolo. Le 4 fasi sono illustrate in figura 2. Il potenziale d'azione si propaga percorrendo tutta la membrana dell'assone in direzione centrifuga, arrivando in fine al terminale sinaptico.

© TestBusters 2017

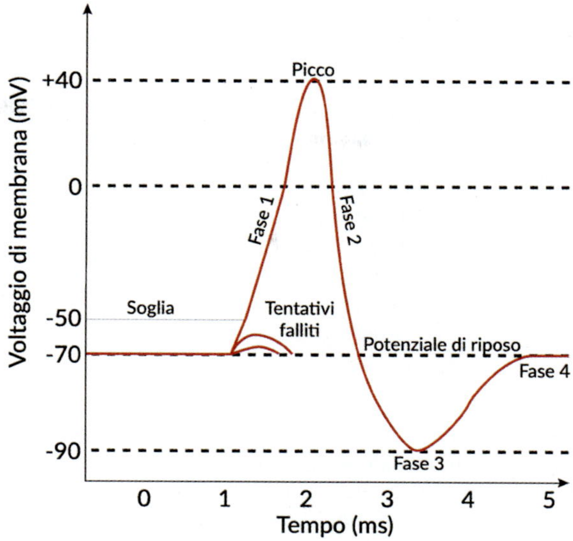

Figura 2: Il potenziale d'azione. Fase 0: potenziale di riposo; fase 1: ingresso del sodio; fase 2: uscita del potassio; fase 3: periodo di refrattarietà assoluta; fase 4: periodo di refrattarietà relativa.

6.8.3 Fibre nervose

Ogni neurone è a stretto contatto con le cellule della glia. Gli assoni, in particolare, possiedono dei veri e propri "rivestimenti" lungo tutto il loro decorso. L'insieme di assone e rivestimento è detto **fibra nervosa.** Si distinguono **fibre nervose amieliniche** e **fibre nervose mieliniche.**
La composizione delle fibre nervose mieliniche e amieliniche cambia a seconda che queste si trovino nel SNC o nel SNP:

	SNC	SNP	PIC.
Fibre mieliniche	**Oligodendrociti:** un singolo olgodendrocita avvolge più assoni diversi. Sono presenti interruzioni della guaina chiamate "**nodi di Ranvier**"	Le **cellule di Schwann** avvolgono l'assone fino a 50 volte. Sono presenti interruzioni della guaina chiamate "**nodi di Ranvier**"	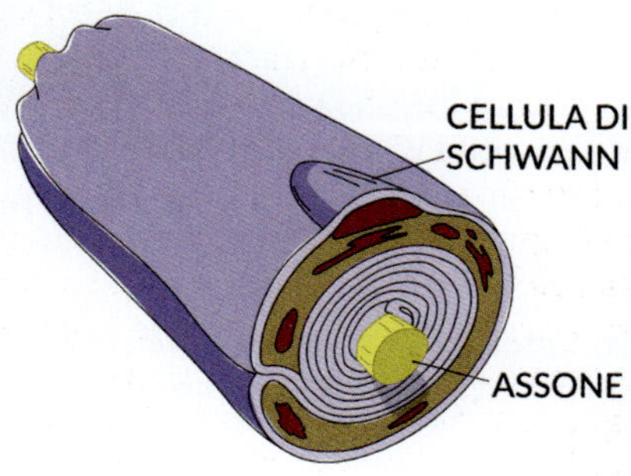

© TestBusters 2017

Fibre amieliniche	Gli assoni sono rivestiti da diversi tipi di cellule della glia, senza la formazione di avvolgimenti	Gli assoni sono inglobati dalle cellule di Schwann senza la formazione di avvolgimenti	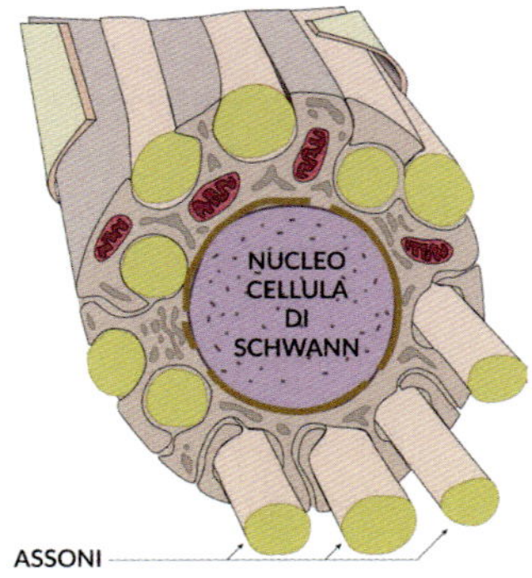

La guaina mielinica serve per aumentare la velocità di conduzione neuronale: le fibre mieliniche conducono l'impulso nervoso in modo 25 volte più veloce rispetto a quelle amieliniche. La guaina mielinica, infatti, avvolge completamente l'assone, eccezion fatta per i nodi di Ranvier, piccoli segmenti di membrana assonale in cui sono presenti canali voltaggio dipendenti permeabili al sodio e al potassio. Poiché la guaina mielinica è composta al 25% da lipidi, questa è un ottimo isolante elettrico e pertanto permette la conduzione dell'impulso nervoso solamente in corrispondenza dei nodi di Ranvier, permettendo all'impulso stesso di "saltare" parecchia strada. Questo tipo di conduzione dell'impulso viene definito **conduzione saltatoria**.

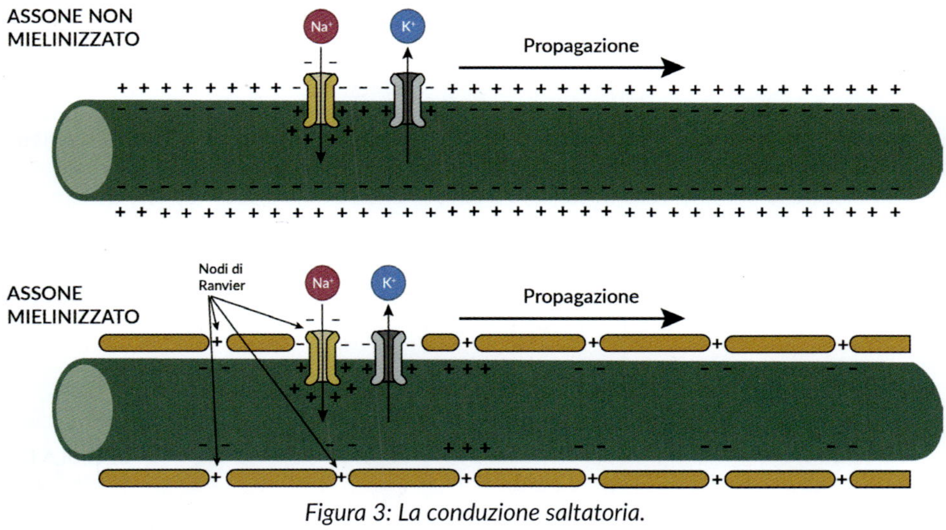

Figura 3: La conduzione saltatoria.

Un altro fattore che incide sulla velocità di conduzione neuronale è il **diametro dell'assone**: come in un cavo elettrico, all'aumentare del diametro diminuiscono le resistenze e aumenta la velocità di conduzione.

© TestBusters 2017

6.8.4 Sinapsi

La **sinapsi** è una giunzione specializzata che garantisce la formazione e il mantenimento del circuito neuronale. In realtà, esistono sinapsi **elettriche** e sinapsi **chimiche**: noi tratteremo solo il secondo tipo. Una sinapsi chimica è composta da tre elementi: un **terminale assonico presinaptico**, uno **spazio intersinaptico** e un **terminale dendritico postsinaptico**.
Una volta raggiunto il terminale assonico presinaptico, l'impulso depolarizzante induce l'**apertura dei canali calcio** posti a livello della membrana plasmatica. L'ingresso di calcio stimola il trasporto di vescicole contenti il **neurotrasmettitore** in corrispondenza della membrana plasmatica: la membrana vescicolare si fonde alla membrana plasmatica presinaptica, provocando il rilascio del neurotrasmettitore nello spazio intersinaptico. Quest'ultimo attiva i recettori presenti sulla membrana postsinaptica che, a seconda della natura chimica del neurotrasmettitore, scatenano un potenziale d'azione **eccitatorio depolarizzante**, oppure **inibitorio iperpolarizzante**.
I principali neurotrasmettitori **eccitatori** sono **acetilcolina** e **glutammato**, mentre il principale neurotrasmettitore **inibitore** è il **GABA**.

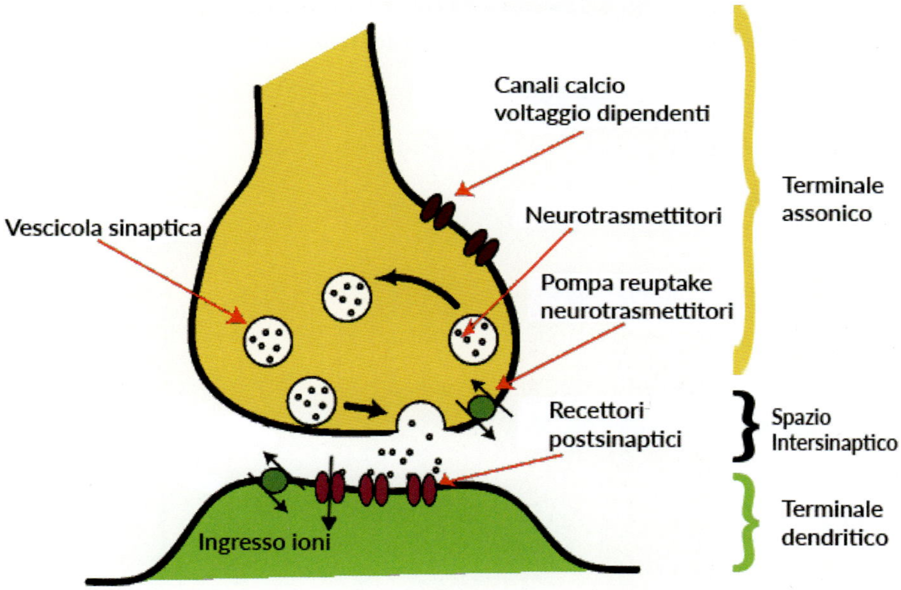

*Figura 4: Rappresentazione di una sinapsi. Il neurotrasmettitore rilasciato nello spazio intersinaptico viene ricaptato da una pompa di **reuptake**: in questo modo si ottiene un risparmio energetico/metabolico e si evita l'iperstimolazione della membrana postsinaptica.*

6.8.5 Placca motrice

La placca motrice è una regione della fibra muscolare dove termina la fibra nervosa motrice. L'assone del **motoneurone**, una volta arrivato in prossimità della fibra muscolare, si ramifica ed entra in contatto sinaptico con la membrana plasmatica di una cellula muscolare. In questa zona sono presenti i **recettori nicotinici dell'acetilcolina**, il neurotrasmettitore caratteristico della placca neuromuscolare.
Il motoneurone rilascia l'acetilcolina nella fessura sinaptica, attivando i recettori nicotinici presenti sulla fibra muscolare: si genera un **potenziale postsinaptico eccitatorio** dovuto all'ingresso di ioni

© TestBusters 2017

Na^+, a cui segue la **depolarizzazione della membrana sarcoplasmatica**. Avviato il potenziale d'azione eccitatorio sulla membrana sarcoplasmatica, s'innescano quei meccanismi di contrazione descritti nel tessuto muscolare.

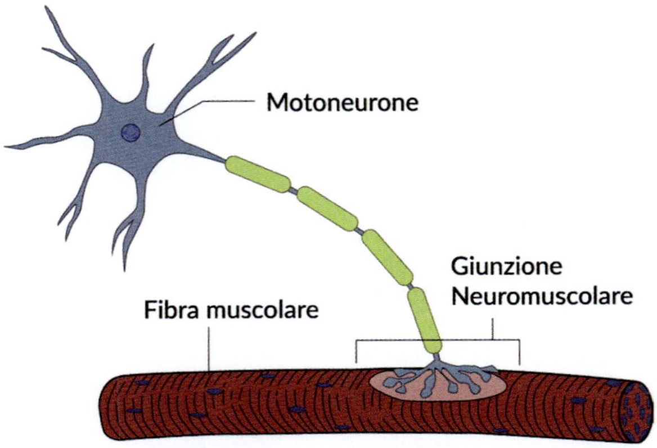

Figura 5: Rappresentazione schematica della placca neuromuscolare.

© TestBusters 2017

7

ANATOMIA

© TestBusters 2017

Introduzione

In questo capitolo troverete le basi di anatomia e di fisiologia di ogni apparato.
Come potete vedere, si tratta di un capitolo lungo e impegnativo, con molte nozioni da imparare e molti concetti da capire. Poiché fino ai test del 2015/2016 il numero e la difficoltà delle domande di anatomia e fisiologia sono stati in costante aumento, abbiamo deciso di scrivere questo capitolo in modo abbastanza approfondito. Tuttavia, ad onor del vero, i quesiti scelti per i test 2016/2017 sono drammaticamente più semplici e drasticamente diminuiti in numero. Come scritto in precedenza, però, non c'è certezza che le cose cambino nuovamente e, a parer nostro, melius est abundare quam deficere.
Per questo motivo abbiamo selezionato con cura quali, secondo noi, sono gli argomenti che vale la pena approfondire e quali, sempre secondo noi, sono quelli che possono essere trattati superficialmente.

© TestBusters 2017

7.1 Sistema cardiocircolatorio

7.1.1 Anatomia

Cuore

Il cuore è una **pompa doppia** che funziona **in parallelo**, residente nel **mediastino** e responsabile della progressione del sangue nelle **circolazioni sistemica** e **polmonare**.

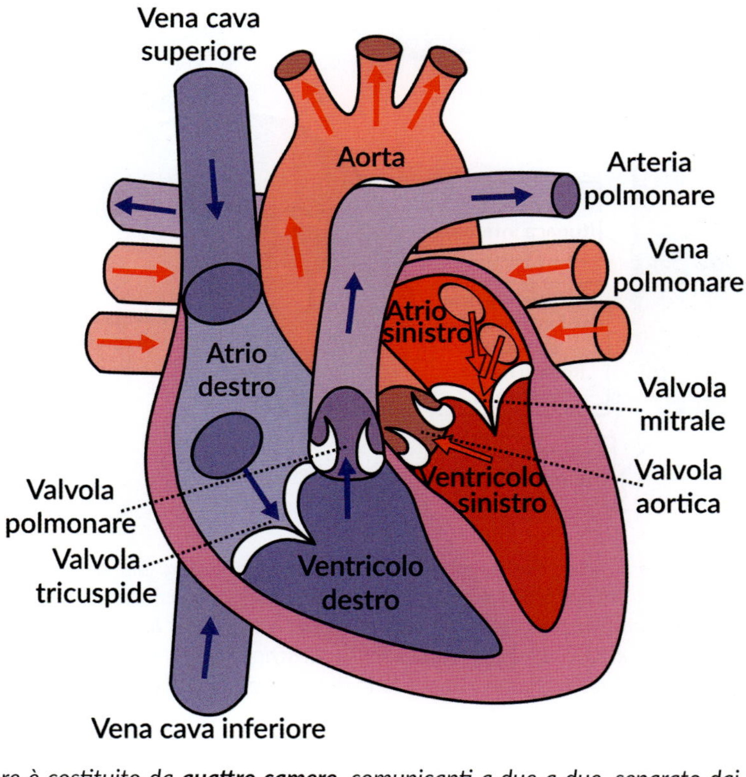

*Figura 1: Il cuore è costituito da **quattro camere**, comunicanti a due a due, separato dai **setti interatriali** e **interventricolari** in **cuore destro** e **cuore sinistro. Atrio destro** e **ventricolo destro** comunicano fra loro mediante una valvola composta da **tre lembi**, detta **tricuspide,** e sono la pompa propulsiva del **circolo polmonare.** Allo stesso modo, **atrio sinistro** e **ventricolo sinistro** comunicano fra loro mediante una valvola composta **due lembi**, detta **mitrale** o bicuspide, e sono la pompa del circolo sistemico. I vasi che portano il sangue al cuore sono chiamati **vene**, mentre i vasi che portano il sangue al circolo polmonare e in periferia sono chiamati **arterie. Vena cava superiore** e **vena cava inferiore** portano il sangue **deossigenato** dalla periferia all'atrio destro, le **quattro vene polmonari** portano il sangue **ossigenato** dalla circolazione polmonare all'atrio sinistro. L'**arteria polmonare** origina da ventricolo destro e porta il sangue **deossigenato** ai polmoni, mentre l'**aorta** origina dal ventricolo sinistro e porta il sangue **ossigenato** in periferia. Sia l'aorta, che l'arteria polmonare sono separate dai relativi ventricoli mediante le **valvole semilunari aortica** e **polmonare.***

© TestBusters 2017

Vasi

Anatomia microscopica

I vasi sono costituiti da **tre tonache**: la tonaca **interna**, la tonaca **muscolare** e la tonaca **avventizia**. La tonaca interna, detta anche **endotelio**, è costituita da tessuto epiteliale e la sua integrità assicura che il flusso sanguigno prosegua correttamente. La tonaca media è costituita da tessuto muscolare liscio e **fibre elastiche** ed è responsabile della **regolazione** del **calibro** dei vasi. La tonaca avventizia costituisce l'involucro esterno del vaso, serve per creare un piano aderenziale con gli altri organi. Nella figura 2 sono messe in evidenza le differenze microscopiche fra arterie e vene.

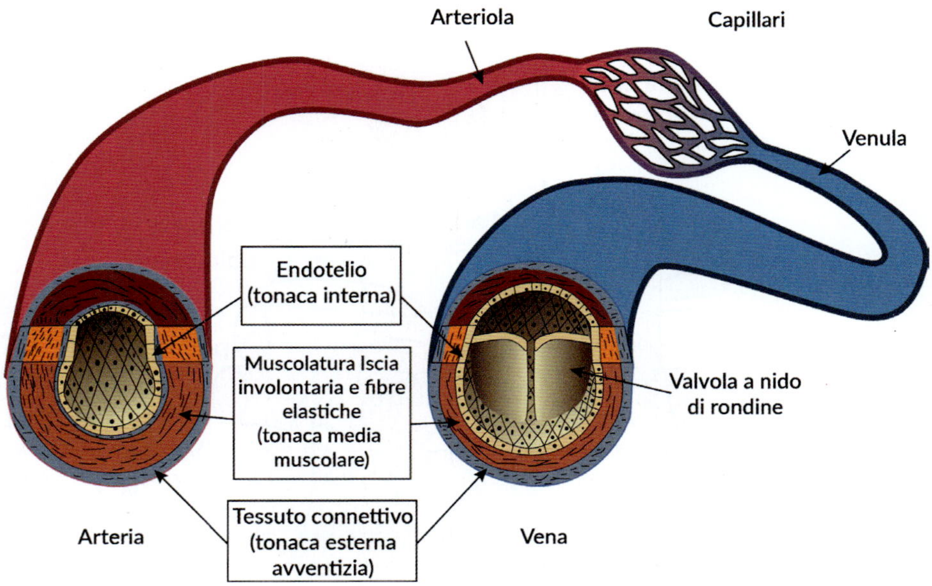

*Figura 2: A parità di calibro, le arterie possiedono una tonaca muscolare più spessa e più ricca di fibre elastiche perché devono essere "**propulsive**" e assicurare che il sangue arrivi con regolarità in ogni distretto anatomico, mantenendo **alta** la **pressione**. Le vene, invece, hanno una **bassa pressione** e sfruttano la contrazione dei muscoli scheletrici per riportare il sangue all'atrio destro. Per adempire a questa funzione, queste si avvalgono di valvole apposite, dette a **nido di rondine**, che impediscono il reflusso ematico.*

© TestBusters 2017

Circolazione del sangue

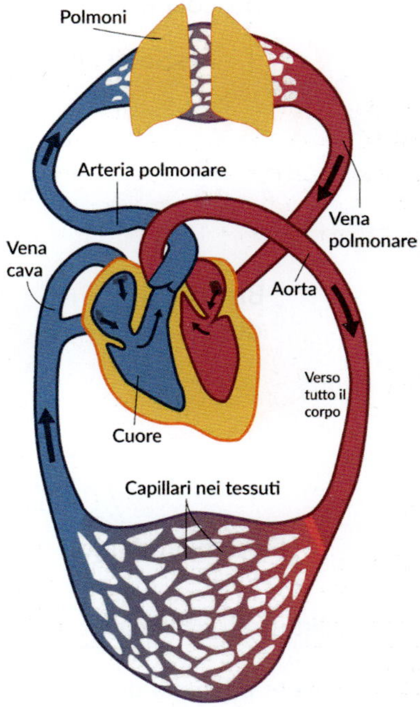

Figura 3: Circolo sistemico e circolo polmonare.

Nella **grande circolazione** il sangue ossigenato portato dall'aorta, dai suoi rami secondari e terminali, giunge in periferia e, nei **capillari**, cede ossigeno e sostanze nutritizie ai tessuti. Qui le **venule** drenano il sangue deossigenato dal microcircolo e, attraverso le vene cave, aggettano all'atrio destro.
Nella **piccola circolazione**, invece, il sangue giunge ai polmoni mediante l'arteria polmonare e i suoi rami terminali. Qui, in corrispondenza del microcircolo polmonare, i capillari giungono agli **alveoli polmonari** e il sangue riacquisisce ossigeno e rilascia CO_2. Attraverso le vene polmonari il sangue ossigenato giunge all'atrio sinistro ed è pronto per un nuovo ciclo.
La maggior parte delle sostanze nutritizie e dei metaboliti sottratti al sangue arterioso viene aggiunta nuovamente nel circolo attraverso la **circolazione enteroepatica** e, in particolare, attraverso la **vena porta**. La vena porta è quel vaso che drena il sangue deossigenato dall'**intestino** e lo porta al **fegato**, dove vengono depositati gran parte degli elementi assunti con la dieta.

7.1.2 Fisiologia

Cuore

Il cuore è un organo con attività contrattile propria. Il sistema nervoso autonomo, infatti, controlla semplicemente la frequenza cardiaca e la forza di contrazione del miocardio. L'indipendenza cardiaca scaturisce dalla differenziazione di alcuni miocardiociti in cellule **eccitabili**, capaci di generare, condurre e propagare uno **stimolo elettrico**. Queste cellule, appartenenti al **miocardio di conduzione**, sono responsabili della contrazione involontaria del **miocardio di lavoro**. Il sistema di conduzione cardiaco è rappresentato in figura 4.

© TestBusters 2017

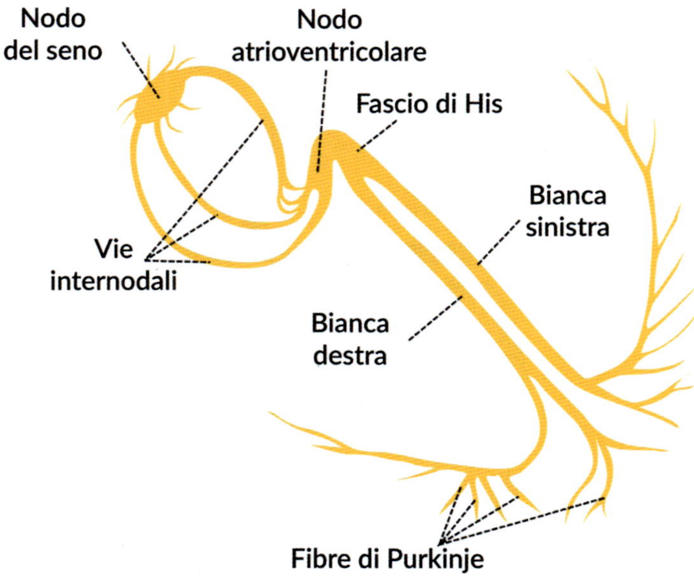

Figura 4: Sistema di conduzione cardiaco.

L'impulso elettrico si genera autonomamente nel **nodo del seno atriale**, presente a livello dell'atrio destro: questa struttura è il **pacemaker** cardiaco. L'impulso elettrico genera la contrazione degli atri, con conseguente efflusso del sangue in essi contenuto verso i ventricoli: inizia la **sistole**. Una volta raggiunto il **nodo atrio-ventricolare**, l'impulso si propaga ai ventricoli attraverso il **fascio di His** e le **fibre del Purkinje**. I ventricoli si contraggono ed eiettano il sangue nell'arteria polmonare e nell'aorta. Dopo la **sistole ventricolare**, il cuore si rilassa e permette l'afflusso del sangue dalle vene cave e dalle arterie polmonari negli atri e nei ventricoli: questa fase è detta **diastole**. Terminato il riempimento cardiaco, il nodo del seno atriale genera un nuovo impulso, iniziando nuovamente il ciclo cardiaco.

Sistema nervoso autonomo

	Sistema nervoso simpatico (noradrenalina e adrenalina)	**Sistema nervoso parasimpatico (acetilcolina)**
Cuore	Aumento della frequenza cardiaca e della forza di contrazione miocardica	Diminuzione della frequenza cardiaca e della forza di contrazione miocardica
Sistema Vascolare	**Vasocostrizione**	**Vasodilatazione**

© TestBusters 2017

7.2 Sistema respiratorio

7.2.1 Anatomia

Vie aeree e polmoni

Le vie aeree si distinguono in:

- Vie aeree **superiori**: **naso esterno**, **fosse nasali**, **seni paranasali**, **cavità orale**, **faringe**, **laringe**;
- Vie aeree **inferiori**: **trachea** e **bronchi**;

Le vie aeree riscaldano e umidificano l'aria, intrappolando il particolato mediante il **muco**. Quest'ultimo viene spinto mediante le **ciglia** dell'epitelio ciliato verso il **sistema digerente**.
Superate le vie aeree inferiori, l'aria giunge agli alveoli, le unità morfo-funzionali del parenchima polmonare, responsabili dell'ossigenazione del sangue.

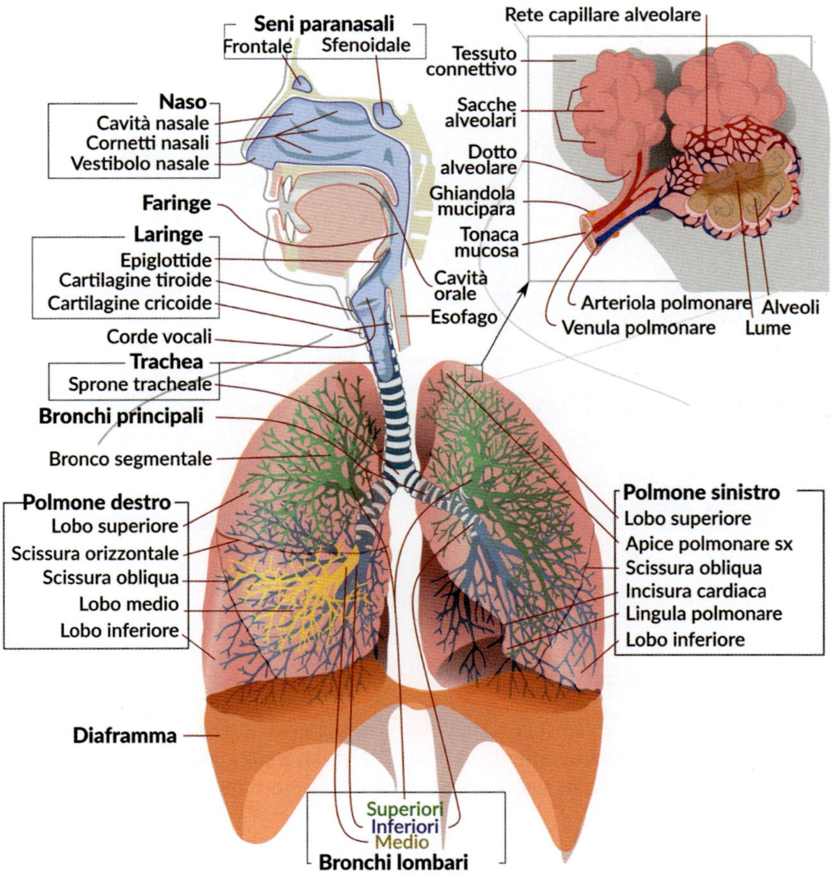

Figura 1: La laringe è una struttura perlopiù cartilaginea situata all'imbocco della trachea, all'interno della quale vi sono le ***corde vocali.*** *Trachea e bronchi, invece, possiedono degli* ***anelli di cartilagine*** *che conferiscono rigidità strutturale.*

© TestBusters 2017

7.2.2 Fisiologia

Meccanica respiratoria

La respirazione si divide in **due fasi**:

- **Inspirazione**;
- **Espirazione.**

L'inspirazione si avvale della contrazione del muscolo **diaframma** e dei **muscoli intercostali esterni**, che hanno il compito **aumentare il volume** della gabbia toracica, modificandone i due diametri maggiori. L'aumento del volume della gabbia toracica si manifesta come un flusso netto di aria verso i polmoni. In caso di **inspirazione forzata** (sforzo fisico, ad esempio) possono entrare in gioco anche i **muscoli sternocleidomastoidei** e gli **scaleni**, che aiutano i muscoli intercostali esterni a **ruotare le coste verso l'esterno**, aumentando il **diametro antero-posteriore** della gabbia toracica.
L'espirazione, invece, una volta rilassati i muscoli inspiratori, sfrutta la **capacità elastica** del polmone di tornare al suo volume iniziale. In caso di **espirazione forzata**, entrano in gioco anche i **muscoli espiratori** (**addominali**, **intercostali interni**), che aumentano la velocità di espirazione riducendo il volume della gabbia toracica in minor tempo.

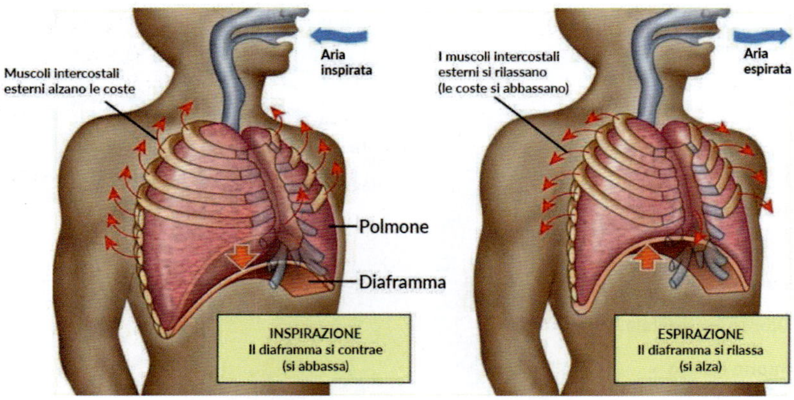

Figura 2: Meccanica respiratoria.

Scambio alveolo-capillare

Gli alveoli sono strettamente connessi con i capillari della circolazione polmonare. In questo distretto, infatti, il sangue deossigenato proveniente dall'arteria polmonare, giunge al polmone per liberarsi dei gas di scarto e per riacquisire ossigeno. Lo scambio alveolo-capillare avviene secondo gradiente pressorio:

	Alveolo	Arteria polmonare
pO_2	100 mmHg	40 mmHg
pCO_2	40 mmHg	46 mmHg

© TestBusters 2017

Le "concentrazioni" dei gas si misurano utilizzando le **pressioni parziali** (p), per dettagli si rimanda alla sezione di chimica.

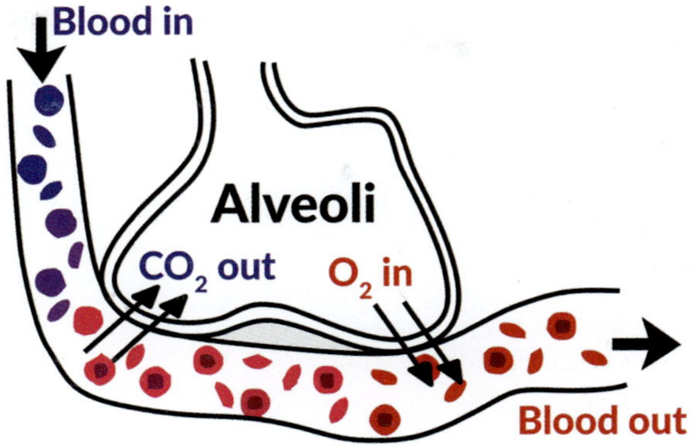

Figura 3: Interfaccia alveolo-capillare.

Emoglobina

L'emoglobina (**Hb**) è una **proteina** contenuta all'interno dell'**eritrocita**, costituita da **quattro catene polipeptidiche identiche a due a due (2α e 2β).** Ogni catena polipeptidica è strettamente associata all'**eme**, una molecola organica contenente **ferro**, responsabile dell'elevata affinità dell'emoglobina per l'ossigeno. L'eme rappresenta il **gruppo prostetico** dell'emoglobina, ovvero la parte non composta da aminoacidi dell'emoglobina.

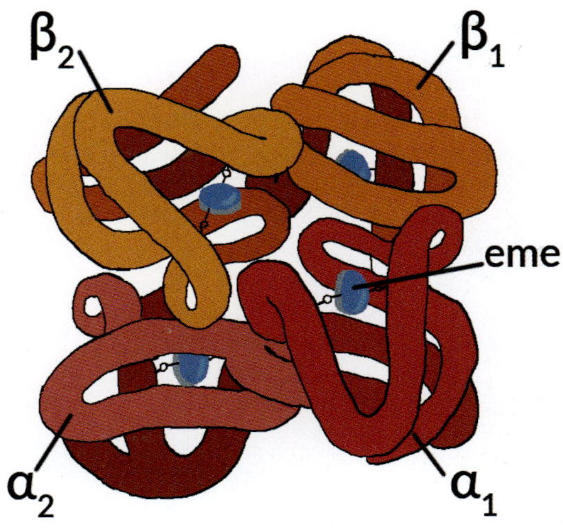

Figura 4. Struttura quaternaria dell'emoglobina

La principale funzione dell'emoglobina è quella di **trasportare l'ossigeno** dagli alveoli alla periferia e, viceversa, l'anidride carbonica dalla periferia agli alveoli.

L'**ossiemoglobina** è una molecola di Hb ossigenata (**legame dativo** fra lo ione ferro del gruppo eme con una molecola di O_2), mentre la **deossiemoglobina** è una molecola di emoglobina povera di ossigeno.

La **pressione parziale di ossigeno**, il **pH** e la **temperatura** influenzano l'affinità dell'Hb per l'ossigeno.

© TestBusters 2017

Di conseguenza, al variare di questi parametri il globulo rosso assorbe/libera ossigeno/CO_2 nella circolazione polmonare e nei distretti periferici:

	pO_2	pCO_2	pH	Affinità Hb per O_2	Affinità Hb per CO_2
Alveolo polmonare	100 mmHg	40 mmHg	7,45	Elevata	Ridotta
Distretto periferico	40 mmHg	46 mmHg	7,35	Ridotta	Elevata

© TestBusters 2017

7.3 Sistema digerente

7.3.1 Anatomia

L'apparato digerente è costituito da **cavità orale**, **faringe**, **epiglottide**, **esofago**, **stomaco**, **intestino tenue** (in ordine **duodeno**, **digiuno**, **ileo**) e **intestino crasso** (**cieco**, **colon ascendente**, **colon trasverso**, **colon discendente**, **sigma** e **retto**). A tale apparato sono annesse due **ghiandole anficrine**, il **fegato** e il **pancreas,** e alcune **ghiandole esocrine,** le ghiandole **salivari**.

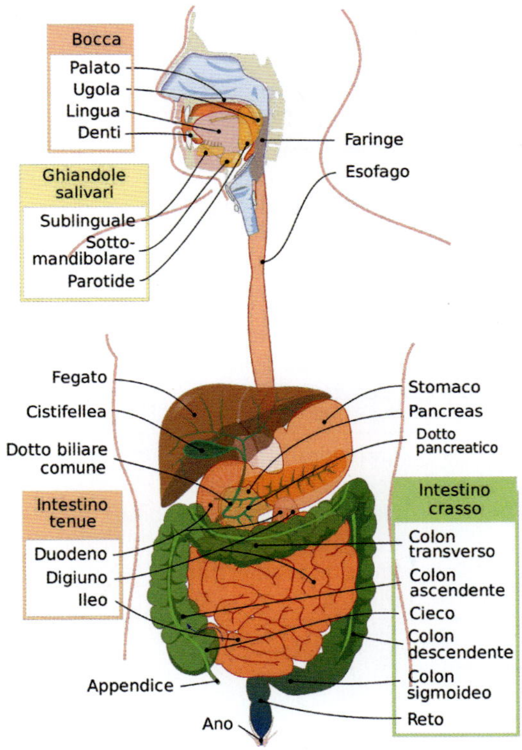

Figura 1. Il sistema digerente

Lo stomaco è caratterizzato un **pH acido**, originato dalla secrezione attiva da parte delle **cellule parietali** della mucosa gastrica di **HCl**. Questo acido facilita la digestione dei nutrienti, anche grazie all'attivazione di particolari enzimi, come il **pepsinogeno.**
La mucosa del tenue, a differenza di quella gastrica, è caratterizzata dalla presenza d**ei villi intestinali**, protrusioni aggettanti nel lume. Il loro scopo è aumentare esponenzialmente la superficie dell'intestino tenue, aumentandone la capacità assorbente.
La mucosa dell'intestino crasso gode della presenza benigna del **microbiota intestinale** (flora batterica), una variegata popolazione batterica che si occupa della scomposizione di particolari molecole non digeribili dalle cellule del nostro organismo.
Il fegato produce la bile, una sostanza composta da **sali biliari** e raccolta all'interno della **cistifellea** (o

© TestBusters 2017

colecisti). Il **pancreas**, invece, secerne **tripsina**, **lipasi** e **amilasi.** I secreti di entrambe le ghiandole sono riversati ed espletano le proprie funzioni a livello del **duodeno.**

7.3.2 Fisiologia

La funzione principale del sistema digerente è l'assorbimento della biomolecole introdotte con la dieta e l'escrezione di tutti quei composti non riutilizzabili dall'organismo. In alcuni casi il processo di **assorbimento** segue, inevitabilmente, un processo di **digestione,** in cui i macronutrienti vengo scissi in molecole più semplici ai fini dell'assorbimento stesso. Un esempio classico è rappresentato dai **lipidi** che, per essere assorbiti, devono prima essere **emulsionati** dalla bile e poi trasformati da **trigliceridi** ad **acidi grassi** per opera delle lipasi pancreatiche a livello del duodeno. Nella seguente tabella viene illustrato il destino del **bolo alimentare** nelle varie stazioni del tubo digerente:

	DIETA	DIGESTIONE	ASSORBIMENTO
Cavita orale	**Bolo**	**Carboidrati** ad opera della **ptialina** contenuta nella saliva	/
Stomaco	**Chimo**	**Proteine** ad opera della **pepsina**, attivata dal pH acido dello stomaco (circa **1,5**, per via dell'HCl)	· Acqua · Etanolo
Duodeno	**Chilo**	· Carboidrati ad opera dell'amilasi pancreatica. · **Lipidi** ad opera dei sali biliari e della lipasi panceatica. · Proteine ad opera della **tripsina**	· Carboidrati · Lipidi · Aminoacidi
Digiuno/Ileo	Chilo	/	· Carboidrati · Lipidi · Aminoacidi · **Vitamine**
Intestino crasso	**Feci**	/	· Acqua ed **elettroliti** (Na^+, K^+) · Vitamine

© TestBusters 2017

7.4 Apparato urinario

L'apparato urinario ha la funzione di "filtrare" il sangue attraverso i **reni** e di espellere il filtrato ricco di sostanze di scarto dal nostro organismo attraverso le **vie urinarie**. La filtrazione ha come scopo il mantenimento di un bilancio stabile di acqua, sali, acidi e basi e sostanze azotate (**urea**). I reni giocano un ruolo di fondamentale importanza anche nell'eliminazione delle sostanze tossiche e dei farmaci metabolizzati dal fegato.

7.4.1 Anatomia

L'apparato urinario è costituito dalle seguenti strutture anatomiche:

- **Reni**: due organi parenchimatosi a forma di "fagiolo" posti quasi simmetricamente posteriormente alla cavità addominale e lateralmente alla colonna vertebrale.
- **Ureteri**: due organi cavi con aspetto tubulare che decorrono simmetricamente e permettono il deflusso dell'**urina** dal rene alla vescica. Sboccano in vescica mediante gli **orefizi o meati ureterali**.
- **Vescica**: organo cavo muscolomembranoso posto posteriormente alla sinfisi pubica la cui funzione è l'accumulo dell'urina proveniente dai reni attraverso gli ureteri.
- **Uretra**: organo tubulare muscolomembranoso che permette durante la **minzione** (flusso volontario di urina dalla vescica verso l'esterno del corpo) lo svuotamento della vescica. L'uretra presenta due sfinteri: lo **sfintere uretrale interno** è involontario ed è posto in prossimità del **collo vescicale**; lo **sfintere uretrale esterno** è volontario ed è posto più distalmente. La lunghezza di questo organo varia in base al sesso: più corta nella femmina e più lunga nel maschio, dovendo decorrere internamente al pene. Nel maschio, oltre a deflusso di urina, l'uretra permette anche il transito verso l'esterno del liquido seminale.

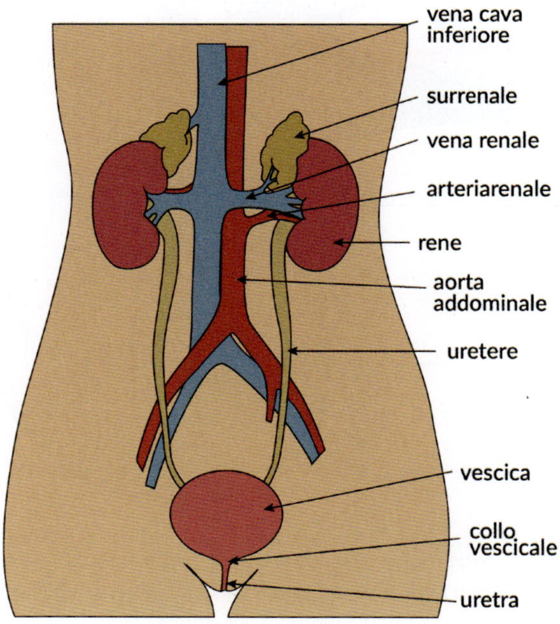

Figura 1: Apparato urinario.

© TestBusters 2017

Rene

Il parenchima renale è costituito da:

- **Corticale**: costituita microscopicamente da **glomeruli**, **tubuli**, **dotti connettori** e la parte iniziale dei **tubuli collettori**. Costituisce la parte più esterna dell'organo, appena sotto alla **capsula renale**. Tratti di corticale si approfondano nella zona **midollare** a formare le **colonne renali**.
- **Midollare**: costituita microscopicamente da **anse di Henle** e **tubuli collettori**. Posta più internamente alla midollare, è suddivisa in **piramidi renali** dalle colonne renali. L'apice di queste piramidi è rivolto internamente, verso la **pelvi renale**, e l'estroflessione delle piramidi nei **bacinetti** è detta **papilla renale**. Dalla papilla renale, l'urina, dopo essere defluita nei tubuli collettori, viene convogliata nei bacinetti e successivamente nella pelvi renale.

Le **vie urinarie** iniziano i bacinetti renali, i quali confluiscono nella pelvi renale che, restringendosi e fuoriuscendo dal rene, va a continuarsi nell'uretere.

Il sangue giunge ai reni attraverso l'**arteria renale**, collaterale diretto dell'aorta addominale, e li lascia attraverso la **vena renale** che sbocca in vena cava inferiore. L'irrorazione dei reni attraverso questi vasi è sia **trofica** (necessaria quindi al nutrimento e all'ossigenazione delle cellule dell'organo) sia **funzionale** (in questo caso la funzione è filtrare il sangue giunto dall'arteria renale stessa).

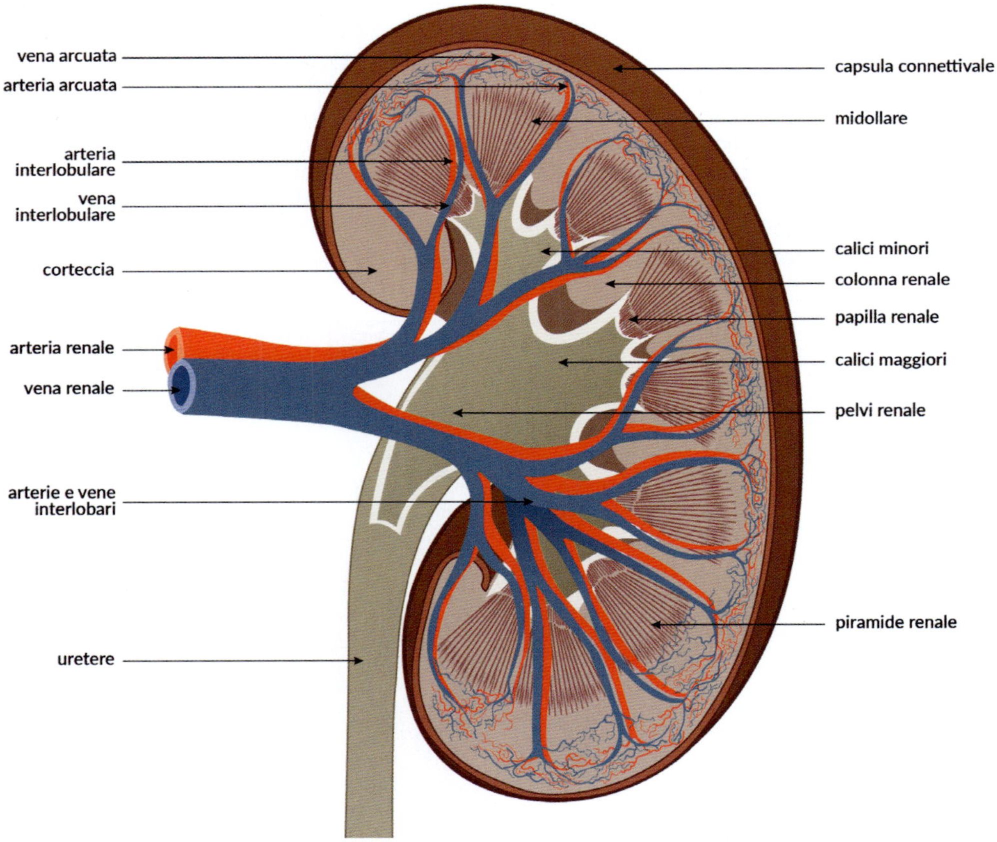

*Figura 2: Sezione di rene. L'arteria e la vena renali si continuano nei loro terminali: le **arterie interlobari**. A loro volta le interlobari si dividono nelle **interlobulari** e successivamente nelle **arcuate**. I bacinetti o **calici** in cui sboccano le papille renali sono detti bacinetti o calici **minori** i quali confluiscono nei calici **maggiori**.*

© TestBusters 2017

Nefrone

Il nefrone è l'unità morfofunzionale del rene (un singolo nefrone svolge, in proporzione, la funzione dell'intero rene). Il nefrone è costituito da una componente vascolare e una tubulare:

- Componente vascolare:
  - **Arteriola afferente**: porta sangue arterioso proveniente in origine dall'arteria renale. Si sfiocca a costituire il glomerulo;
  - **Glomerulo**: "rete mirabile arteriosa" (groviglio di capillari contenente sangue arterioso). In questa sede avviene la filtrazione meccanica del sangue. I vasi glomerulari convogliano successivamente nell'**arteriola efferente**;
  - **Arteriola efferente:** attraverso di essa il sangue (ancora arterioso) defluisce dal glomerulo. Si sfiocca nuovamente a costituire i **capillari peritubulari**;
  - **Capillari peritubulari:** hanno la funzione di ossigenare le cellule del parenchima e a trasportare i soluti riassorbiti dall'interstizio renale al circolo sistemico; in prossimità dell'ansa di Henle, nella midollare, sono detti **vasa recta**; dopo aver attraversato la rete capillare, il sangue, ormai venoso, confluisce nella **vena renale**.
- Componente tubulare:
  - **Capsula di Bowman**: struttura caliciforme costituita da una parete interna (costituita da **podociti**, filtro meccanico vero e proprio del nefrone) ed una parete esterna; la capsula raccoglie l'**ultrafiltrato** e lo convoglia nel tubulo contorto prossimale;
  - **Tubulo contorto prossimale**: lungo il suo decorso avvengono vari processi di assorbimento ed escrezione;
  - **Ansa di Henle**: struttura tubulare del nefrone che si approfonda nella midollare renale ed è costituito da due tratti:
    - **Discendente o sottile**: permeabile all'acqua.
    - **Ascendente o spesso**: impermeabile all'acqua.
  - **Tubulo contorto distale**: lungo il suo decorso avvengono vari processi di assorbimento ed escrezione;
  - **Tubulo collettore:** in esso sboccano più dotti connettori, è sottoposto al controllo di **aldosterone** ed **ADH**.

© TestBusters 2017

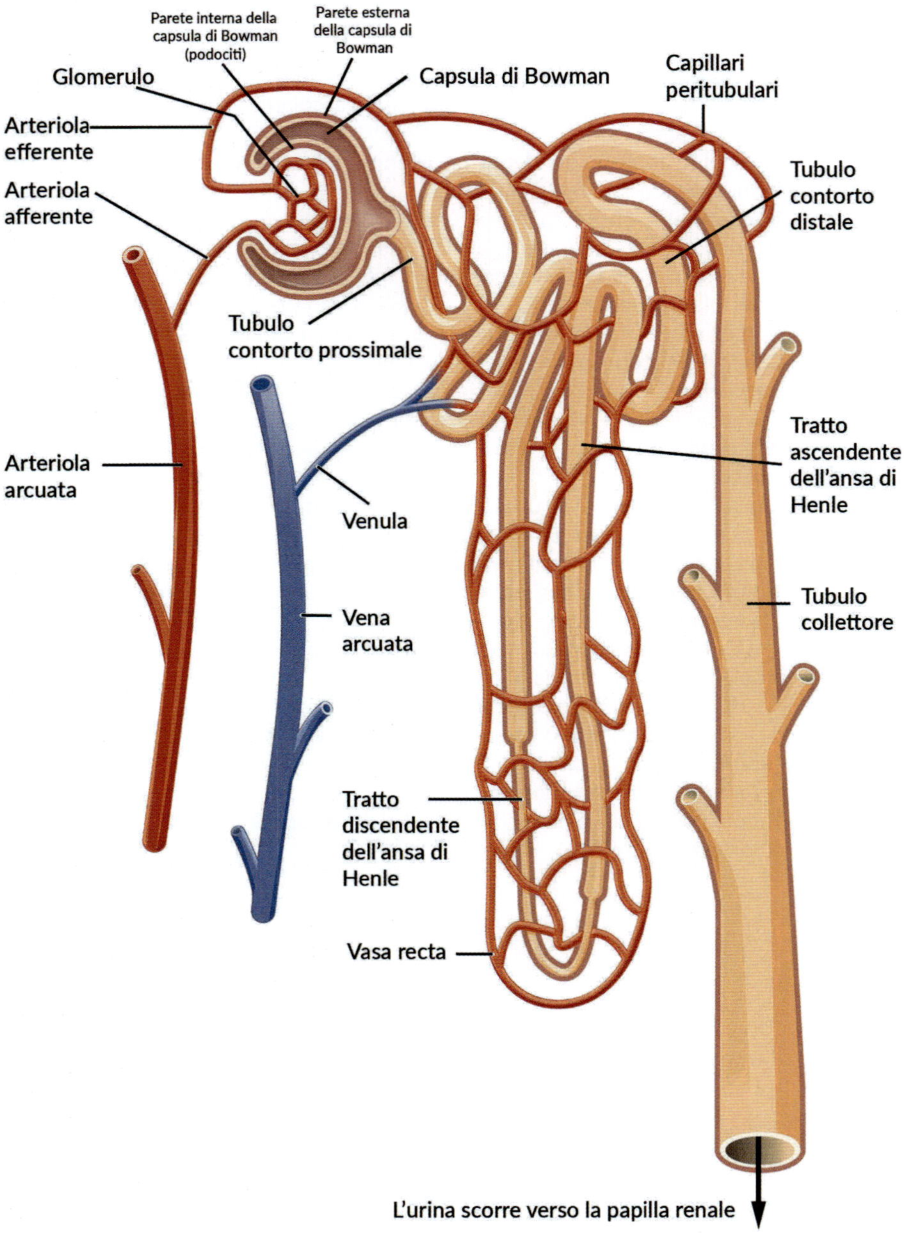

Figura 3: Struttura anatomica del nefrone.

7.4.2 Fisiologia

La fisiologia renale consiste nello scambio di acqua e soluti che avviene a livello del nefrone. Analizziamo i processi di scambio che avvengono a livello dei vari tratti del nefrone:

© TestBusters 2017

- A livello glomerulare la pressione con cui il sangue giunge nel glomerulo determina la quantità di ultrafiltrato che fluisce nella capsula di Bowman. Meccanismi di regolazione permettono variazione del calibro di arteriola afferente ed efferente, che causano a loro volta aumenti o diminuzioni della pressione nella rete glomerulare. Più la pressione glomerulare è alta, maggiore sarà il volume di ultrafiltrato.
- La capsula di Bowman e i podociti nello specifico fungono da filtro meccanico: in condizioni fisiologiche solo molecole più piccole dell'**albumina** filtrano attraverso le "maglie" dei podociti.
- L'ultrafiltrato viene raccolto dalla capsula e si dirige nel tubulo contorto prossimale, dove vengono subito riassorbiti (ossia trasportati attivamente dalle cellule tubulari dal tubulo all'interstizio) alcuni componenti preziosi per il nostro organismo: glucosio e aminoacidi. In questa sede inizia anche il riassorbimento per osmosi di Na^+ e H_2O, oltre al riassorbimento di molti altri elettroliti (come il bicarbonato).
- L'ansa di Henle svolge la funzione di concentrare le urine:
  - La **preurina** transita nel tratto discendente, permeabile all'acqua: qui acqua e soluti passano dall'ansa, all'interstizio; infatti, mano a mano che l'ansa si approfonda nella midollare, la concentrazione dell'interstizio aumenta e si mantiene più concentrata della preurina, che ugualmente va concentrandosi. Il risultato è una preurina ipertonica e il passaggio di una grande quantità d'acqua dall'ansa discendente all'interstizio.
  - La preurina transita poi nel tratto ascendente, impermeabile all'acqua: qui avviene il trasporto dei soluti dall'ansa all'interstizio, proporzionale alla concentrazione della preurina, che va diluendosi. Ecco spiegato il progressivo aumentare di concentrazione dell'interstizio più ci si approfonda nella midollare.
  - I soluti e l'acqua in eccesso rispetto alla condizione in iniziale sono continuamente messi in circolo e "lavati via" dall'interstizio grazie ai vasa recta a stretto contatto con l'ansa.
  - Ora l'urina è isotonica rispetto all'interstizio e il suo volume è diminuito.
- A livello del tubulo contorto distale prosegue il riassorbimento di Na^+ e H_2O. Il riassorbimento dello ione Ca^{2+} è qua regolato dal **paratormone** (**PTH**), ipercalcemizzante.
- Nel tubulo collettore avviene il riassorbimento della "quota facoltativa" di H_2O da parte del rene. Il collettore infatti è soggetto all'azione dell'aldosterone e dell'ADH:
  - **Aldosterone**: più importante rappresentante della classe ormonale dei mineralcorticoidi, è l'ultimo rappresentante del **sistema RAA** (renina-angiotensina-aldosterone). Il rene in risposta a cali pressori o volemici produce la **renina**, questo ormone permette la conversione dell'**angiotensinogeno** in **angiotensina I** la quale è a sua volta convertita a livello polmonare dall'enzima **ACE** (angiotensin converting enzyme) in **angiotensina II**. L'angiotensina II è un vasocostrittore che ha anche la funzione di stimolare la corticale del surrene a produrre aldosterone. L'aldosterone agisce quindi sul tubulo collettore stimolando il riassorbimento di Na^+ e osmoticamente di H_2O. Questi processi comportano un aumento della volemia e della pressione.
  - ADH (antidiuretic hormone) o **vasopressina**: prodotto dall'ipotalamo e neurosecreto dalla neuroipofisi, questo ormone provoca aumento della pressione e della volemia, andando ad agire sul tubulo collettore e stimolando il riassorbimento di H_2O (in questo caso non accompagnato da Na^+).
  - **Peptide natriuretico atriale**: è antagonista dell'aldosterone, quindi è un ormone ipotensivo ed ipovolemizzante. Viene prodotto in seguito a stress elevati (causati da eccessiva pressione o volemia) della parete cardiaca dall'atrio destro.

In corrispondenza del tubulo collettore viene riassorbita anche la quota maggiore di **urea**, un composto azotato, non tossico, prodotto del catabolismo proteico.
Oltre ai processi di riassorbimento, avvengono anche processi di escrezione tubulare.

© TestBusters 2017

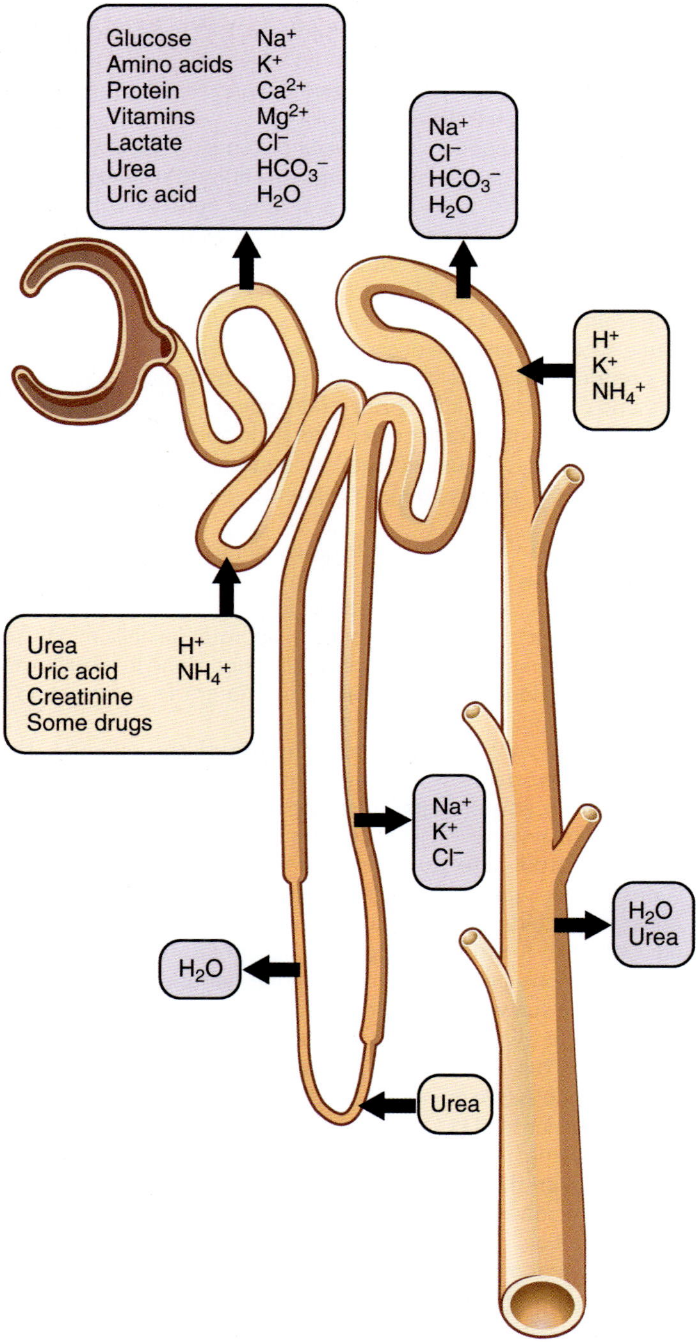

Figura 4: Riassorbimento ed escrezione a livello del nefrone. I box blu contengono le sostanze riassorbite, quelli gialli le sostanze escrete.

© TestBusters 2017

7.5 Apparato genitale maschile

L'apparato genitale di un essere vivente può essere considerato, dal punto di vista evolutivo, la "meta" dei processi omeostatici e di sviluppo. Darwinianamente parlando l'essere vivente si è evoluto e perfezionato con l'unica tendenza alla sopravvivenza della propria specie. Sotto questo aspetto l'apparato genitale assume un'importanza fondamentale nella vita di un organismo.
L'apparato genitale maschile ha il compito di produrre le cellule della linea germinale, fare in modo che si specializzino, permettere la loro mobilità e quindi la fecondazione della cellula uovo successivamente al rapporto sessuale.

Testicoli

I **testicoli** rappresentano la **gonade** maschile. La gonade è l'organo deputato alla produzione dei **gameti**, le cellule atte alla riproduzione (nel caso del maschio gli **spermatozoi**). Sono due strutture pari e simmetriche, contenute nello **scroto**, posto esternamente alla cavità pelvica ed inferiormente al **pene**.
Il parenchima dell'organo è principalmente costituito da un "groviglio" di **tubuli seminiferi**: la parete di questi tubuli è costituita dalle cellule della linea germinale maschile, nelle varie fasi della meiosi. La maturazione definitiva dello spermatozoo avviene a livello di **rete testis** ed **epididimo**.
I tubuli seminiferi sono racchiusi dalla **tonaca albuginea**, capsula connettivale che si interrompe posteriormente per permettere la fuoriuscita della rete testis dal testicolo. Dei setti che si dipartono dalla tonaca albuginea suddividono il testicolo in **lobuli testicolari**.
Gli spermatozoi passano successivamente alla rete testis e, attraverso i dotti efferenti, all'epididimo. Questo è un organo tubulare posto posterosuperiormente al testicolo, suddiviso in **testa**, **corpo** e **coda**.
La spermatogenesi appare quindi come una normale divisione meiotica caratterizzata dall'acquisizione da parte degli spermiociti delle strutture caratteristiche.
Dalla coda dell'epididimo origina il **dotto deferente**.

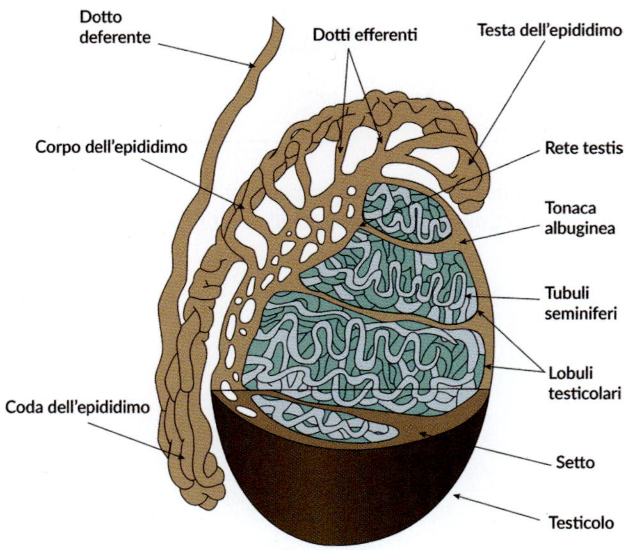

Figura 1: Anatomia del testicolo.

© TestBusters 2017

Vie spermatiche e strutture annesse

Gli spermatozoi, dopo avere attraversato l'epididimo, passano nei dotti deferenti: due organi pari e simmetrici, muscolomembranosi, che formano assieme a vasi, nervi ed altre strutture il **funicolo spermatico**.
Il funicolo spermatico attraversa il canale inguinale ed entra in cavità pelvica. Qua i deferenti decorrono latero-posteriormente alla vescica, discendendo successivamente verso il collo vescicale.
Dall'unione tra i dotti deferenti e i dotti delle **vescichette seminali,** originano i **dotti eiaculatori**. Questi tubuli pari e simmetrici penetrano nell'organo prostatico e, convergendo, vanno a sboccare in uretra.
Le vescichette seminali sono ghiandole esocrine secernenti un liquido viscoso ricco di **fruttosio** (fonte energetica degli spermatozoi), che costituisce il 70% dell'eiaculato. La loro funzione **non** è quella di accumulare il liquido seminale.
La **prostata** è una ghiandola esocrina posta inferiormente alla vescica. E' attraversata dall'uretra, nella quale sboccano i dotti eiaculatori. La sua funzione è quella di secernere la rimanente quota di liquido seminale.
Dopo avere attraversato la prostata, l'eiaculato è completo e prende il nome di **sperma**.

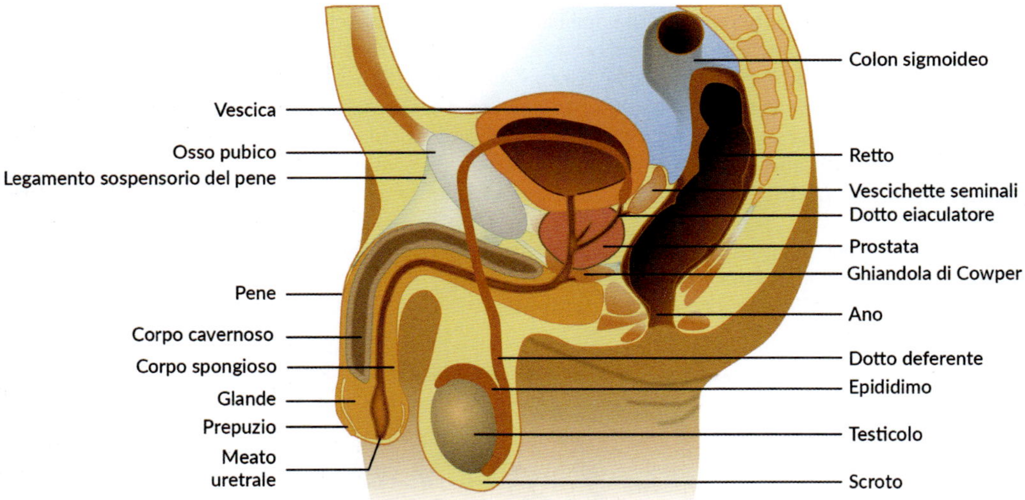

*Figura 2: Apparato genitale maschile. Il **legamento sospensore del pene** fissa l'organo alla sinfisi pubica. La **ghiandola di Cowper** contribuisce alla costituzione dello sperma.*

© TestBusters 2017

7.6 Apparato genitale femminile

L'apparato genitale femminile è preposto alla maturazione della cellula uovo, ad ospitare la fecondazione e il **feto**.
Gli organi che compongono l'apparato sono:

- **Ovaie**
- **Tube uterine** (o **trombe di Falloppio**): organi muscolomembranosi posti lateralmente all'**utero** che aumentano il loro calibro in senso mediolaterale. Il capo opposto all'utero, adiacente alle ovaie, è imbutiforme e detto **infundibolo**. I processi digitiformi che originano dal margine infundibolare sono dette **fimbrie**. Le tube hanno la funzione di permettere il movimento della cellula uovo dall'ovaia all'utero. Nelle tube avviene la fecondazione della cellula uovo da parte dello spermatozoo.
- Utero: organo muscolare cavo atto all'impianto dell'ovulo e successivamente alla gestazione. Ha forma di pera rovesciata, è posto posteriormente alla vescica e anteriormente al retto. È costituito da 3 parti:
    - **Fondo**: porzione superiore cupoliforme.
    - **Corpo**: porzione centrale.
    - **Cervice o collo**: porzione più ristretta che sbocca in **vagina**.

  La parete uterina è costituita da uno spesso strato muscolare detto **miometrio**, che contraendosi permette l'espulsione del feto durante il parto, e dall'**endometrio**, strato mucosale più interno utile alla nutrizione dell'ovulo impiantato.
- Vagina: canale muscolare elastico che si estende dalla cervice uterina all'esterno del corpo. Ha la funzione di accogliere il pene durante il rapporto sessuale, permette il transito del flusso mestruale e del feto verso l'esterno.
- Genitali esterni (**vulva**), composti da:
    - **Grandi labbra**
    - **Piccole labbra**
    - **Clitoride**
- **Ghiandole mammarie**, poste sul torace anteriormente ai muscoli grandi pettorali, sono costituite da:
    - **Capezzolo**: sporgenza pigmentata presente esternamente alla ghiandola circondata da una zona anch'essa pigmentata detta **areola**. Dal capezzolo fuoriesce il latte in seguito alla suzione da parte del neonato.
    - Internamente la ghiandola è costituita principalmente da tessuto adiposo contenente gli adenomeri mammari. È suddivisa internamente in lobuli disposti radialmente. Le ghiandole hanno la funzione della lattazione, la produzione di latte in corrispondenza di gravidanza e parto.

© TestBusters 2017

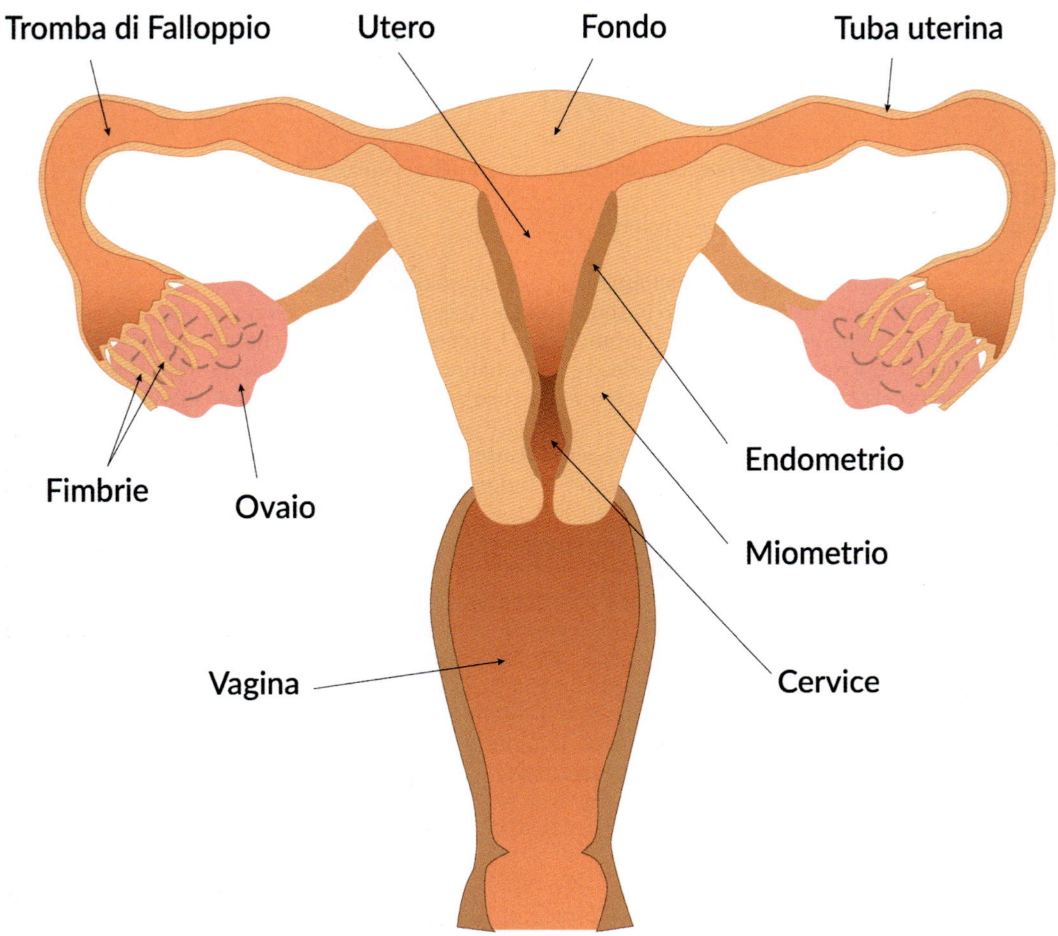

Figura 1: Apparato genitale femminile.

Ovaio

Le ovaie rappresentano le gonadi femminili. Sono organi pari e simmetrici posti nella cavità pelvica laterosuperiormente all'utero (a cui sono connesse tramite le tube). Oltre ad essere gli organi responsabili della produzione degli **ovociti secondari** (gameti), hanno anche funzione endocrina: producono infatti estrogeni e progesterone.
L'ovaio è costituito da:

- **Tessuto germinativo** (copertura esterna)
- **Albuginea** (connettivale)
- **Corticale**: contiene i follicoli ovarici, costituiti da un ovocita e un numero variabile di **cellule follicolari** la cui funzione è proteggere e nutrire l'ovocita. Sezionando un ovaio potremo riscontrare vari follicoli a diversi stadi di sviluppo, solo uno tuttavia arriverà al termine della maturazione (**follicolo di Graaf**) ed espellerà l'ovocita secondario nella tuba uterina. Il follicolo successivamente si trasforma in **corpo luteo** (secernente progesterone) e poi **corpo albicante**.

© TestBusters 2017

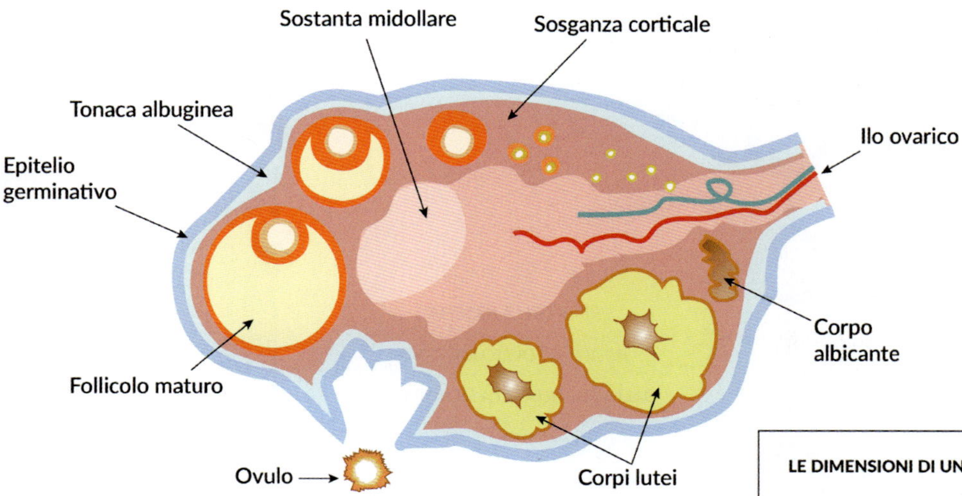

LE DIMENSIONI DI UN OVAIO

LUNGHEZZA 3.5 - 6 cm
LARGHEZZA 4.5 - 7 cm
SPESSORE 1 - 1.5 cm
PESO 8 g

Figura 2: Microanatomia dell'ovaio.

Ovogenesi

I processi meiotici che portano alla formazione della cellula uovo si discostano sensibilmente dalla meiosi "classica":

- Gli **oogoni** entrano in meiosi I nell'ovario fetale a 11-12 settimane di gestazione.
- L'ovocita si arresta in profase I e viene circondato dal **follicolo primitivo**. A causa dell'atresia a cui la maggior parte dei follicoli vanno incontro, all'inizio della pubertà solo una piccola parte del pool fetale ha la possibilità di terminare il proprio sviluppo.
- Dopo la maturazione del follicolo, in corrispondenza dell'**ovulazione**, l'oocita riattiva la meiosi: termina la meiosi I (con l'espulsione del primo **globulo polare**) e giunge in metafase II. Viene quindi espulso dal follicolo sotto forma di ovocita secondario.
- Solo alla fecondazione avremo il completamento della meiosi II e l'emissione del secondo globulo polare.

I globuli polari sono ciò che rimane delle altre due cellule che dovrebbero formarsi alla fine delle due fasi meiotiche. La cellula uovo deve essere ricca di nutrimenti e di citoplasma che requisisce dalle cellule sorelle rendendoli globuli polari, avremo quindi il citoplasma di 3 cellule in un'unica grossa cellula uovo.

© TestBusters 2017

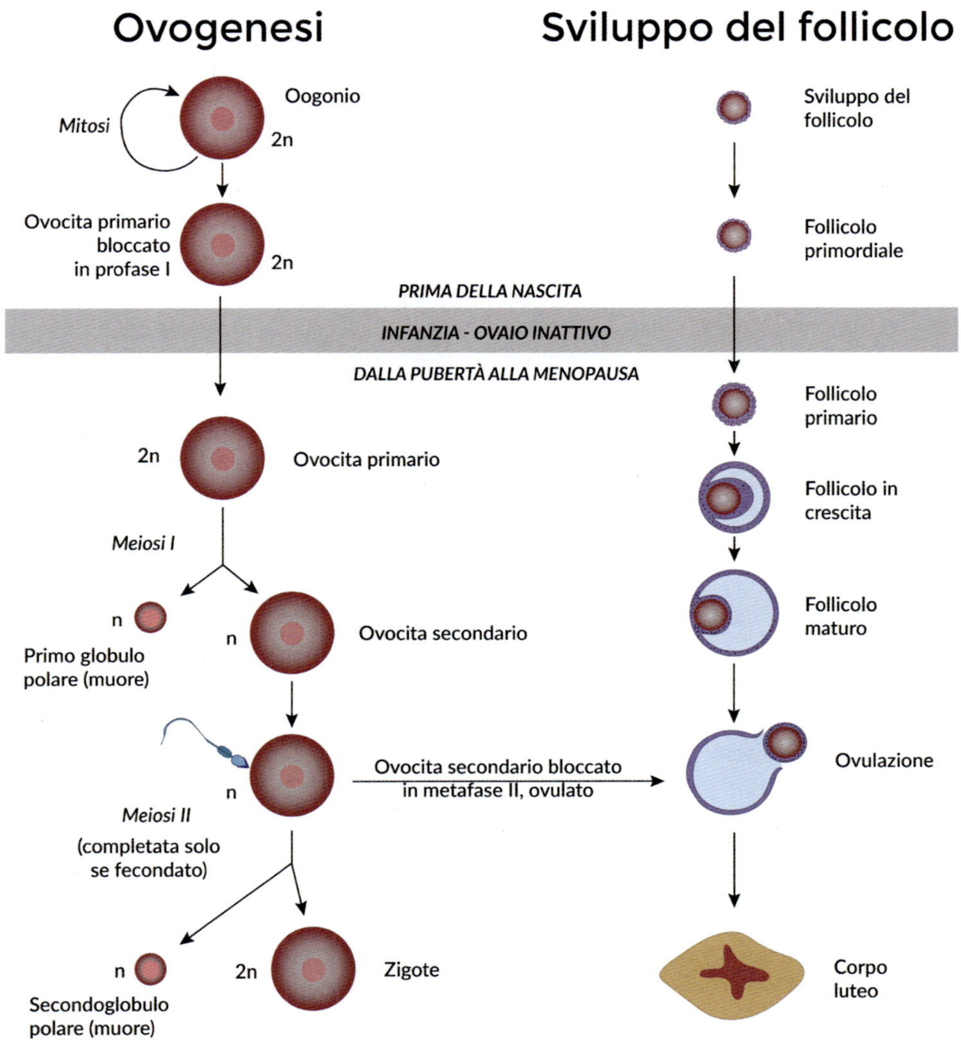

Figura 3: Stadi e scansione temporale in parallelo di ovogenesi e maturazione follicolare.

© TestBusters 2017

7.6.1 Ciclo riproduttivo femminile

Il **ciclo ovarico** e quello uterino avvengono parallelamente sotto il controllo dei livelli ormonali:

- Ciclo ovarico: serie di eventi che si svolge nelle ovaie durante e dopo la maturazione di un ovocita.
- **Ciclo uterino** (o **mestruale**): controllato dagli ormoni steroidei rilasciati dalle ovaie, si svolge a livello dell'endometrio uterino in modo che sia pronto all'eventuale impianto di un ovulo fecondato e quindi alla gravidanza. Nel caso in cui l'impianto non avvenga, l'endometrio inspessito si sfalda dando il flusso mestruale.

La variazione dei livelli ormonali permette l'esistenza di questi processi di sviluppo ciclici. I seguenti ormoni sono coinvolti:

- **GnRH**: secreto dall'ipotalamo, controlla il ciclo ovarico e quello uterino inducendo il rilascio di gonadotropine.
- **FSH**: avvia lo sviluppo del follicolo e la conseguente secrezione di estrogeni da parte del follicolo stesso.
- **LH**: induce l'ovulazione e promuove la formazione del corpo luteo.
- **Estrogeni**: promuovono lo sviluppo e il mantenimento dei tratti sessuali secondari e delle strutture riproduttive femminili, stimolano la sintesi proteica, abbassano il tasso di colesterolo e sono osteoprotettivi.
- **Progesterone**: prepara e mantiene l'endometrio per l'impianto di un ovulo fecondato e predispone le ghiandole mammarie alla secrezione di latte.

Il ciclo mestruale dura circa 28 giorni e si divide in varie fasi:

- **Fase mestruale** (o mestruazione): dura da 2 a 5 giorni durante i quali vengono eliminati sangue e cellule in sfaldamento dell'endometrio. In questa fase tutti i livelli ormonali sono relativamente bassi.
- **Fase preovulatoria o follicolare**: periodo intercorrente tra il termine del flusso mestruale e l'ovulazione. FSH permette la crescita di vari follicoli a livello ovarico di cui solo uno giunge alla maturità. I livelli di estrogeni aumentano lentamente e ancora più lentamente quello del progesterone. Gli estrogeni hanno il loro picco appena prima della fase ovulatoria.
- **Fase ovulatoria**: rottura del follicolo maturo ed espulsione dell'ovocita secondario nella cavità pelvica e successivamente nella tuba. L'ovulazione è causata da un picco di FSH che causa un picco di LH, responsabile ultimo dell'espulsione.
- **Fase postovulatoria o luteinica**: LH causa la trasformazione del follicolo maturo (ormai privo di ovocita) in corpo luteo, questo se l'ovocita non è stato fecondato permane per due settimane e poi degenera in corpo albicante. Se, invece, l'ovocita viene fecondato, il corpo luteo persiste oltre le due settimane e viene mantenuto dalla **gonadotropina corionica umana** (**HCG**) prodotta a livello placentare. Il corpo luteo produce progesterone, che raggiunge il suo livello massimo in fase luteinica. Il progesterone stimola l'inspessimento endometriale. Se l'ovulo non è fecondato il corpo luteo regredisce, il progesterone cala e l'endometrio si sfalda; se la fecondazione avviene il corpo luteo si mantiene e l'endometrio rimane spesso.

© TestBusters 2017

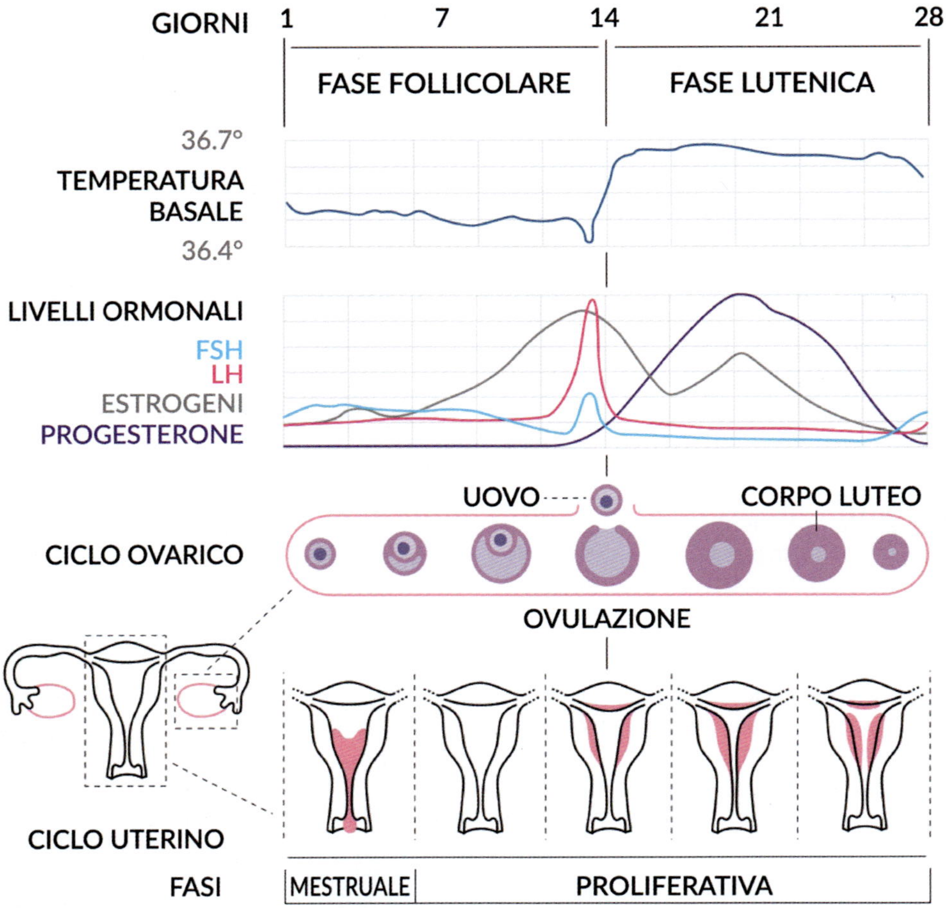

Figura 4: Ciclo riproduttivo femminile.

© TestBusters 2017

7.7 Sistema endocrino

7.7.1 Introduzione

Il sistema endocrino comprende l'insieme di ghiandole che riversano i loro secreti direttamente nel sangue ed è coinvolto nel mantenimento dell'**omeostasi** (o equilibrio) dell'organismo, in risposta agli stimoli provenienti dall'interno o dall'ambiente che lo circonda. Queste molecole sono dette "**ormoni**". Un ormone è una molecola che trasmette un segnale da una cellula ad un'altra tramite l'utilizzo di un recettore. Esso può essere **proteico**, **lipidico**, oppure **derivato** direttamente **da aminoacidi**. Ciò che cambia, oltre alla natura biochimica, sono le modalità con cui queste molecole interagiscono con la cellula bersaglio:

Tipologia di ormone	**Polarità**	**Localizzazione del recettore bersaglio**	**Esempio**
Proteico	Idrofili	Membrana plasmatica	Insulina, calcitonina, paratormone
Steroideo	Idrofobi	Intranucleare	Cortisolo, testosterone, estrogeni
Derivato da aminoacidi	Idrofili/idrofobi	Membrana plasmatica, intracellulare	Catecolamine, ormoni tiroidei

Gli ormoni di natura proteica sono idrofili e pertanto non penetrano la membrana plasmatica, quindi il recettore sulle cellule bersaglio sarà sul versante esterno della membrana plasmatica. Viceversa, gli ormoni di natura lipidica, essendo altamente idrofobi, attraversano liberamente la membrana e interagiscono con i loro recettori che si trovano all'interno del nucleo della cellula bersaglio.

L'aumento o la diminuzione della secrezione degli ormoni da parte di una ghiandola endocrina sono regolati da un meccanismo di *feedback*. Si dice **feedback negativo** se l'effetto biologico di un ormone diminuisce la secrezione dell'ormone stesso (ad es.: secrezione insulina → diminuzione glicemia → diminuzione secrezione insulina), si dice, invece, **feedback positivo** se l'effetto biologico amplifica la secrezione dell'ormone che lo ha provocato (ad es.: ossitocina → contrazioni uterine → aumento secrezione ossitocina). **La gran parte degli ormoni trattati seguono sono regolati da feedback negativo.**

© TestBusters 2017

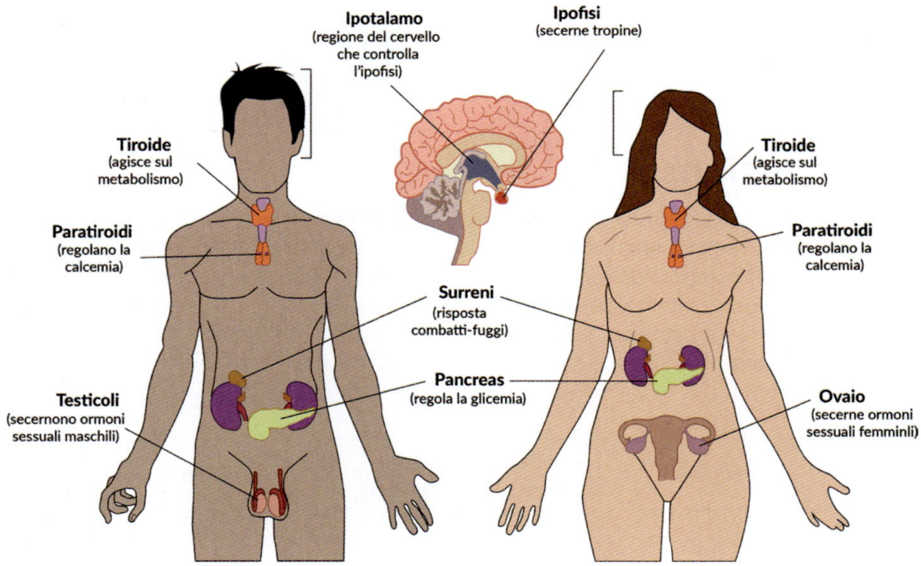

Figura 1: Il sistema endocrino e le sue funzioni.

Generalmente gli ormoni proteici hanno suffisso "**-ina**" (eccetto le catecolamine e gli ormoni tiroidei), mentre gli ormoni steroidei hanno il suffisso "**-one**" (eccetto paratormone e glucagone).

7.7.2 Ipotalamo

Nell'ipotalamo sono situati raggruppamenti di neuroni, definiti **nuclei secernenti**, che producono fattori di rilascio (**RH**), d'inibizione (**IH**), **vasopressina** e **ossitocina.** RH e IH vengono inviati all'**ipofisi anteriore** (**adenoipofisi)**, modulandone l'attività. La vasopressina **(ADH, ormone antidiuretico)** ha un effetto antidiuretico e ipertensivo, perché agisce sulle cellule del nefrone distale, aumentando il riassorbimento di acqua. L'ossitocina, invece, favorisce la contrazione uterina durante il parto. Tutti questi ormoni sono di natura proteica.

© TestBusters 2017

7.7.3 Ipofisi

L'ipofisi (**ghiandola pituitaria**) controlla gran parte delle ghiandole endocrine e, a sua volta, è controllata dal resto del sistema nervoso centrale (di cui fa parte) mediante i fattori di rilascio/inibizione ipotalamici. Questa ghiandola endocrina presenta una divisione anatomofisiologica:

- **Adenoipofisi (ipofisi anteriore)**
- **Neuroipofisi (ipofisi posteriore)**

L'adenoipofisi è riccamente irrorata grazie ad un sistema portale che permette che gli ormoni proteici prodotti entrino facilmente in circolo. La neuroipofisi, invece, essendo formata dagli assoni dei neuroni ipotalamici, non produce nulla, bensì secerne ossitocina e vasopressina.
Nell'immagine seguente sono illustrate tutte le ghiandole endocrine, tutti i relativi ormoni e tutti i relativi organi bersaglio:

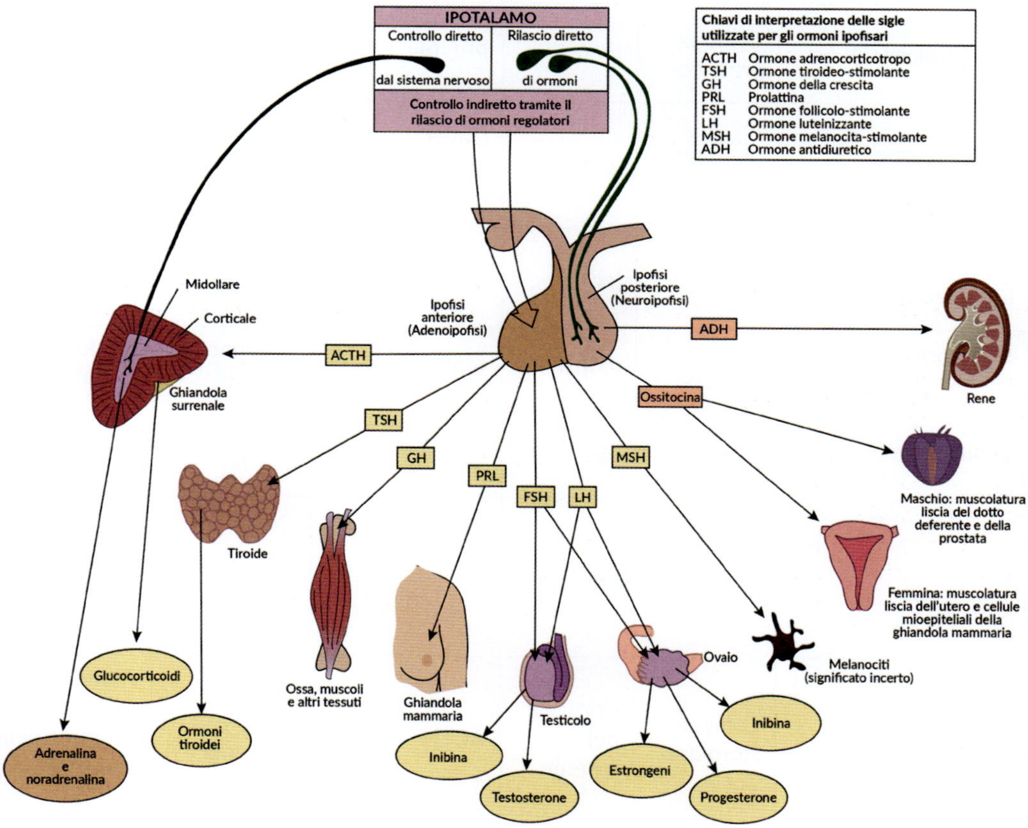

*Figura 2: L'**asse ipotalamo-ipofisario**.*

© TestBusters 2017

Nella seguente tabella sono elencati i principali ormoni coinvolti nell'asse ipotalamo-ipofisario:

	Tipologia	Prodotto da:	Prodotto in risposta di:	Organo bersaglio	Effetto biologico
ACTH (ormone adrenocorticotropo)	Ormone proteico	Ipofisi	ACRH	Corticale del surrene	Rilascio di cortisolo
TSH (ormone tireostimolante)	Ormone proteico	Ipofisi	TRH	Tiroide	Rilascio di ormoni tiroidei
GH (ormone della crescita)	Ormone proteico	Ipofisi	GHRH	Ossa, muscoli, fegato et al.	Aumento della glicemia
PRL (prolattina)	Ormone proteico	Ipofisi	PRL-RH	Ghiandola mammaria	Accrescimento ghiandola mammaria
FSH (ormone follicolostimolante)	Ormone proteico	Ipofisi	GnRH (ormone di rilascio delle gonadotropine)	Testicoli e ovaie	Maturazione del follicolo ooforo e degli spermatozoi
LH (ormone luteinizzante)	Ormone proteico	Ipofisi	GnRH	Testicoli e ovaie	Produzione di estrogeni e testosterone
MSH (ormone melanocitostimolante)	Ormone proteico	Ipofisi	MSHRH	Melanociti cutanei	Produzione di melanina
Ossitocina	Ormone proteico	Ipotalamo	/	Miometrio uterino	Contrazioni durante il parto
ADH	Ormone proteico	Ipotalamo	/	Nefrone distale	Aumento del riassorbimento di acqua e della pressione arteriosa
Cortisolo	Ormone steroideo	Corticale del surrene	ACTH	Tessuti periferici	Aumento della glicemia, gestione delle situazioni di stress
Aldosterone	Ormone steroideo	Corticale del surrene	Angiotensina	Nefrone	Aumento del riassorbimento di sodio e della pressione arteriosa

© TestBusters 2017

Adrenalina e noradrenalina	Ormone derivato dagli aminoacidi	Midollare del surrene	SNC	Muscolatura liscia e cardiaca	Attivazione ortosimpatico
T_3, T_4	Ormone derivato dagli aminoacidi	Tiroide	TRH	Tessuti periferici	Aumento del metabolismo
Testosterone	Ormone steroideo	Testicolo	LH	Muscoli, ossa, follicoli piliferi	Anabolismo, caratteri sessuali maschili
Estrogeni	Ormone steroideo	Ovaio	LH	Miometrio, ghiandola mammaria, tessuti periferici	Iperplasia del miometrio, sviluppo dei caratteri sessuali femminili

© TestBusters 2017

7.7.4 Controllo della glicemia

Non tutti gli equilibri metabolici presenti all'interno del nostro organismo sono controllati dall'asse ipotalmo-ipofisario: la glicemia, ad esempio, è controllata soprattutto dagli ormoni prodotti dal pancreas. Come visto nel capitolo 7.3, il pancreas è una ghiandola **anficrina** e, oltre agli enzimi della digestione, possiede una componente endocrina a livello delle **isole di Langherans.** In particolare, **l'insulina** abbassa la glicemia, stimola la glicogenosintesi e rallenta il catabolismo del glucosio; il **glucagone**, invece, aumenta la glicemia e stimola la glicogenolisi.

Mnemotecnica TB: per ricordare cosa aumenta e cosa diminuisce la glicemia tra glucagone ed insulina ricorda che l'ormone che termina con un suffisso accrescitivo (-one, glucagone) aumenta la licemia, quello che termina con un suffisso diminutivo (-ina, insulina) diminuisce la glicemia.

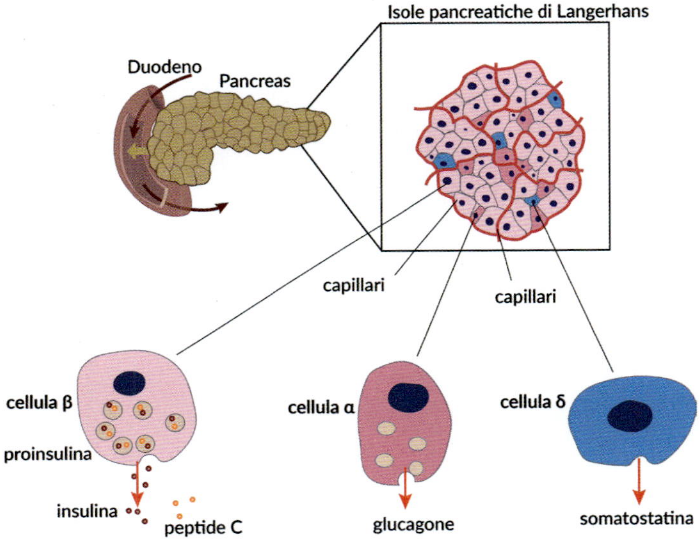

Figura 3: Le isole di Langherans.

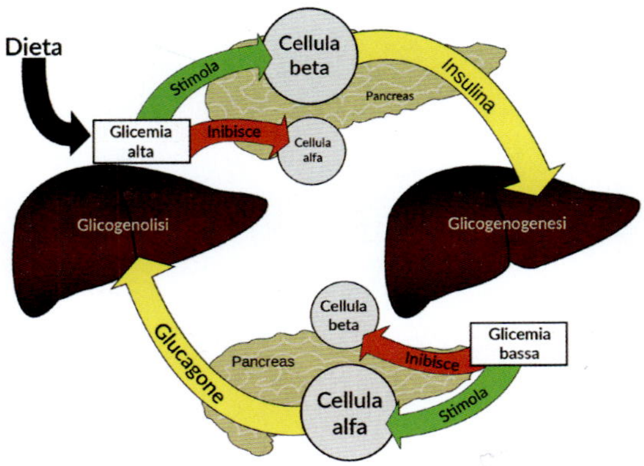

Figura 4. Omeostasi del glucosio.

© TestBusters 2017

7.7.5 Controllo della calcemia

Il calcio, come il glucosio, possiede dei meccanismi ormonali indipendenti dall'asse ipotalamo-ipofisi. Le **cellule C** della tiroide producono **calcitonina,** mentre le **paratiroidi**, piccole ghiandole poste sul versante posteriore della tiroide stessa, producono **paratormone.** Il paratormone aumenta la calcemia, stimolando l'assorbimento di calcio intestinale/renale e il riassorbimento osseo. La calcitonina, viceversa, abbassa la calcemia, stimola l'accrescimento del deposito osseo di cristalli di calcio e ne inibisce l'assorbimento intestinale/renale.

Mnemotecnica TB: per ricordare cosa aumenta e cosa diminuisce la calcemia tra paratormone e calcitonina ricorda che l'ormone che termina con un suffisso accrescitivo (-one, paratormone) aumenta la calcemia, quello che termina con un suffisso diminutivo (-ina, calcitonina) diminuisce la calcemia.

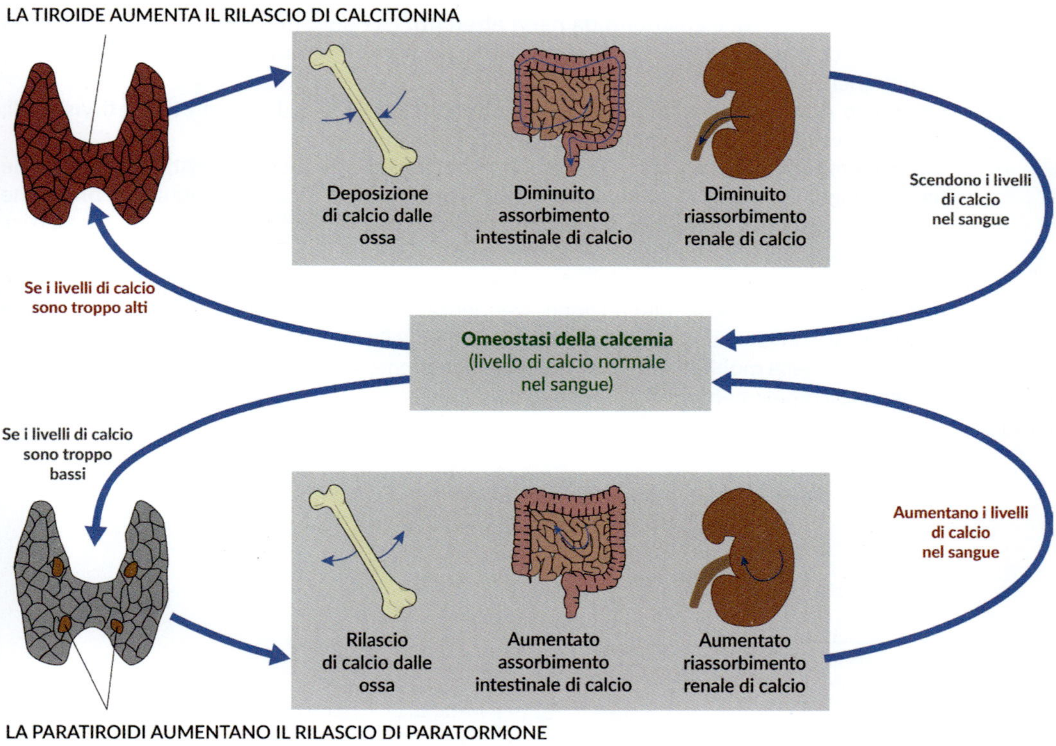

Figura 5. Metabolismo del calcio

© TestBusters 2017

7.8 Sistema nervoso

Il **sistema nervoso centrale** è l'integratore di informazioni provenienti sia dall'esterno che dall'interno dell'organismo. Attraverso il **sistema nervoso periferico** le informazioni giungono al sistema nervoso centrale che le elabora dando risposte che, sempre attraverso il periferico, arrivano a destinazione e provocano cambiamenti rispetto ad una condizione di partenza.
Il sistema nervoso centrale (SNC) è quindi anatomicamente e funzionalmente suddiviso in **encefalo** e **midollo spinale**. Il primo risiede nella **scatola cranica** ed è deputato alla gestione delle informazioni provenienti da tutto l'organismo, alla loro integrazione e alla generazione di risposte; il secondo è protetto dalla **colonna vertebrale** e si estende dalla base del cranio (è direttamente comunicante con l'encefalo) alle **vertebre lombari**, la sua funzione è di garantire l'arrivo delle informazioni all'encefalo e di rispondere, mediante **riflessi spinali**, a semplici stimoli integrati attraverso risposte automatiche.

Il **sistema nervoso periferico** è suddiviso funzionalmente in:
- **Sistema Nervoso Somatico**: è costituito da **nervi afferenti,** che portano informazioni dai recettori periferici (dolorifici, meccanici, barometrici, tattili), e da **nervi efferenti,** che inviano risposte ai muscoli scheletrici.
- **Sistema Nervoso Autonomo**: costituito da **nervi afferenti viscerali** e da **nervi efferenti viscerali;** questi ultimi sono suddivisi a loro volta in due categorie funzionali:
    - o **Sistema simpatico**: responsabile di tutte le risposte viscerali predisponenti alla condizione "**fight or flight**": midriasi, accomodazione, aumento frequenza cardiaca, aumento pressione sanguigna, vasocostrizione periferica e vasodilatazione a livello dei muscoli scheletrici, broncodilatazione, inibizione della mobilità intestinale, stimolazione della glicogenolisi.
    - o **Sistema parasimpatico**: responsabile di tutte le risposte viscerali predisponenti alla condizione "**rest and digest**": miosi, diminuzione frequenza cardiaca, diminuzione della pressione sanguigna, vasodilatazione periferica (soprattutto a livello gastroenterico), broncocostrizione, stimolazione della mobilità intestinale e della digestione, stimolazione della gluconeogenesi.

I due sistemi agendo complementarmente possono mantenere o variare una situazione di omeostasi iniziale.

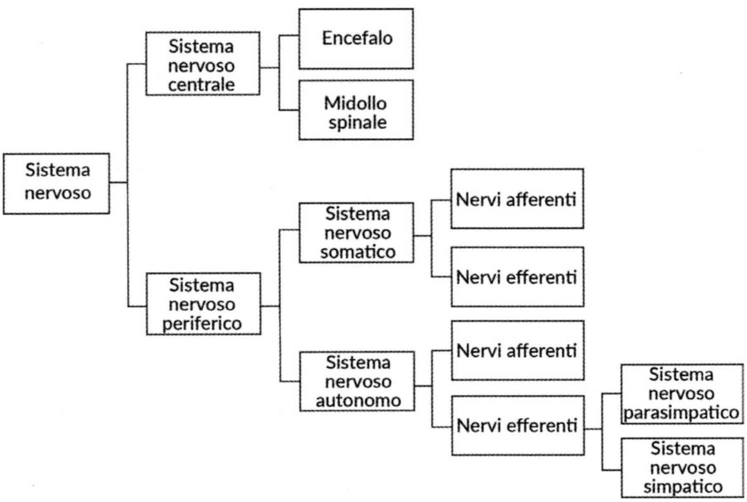

Figura 1: Schema funzionale del sistema nervoso.

© TestBusters 2017

7.8.1 SNC

L'intero sistema nervoso centrale è ricoperto da membrane connettivali, dette **meningi**, che lo proteggono e impediscono lo sfregamento con le strutture ossee circostanti. Analizzando gli strati meningei, dall'esterno all'interno:

- **Dura madre**: strato meningeo più esterno. E' a contatto con le ossa craniche a livello encefalico e con lo **spazio epidurale** (ricco di tessuto adiposo) a livello spinale.
- **Aracnoide**: meninge intermedia, delimitante lo **spazio subaracnoideo,** nella quale scorre il **liquor cefalorachidiano**.
- **Pia madre**: sottile membrana adesa alle strutture del SNC.

All'interno dell'encefalo, esistono delle cavità che contengono un liquido, detto **liquor cefalorachidiano**. Quest'ultimo ha funzione trofico-strutturale e viene prodotto a livello dei **ventricoli cerebrali**, spazi posti internamente all'encefalo e comunicanti con lo spazio subaracnoideo. I ventricoli si continuano nel midollo con il **canale ependimale,** che attraversa in lunghezza l'intero midollo.

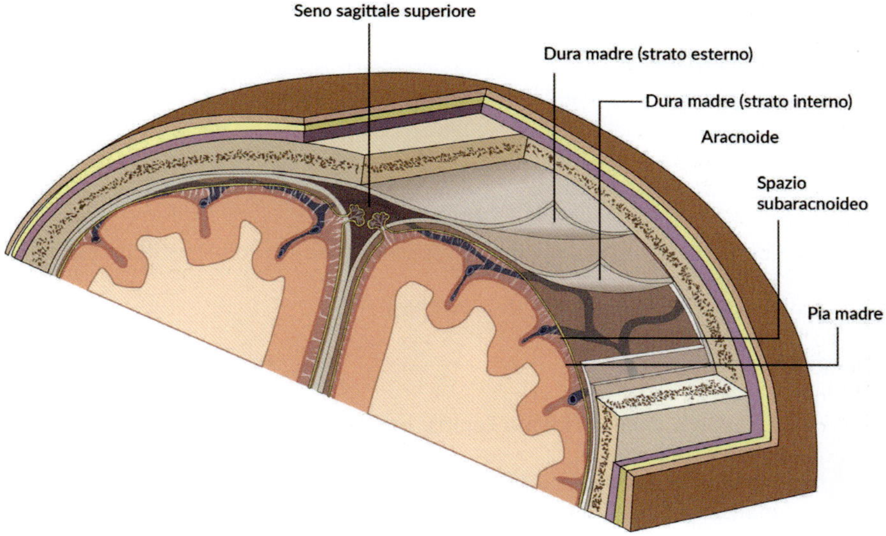

Figura 2: Meningi a livello encefalico.

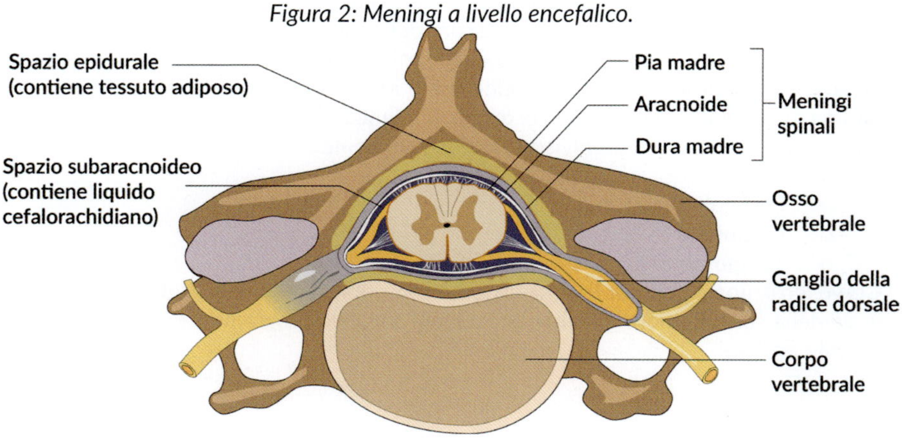

Figura 3: Meningi a livello spinale.

© TestBusters 2017

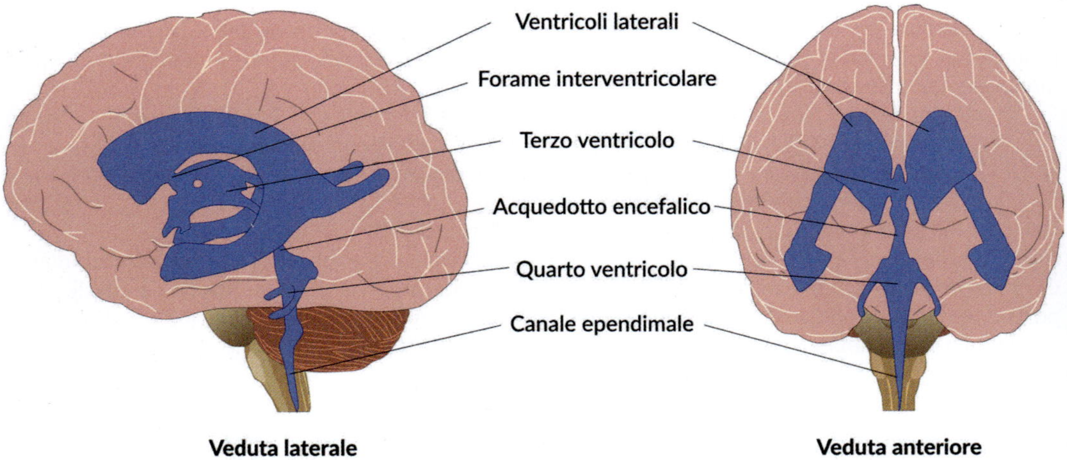

Figura 4: Sistema ventricolare encefalico.

Encefalo

Costituito da:

- **Tronco encefalico**: si continua nel midollo spinale ed è a sua volta costituito da varie strutture:
  - **Bulbo** o **midollo allungato**.
  - **Ponte**, connessione con il **cervelletto**.
  - **Mesencefalo**
- **Diencefalo** costituito da:
  - **Talamo**
  - **Epitalamo** (comprendente l'**epifisi** o **ghiandola pineale**): deputato al controllo del ritmo sonno-veglia.
  - **Ipotalamo**: controlla il sistema nervoso autonomo. E' collegato dal **peduncolo ipofisario** all'ipofisi e produce ADH ed ossitocina, che verranno neurosecreti dalla neuroipofisi.
- **Telencefalo**: presenta la **sostanza grigia**, contenente i corpi cellulari dei neuroni, esternamente e la **sostanza bianca**, contenente gli assoni dei neuroni della sostanza grigia, internamente. La sua superficie si ripiega formando **circonvoluzioni**, separate tra loro da **scissure** e **solchi**. La **scissura longitudinale** divide il telencefalo in due **emisferi**. In base alle funzioni regolate da una determinata parte della **corteccia**, il telencefalo è suddiviso in **aree** o **zone**. A livello anatomico-funzionale è suddiviso in **lobi** pari e simmetrici:
  - **Frontale**
  - **Parietale**
  - **Occipitale**
  - **Temporale**
- **Cervelletto**: posto posteriormente al ponte e inferiormente al telencefalo; si occupa in tempo reale della coordinazione spaziale di ciò che l'encefalo programma di eseguire, permettendo i movimenti fini.

© TestBusters 2017

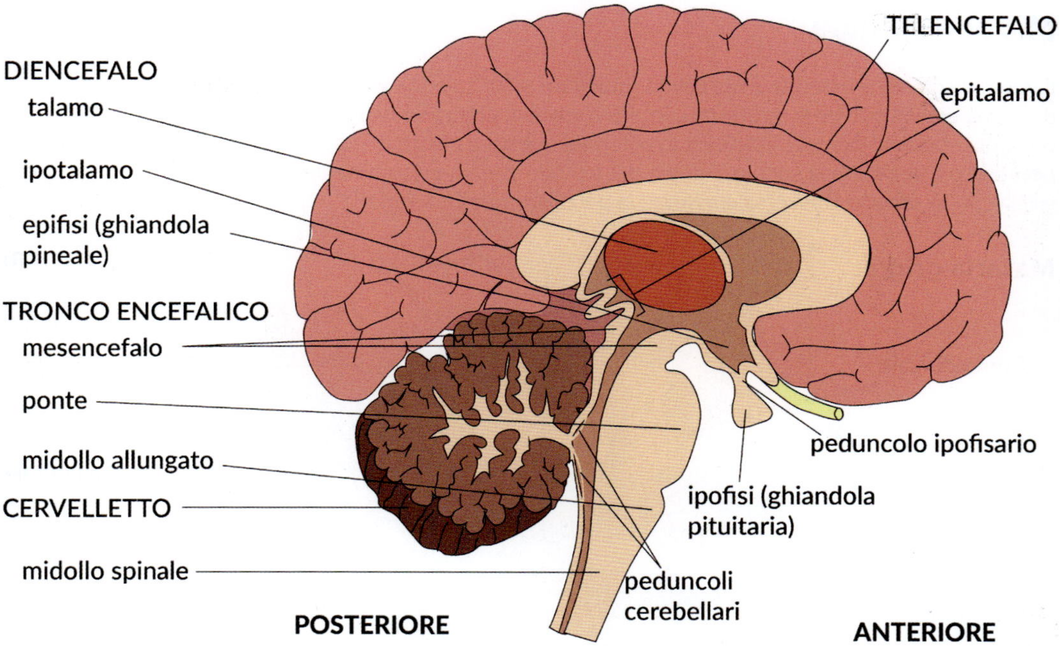

Figura 5: Struttura e suddivisione anatomica dell'encefalo.

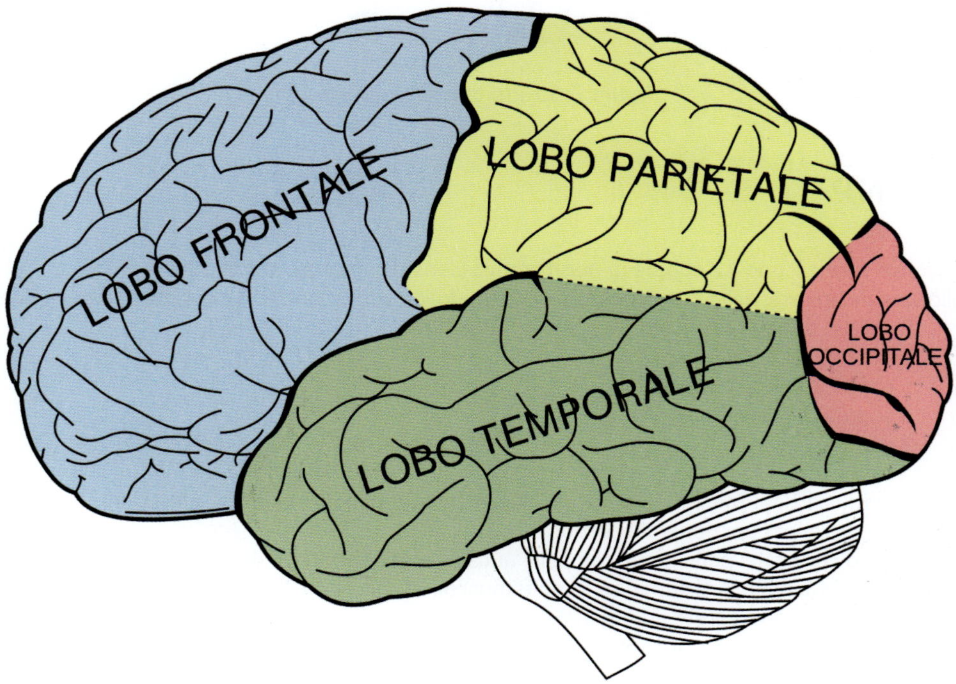

Figura 6: Suddivisione anatomica in lobi della corteccia telencefalica.

© TestBusters 2017

Midollo spinale

Il midollo spinale si estende nella **cavità midollare** della colonna vertebrale per la maggior parte della sua estensione ed è strutturato internamente al contrario rispetto all'encefalo: esternamente presenta sostanza bianca, suddivisa in **colonne**, questa è costituita dagli assoni dei neuroni posti in periferia o a livello della sostanza grigia del midollo stesso; internamente invece compare la sostanza grigia che in sezione trasversale assume la peculiare forma "a farfalla".

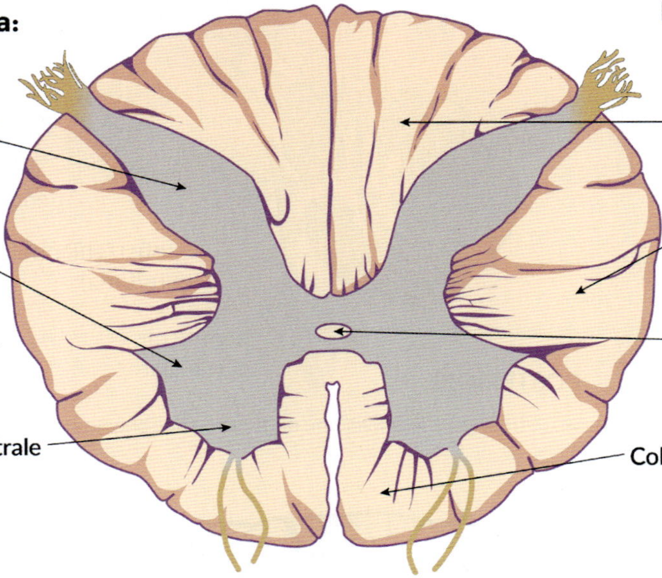

Figura 7: Struttura midollo spinale.

7.8.2 SNP

Dall'encefalo fuoriescono **12 coppie** di **nervi cranici** (sensitivi, motori, autonomici e misti).
A livello spinale, invece, dalle **corna posteriori** del midollo fuoriescono le **31 coppie** di nervi spinali:

- 8 coppie di nervi cervicali
- 12 coppie di nervi toracici
- 5 coppie di nervi lombari
- 5 coppie di nervi sacrali
- 1 coppia di nervi coccigei

Una volta fuoriusciti dal midollo, il nervo spinale si divide dando origine ai **plessi**, reti nervose che vanno ad innervare una porzione del corpo:

- **Plesso cervicale**: pelle e muscoli della nuca, la parte superiore delle spalle e il diaframma.
- **Plesso brachiale**: arti superiori e molti muscoli di collo e spalle.
- **Plesso lombare**: parete addominale, i genitali esterni e parte degli arti inferiori.
- **Plesso sacrale**: glutei, il perineo e gli arti inferiori.

© TestBusters 2017

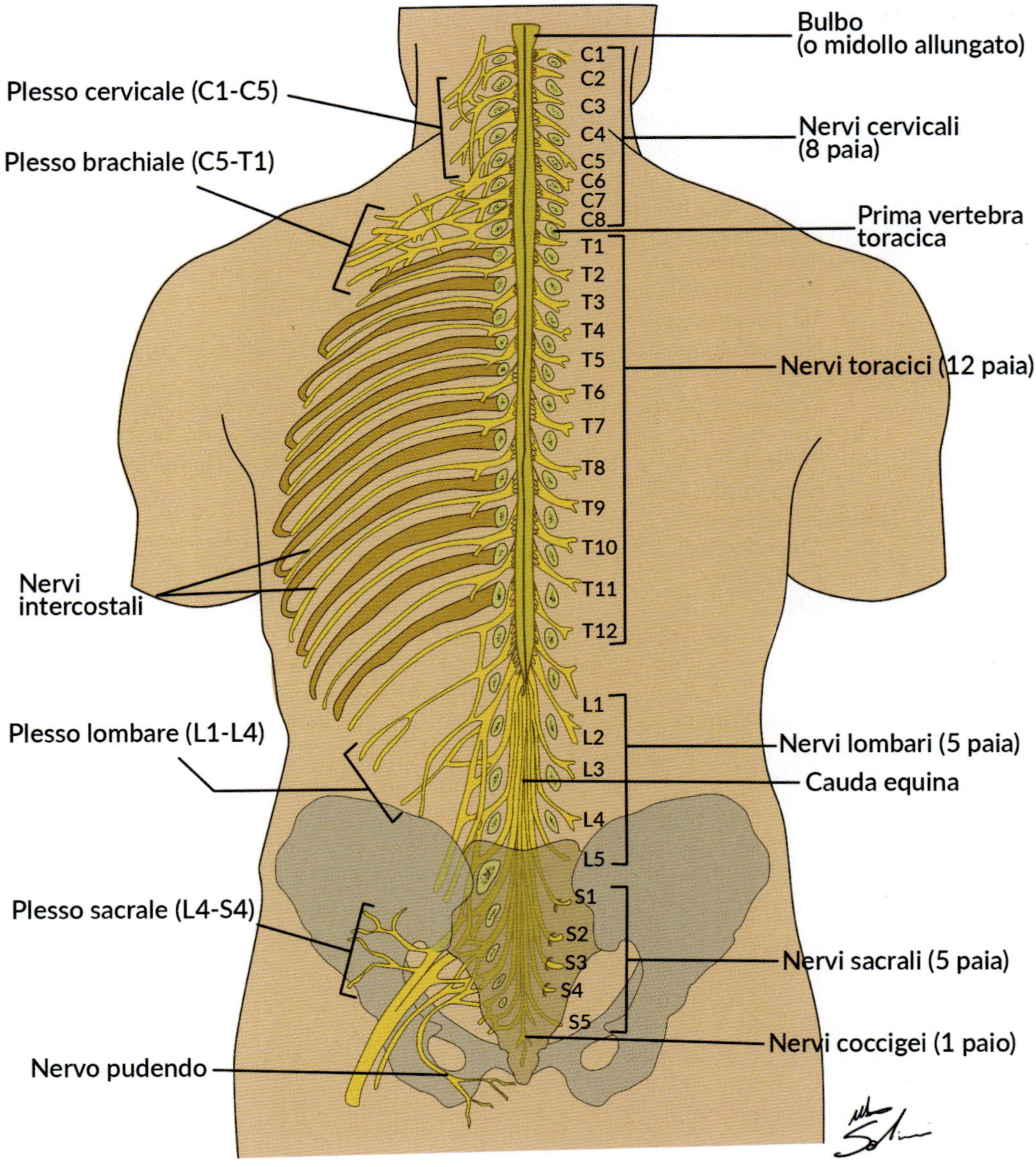

*Figura 8: Anatomia dei nervi spinali e dei plessi che ne derivano (vista posteriore della colonna). Si può notare che il midollo spinale termina (variabilmente) in corrispondenza delle vertebre lombari, il canale vertebrale viene inferiormente occupato dalla **cauda equina**, fascio di nervi che discendono il canale fuoriuscendo poco alla volta dai forami vertebrali posti inferiormente alla terminazione del midollo.*

© TestBusters 2017

7.8.3 Organi di senso

Gli organi di senso costituiscono fini specializzazioni delle terminazioni assonali dei neuroni. Essi vengono solitamente trattati come parte del sistema nervoso.
La sensibilità è divisa in:

- **Sensibilità generale:** composta da piccoli recettori, solitamente sprovvisti di organi dedicati, disseminati in tutto il corpo. Si divide a sua volta in:
    - **Sensibilità somatica**
        - **Recettori tattili:** presenti a livello sottocutaneo.
        - **Termocettori:** presenti a livello sottocutaneo.
        - **Nocicettori:** presenti a livello sottocutaneo e anche nella maggior parte degli organi.
        - **Propriocettori:** riscontrabili a livello dei muscoli scheletrici, dei tendini e delle articolazioni; la loro funzione è di stimare la contrazione di un muscolo, dare informazioni sul lavoro che sta compiendo e sulla coordinazione del movimento nello spazio.
    - **Sensibilità viscerale**
        - **Chemocettori**
        - **Barocettori**
- **Sensibilità specifica:**
    - **Olfatto**
    - **Gusto**
    - **Vista**
    - **Udito ed equilibrio**

© TestBusters 2017

Olfatto

I recettori olfattivi occupano la porzione superiore delle **cavità nasali**. L'aria inalata, in cui sono presenti le molecole che stimolano i recettori andando a generare una sensazione a livello telencefalico, attraversa le cavità nasali entrando in contatto con il muco che circonda le terminazioni olfattive. Nel muco si sciolgono le molecole responsabili dello stimolo e raggiungono le terminazioni. L'impulso generato viaggiando attraverso i nervi olfattivi, con tappe intermedie, giunge alla zona del lobo temporale, deputata alla generazione della sensazione olfattiva.

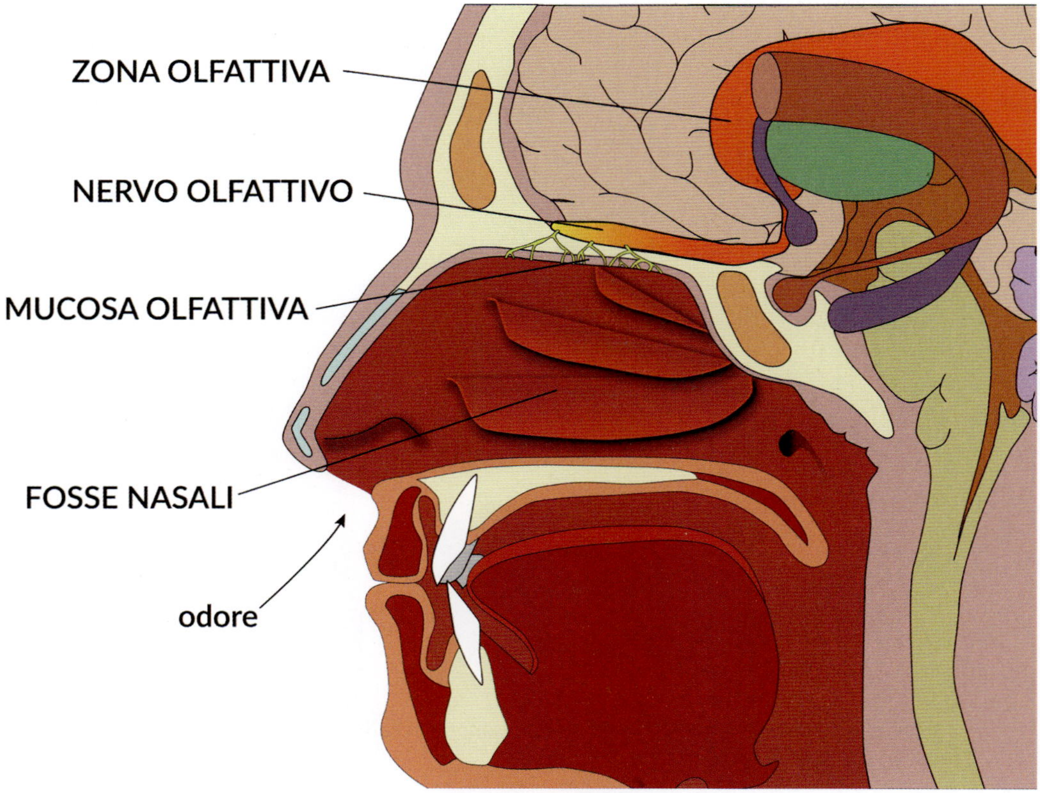

Figura 9: Sistema olfattivo.

© TestBusters 2017

Gusto

Le molecole che suscitano uno stimolo a livello recettoriale sono disciolte nella saliva e raggiungono i **calici gustativi**, posti nelle **papille gustative** (**circumvallate** -le più sensibili-, **fungiformi** o **filiformi**) che si trovano sulla mucosa linguale. Ogni sapore ha affinità più specifica per un dato recettore e provoca la generazione di un impulso che attraverso varie tappe giunge al lobo parietale, dove verrà evocata la sensazione di un determinato gusto. I gusti primari distinti dall'uomo sono 5:

- **Acido**
- **Dolce**
- **Salato**
- **Amaro**
- **Umami** (sapore generato da **glutammato monosodico**)

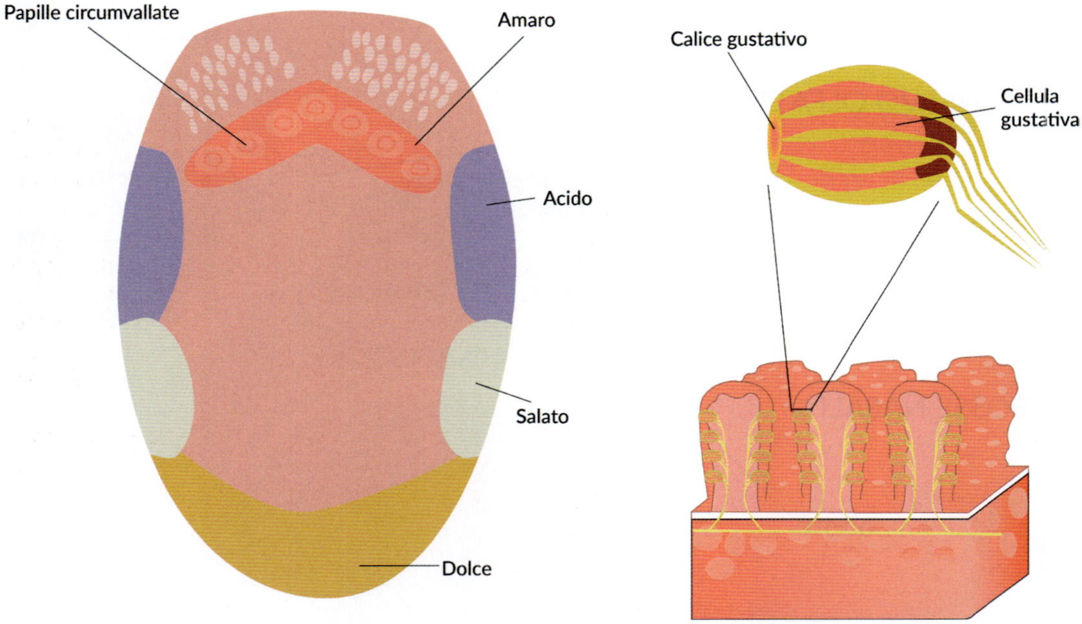

Figura 10: Zone di maggiore percezione dei sapori e recettore gustativo in particolare.

© TestBusters 2017

Vista

Il senso della vista è reso possibile da un complesso sistema recettoriale: l'**occhio**.
Esso è composto da:

- Strutture accessorie:
  - **Ciglia**
  - **Sopracciglia**
  - **Palpebre**
  - **Muscoli estrinseci oculomotori**
  - **Apparato lacrimale**

- **Bulbo oculare**, costituito da 3 strati:

  - **Tonaca fibrosa**, rivestimento connettivale composto da:
    - **Cornea**: rivestimento trasparente anteriore, copre l'**iride**.
    - **Sclera**: rivestimento posteriore di connettivo denso.
    - **Congiuntiva**: ricopre la cornea.

  - **Tonaca vascolare**, strato intermedio:
    - **Coroide**: strato sottostante la sclera e riccamente vascolarizzato.
    - **Corpo ciliare**: costituito da **processi ciliari** atti a secernere l'**umor acqueo**, liquido che riempie la **camera anteriore**, delimitata anteriormente dalla cornea e posteriormente dal **cristallino**, permettendo l'arrivo dei nutrienti alle strutture non vascolarizzate che bagna (appunto, cornea e cristallino). Posteriormente al cristallino, delimitata posteriormente dalla parete posteriore del bulbo, troviamo la **camera vitrea**, così chiamata perché piena di una sostanza gelatinosa e trasparente detta **umor vitreo**.
    - **Cristallino:** struttura discoide biconcava che funge da lente, mette a fuoco i raggi luminosi provenienti dall'esterno.
    - Iride: muscolo pigmentato che permette le variazioni di calibro della **pupilla**.
    - **Pupilla**: orifizio centrale del bulbo delimitato dall'iride. Attraverso di essa la luce penetra nel bulbo. A seconda della sua ampiezza (determinata dalla contrazione dell'iride) entrerà nel bulbo più o meno luce.

  - **Retina**: strato nervoso contenente i recettori visivi, cellule specializzate che convertono raggi luminosi in impulsi nervosi.
    - **Bastoncelli**: disposti quasi omogeneamente sulla retina, non sono in grado di discriminare i colori, consentono di determinare le scale di grigio.
    - **Coni**: possono essere verdi, blu o rossi. Permettono la discriminazione cromatica. Sono enormemente più concentrati nella **fovea**, dove il cristallino fa "cadere" il fuoco dei raggi luminosi che giungono dall'esterno.

© TestBusters 2017

I raggi luminosi attraversano la cornea trasparente, l'umor acqueo e il cristallino, che li metterà a fuoco in base alla sua concavità: il **muscolo ciliare** infatti può contrarsi, stirando il cristallino e diminuendone la curvatura, oppure rilassarsi, aumentando la curvatura. In questo modo può avvenire la messa a fuoco di oggetti a diverse distanze. Come anticipato, prima di arrivare all'iride, alcuni raggi luminosi possono "rimbalzare" contro l'iride e altri attraversare la pupilla: ovviamente maggiore sarà il diametro della pupilla, maggiore sarà la quantità di raggi che raggiungono il cristallino. Attraversato il cristallino i raggi si infrangono sulla retina, stimolando i fotorecettori che generano impulsi, le fibre della retina si riuniscono in una zona priva di recettori, posta superiormente alla fovea, il **punto cieco** o **papilla ottica**, a formare il **nervo ottico**. I due nervi ottici si incrociano inferiormente al lobo frontale dell'encefalo (**chiasma ottico**) e successivamente vi penetrano. Le fibre continuano il loro percorso fino al lobo occipitale, dove le informazioni vengono integrate e si genera la sensazione visiva.

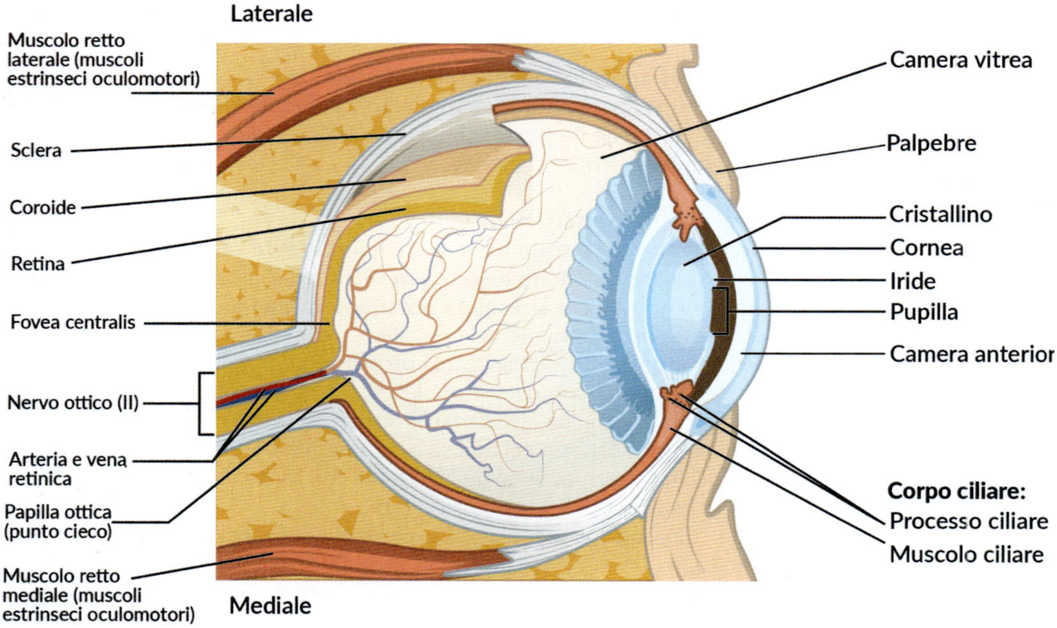

Figura 11. Anatomia del bulbo oculare.

Udito ed equilibrio

L'orecchio è suddiviso in 3 sezioni:

- **Orecchio esterno**, ha la funzione di convogliare i suoni verso il **timpano** e l'**orecchio medio**. E' composto da:
  - **Padiglione auricolare.**
  - **Condotto uditivo esterno** (protetto da peli e **cerume**).
  - **Timpano**: membrana che vibrando permette la trasmissione delle onde sonore dall'esterno all'orecchio medio.
- **Orecchio medio**:
  - **Ossicini**: **martello**, **incudine** e **staffa** trasferendosi le vibrazioni in sequenza

© TestBusters 2017

permettono la trasmissione delle stesse alla **finestra ovale**.

- **Tromba di Eustachio**: connette l'orecchio medio alla faringe. Questa connessione permette di mantenere la pressione nell'orecchio medio uguale a quella dell'ambiente esterno.
- **Finestra ovale**: messa in vibrazione dalla staffa, trasmette la vibrazione alla **coclea**.

- **Orecchio interno**:
  - **Coclea**: la sua struttura e i liquidi in essa contenuti causano la trasmissione della vibrazione all'**organo del Corti**. Il liquido muove una membrana, la quale sulla faccia opposta presenta delle cellule ciliate, che sfregando su una membrana, detta **membrana tectoria**, generano impulsi nervosi. Le fibre derivate da questi organi si uniscono a quelle ad origine vestibolare e danno origine al **nervo vestibolococleare**.
  - **Sistema vestibolare**:
    - **Utricolo e sacculo**: contengono le **macule** e sono preposti al mantenimento dell'**equilibrio statico** (opposizione alla forza di gravità) con un meccanismo fisiologico simile all'organo del Corti.
    - **Dotti semicircolari**: sono posti ortogonalmente tra loro e sono fondamentali per l'**equilibrio dinamico** (in movimento).

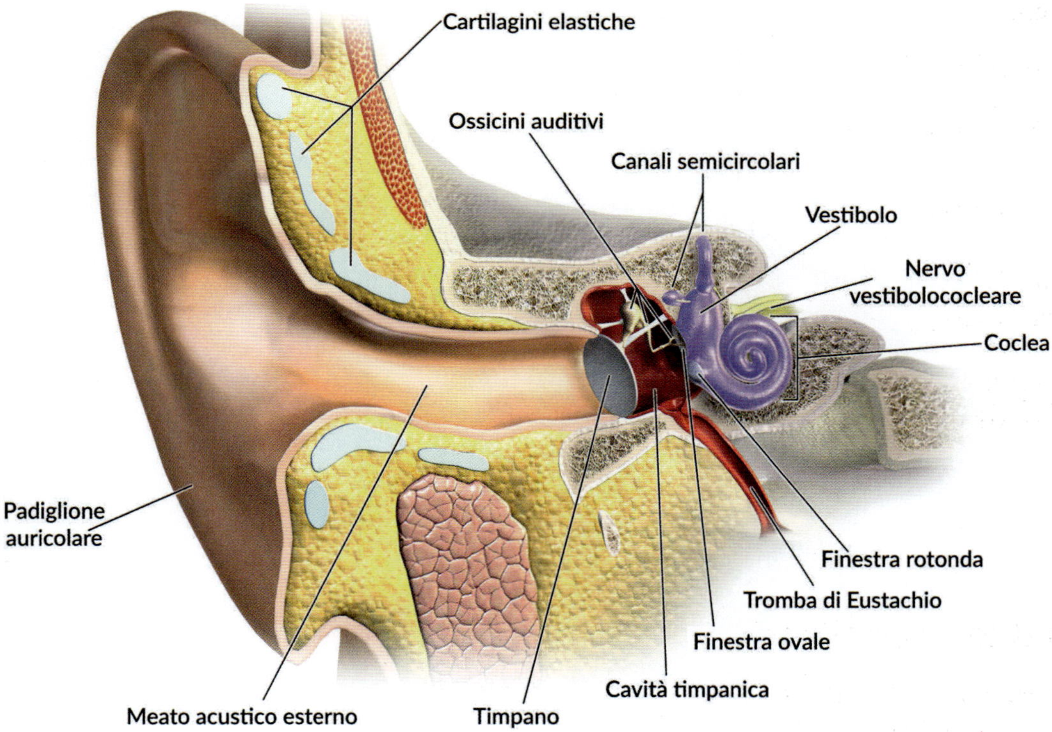

Figura 12. Anatomia dell'orecchio.

© TestBusters 2017

7.9 Apparato locomotore

7.9.1 Apparato scheletrico

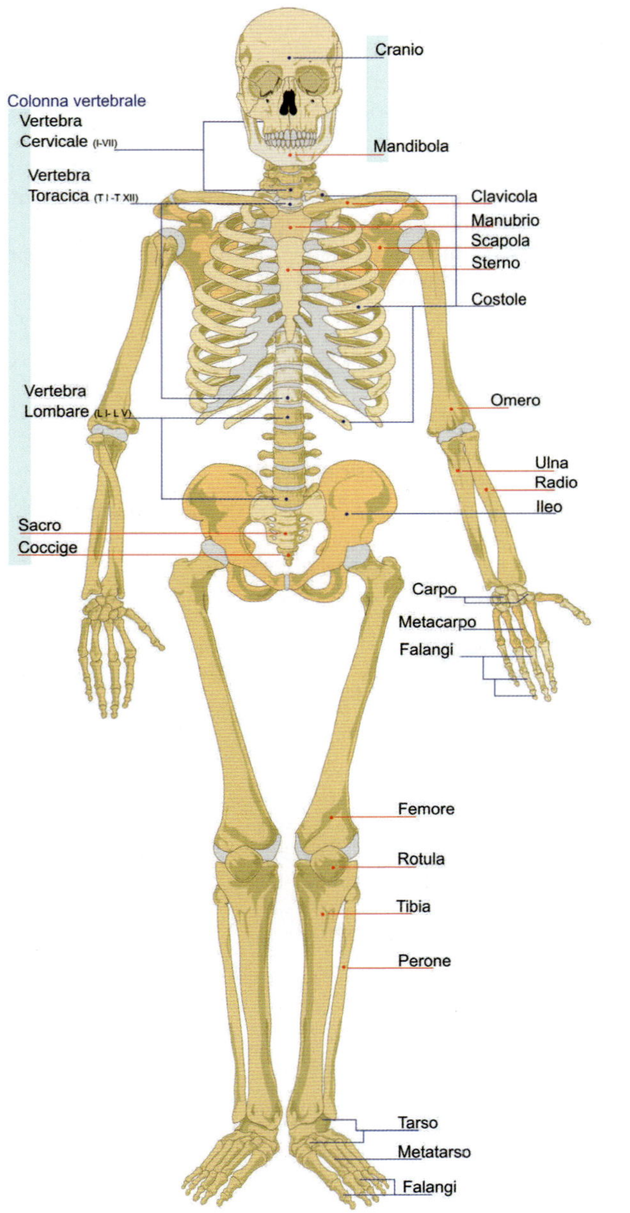

Figura 1: Scheletro, vista frontale.

© TestBusters 2017

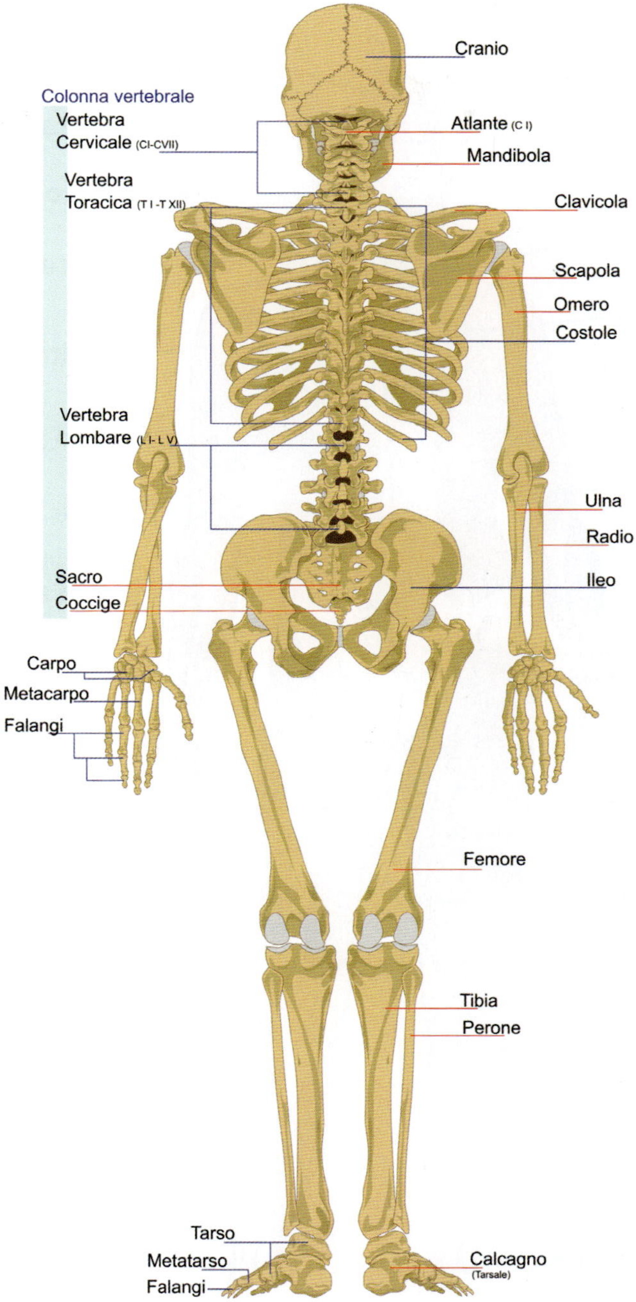

Figura 2: Scheletro, vista dorsale.

© TestBusters 2017

7.9.2 Apparato muscolare

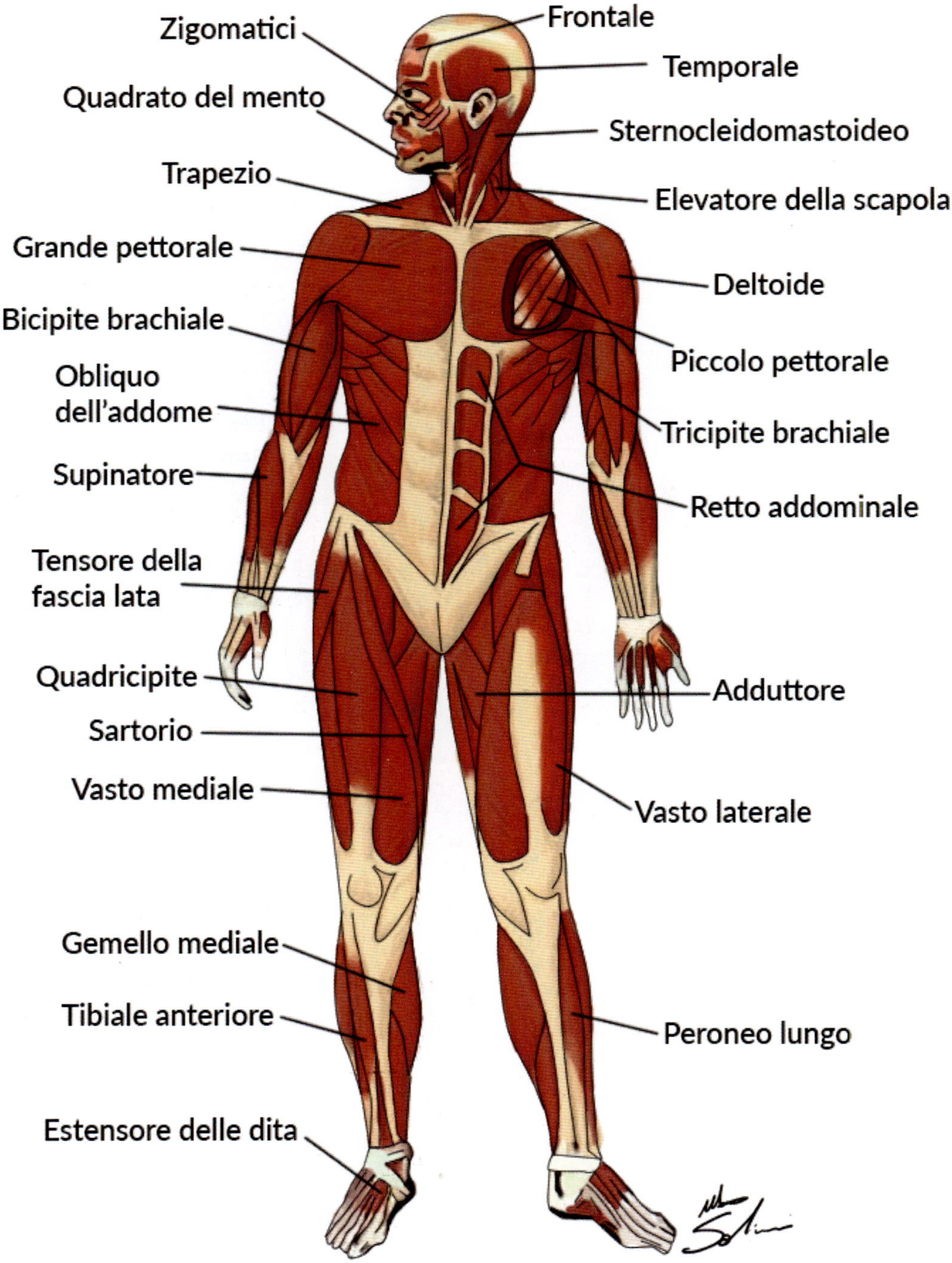

Figura 3: Principali muscoli, vista frontale.

© TestBusters 2017

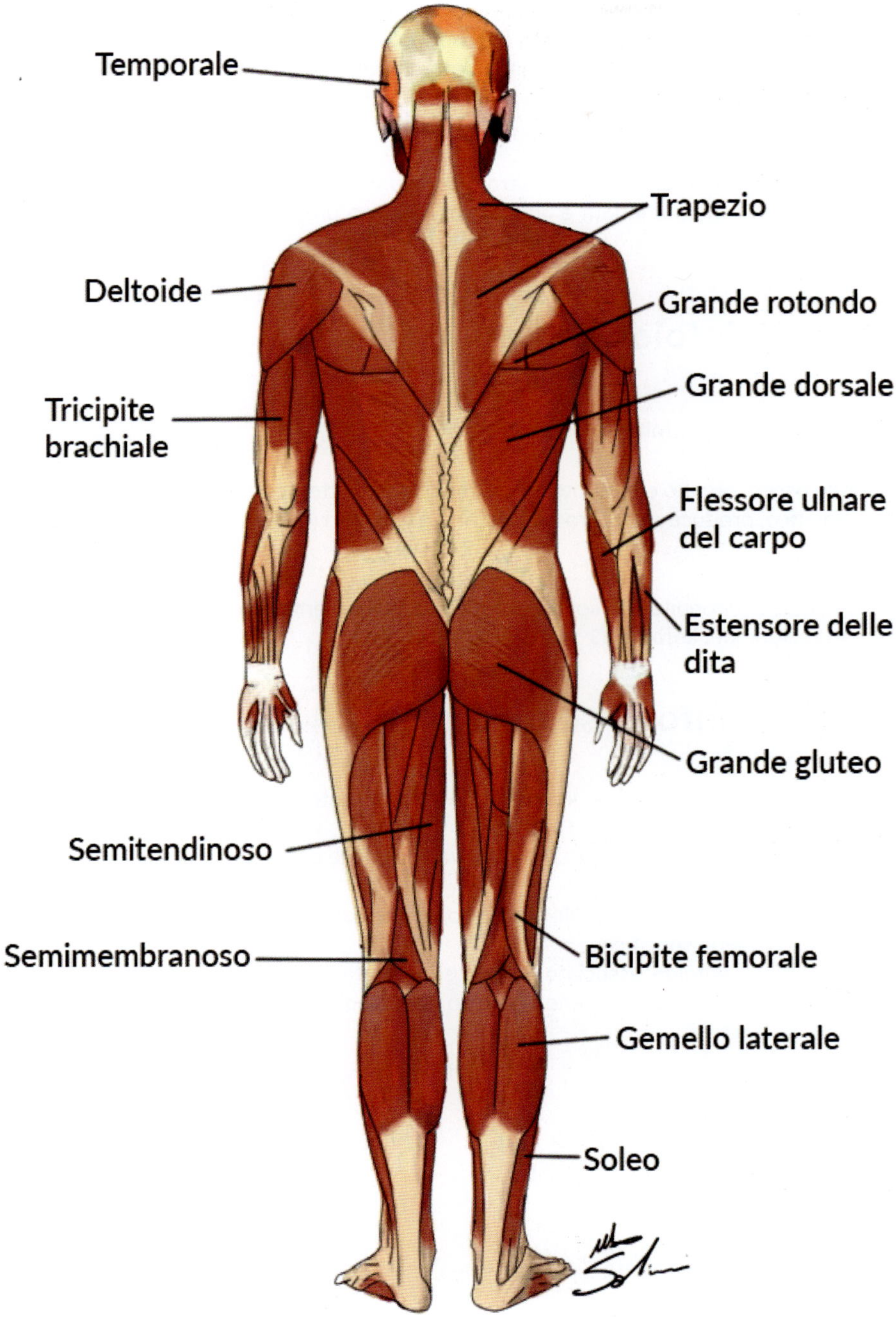

Figura 4: Principali muscoli, vista dorsale.

© TestBusters 2017

7.10 Sistema immunitario

Il sistema immunitario è un insieme di elementi cellulari e biochimici coinvolti nella difesa dell'organismo da qualsiasi insulto chimico, fisico o infettivo. Perché funzioni, un sistema immune essere in grado di riconoscere una vasta gamma di agenti estranei, detti **antigeni.** Il sistema immune è inoltre divisibile in due sottoinsiemi:

- **Immunità innata**
- **Immunità adattativa**

Essi sono strettamente connessi l'uno con l'altro e cooperano nella lotta contro un agente patogeno. Prima di approfondire immunità innata e adattativa, vediamo brevemente i componenti del sistema immune.

7.10.1 Organi linfoidi primari

Gli organi linfoidi primari sono **midollo osseo** e **timo.**

- **Midollo osseo:** organo contenuto nelle grandi ossa piatte, come sterno e bacino; è un organo emopoietico, produce globuli rossi, piastrine e **leucociti** (quest'ultimi fanno parte del sistema immune).

- **Timo:** organo linfoepiteliale contenuto nel mediastino anteriore che serve per lo sviluppo e la maturazione dei **linfociti T**.

7.10.2 Organi linfoidi secondari

Gli organi linfoidi secondari sono **milza, linfonodi** e **MALT** (tessuto linfoide associato a mucose).

- **Milza:** organo addominale deputato all'attivazione delle cellule del sistema immune contro un antigene specifico.
- **Linfonodo:** organo linfoepiteliale deputato all'attivazione delle cellule del sistema immune contro un antigene specifico.
- **MALT:** tessuto linfoide associato a mucose, deputato all'attivazione del sistema immune contro un determinato antigene a livello intestinale, urogenitale, polmonare, oculare e cutaneo.

© TestBusters 2017

7.10.3 Componente cellulare del sistema immunitario

Come detto nell'introduzione, il sistema immune è composto da una componente cellulare, costituita principalmente da leucociti e da una componente umorale, costituita da proteine disciolte nel sangue. La tabella seguente illustra le cellule coinvolte nella risposta immunitaria.

	Sede di produzione	**Sede di attivazione**	**Funzione**	**Immunità innata/ adattativa**
Neutrofili	Midollo osseo	Tessuti periferici	Fagocitosi e presentazione antigene	Immunità innata
Basofili	Midollo osseo	Tessuti periferici	Fagocitosi e presentazione antigene	Immunità innata
Eosinofili	Midollo osseo	Tessuti periferici	Fagocitosi, presentazione antigene, risposta allergica	Immunità innata
Monociti	Midollo osseo	Migrano dai vasi ai tessuti infiammati, dove si attivano e diventano macrofagi	Sono presenti a livello ematico, da cui vengono richiamati in caso d'infiammazione	Immunità innata
Macrofagi	Derivano dai monociti	Tessuti periferici	Fagocitosi, presentazione dell'antigene	Immunità innata
Cellule dendritiche	Epiteli	Epiteli	Fagocitosi e presentazione dell'antigene	Immunità innata
Linfociti T natural killer	Midollo osseo	Tessuti periferici	Azione citotossica	Immunità innata
Linfociti T citotossici	Midollo osseo	Linfonodi, milza, MALT	Azione citotossica	Immunità adattativa
Linfociti T helper	Midollo osseo	Linfonodi, milza, MALT	Azione citotossica	Immunità adattativa
Linfociti B	Midollo osseo	Linfonodi, milza, MALT	Produzione di plasmacellule e cellule della memoria	Immunità adattativa
Plasmacellule	Linfociti B attivati	Linfonodi, milza, MALT	Produzione di anticorpi	Immunità adattativa
Cellule della memoria	Linfociti B attivati	Linfonodi, milza, MALT	Memoria immunologica	Immunità adattativa

© TestBusters 2017

7.10.4 Componenti dell'immunità umorale

I componenti dell'immunità umorale sono:

- **Sistema del complemento:** proteine di origine epatica con azione citotossica e proinfiammatoria. In parole povere neutralizza i patogeni e attiva i leucociti.

- **Immunoglobuline (anticorpi):** proteine dotate di specificità antigenica (ogni immunoglobulina è specifica per ogni antigene) prodotte dalle plasmacellule in risposta alla presentazione dell'antigene da parte delle cellule dell'immunità innata; esse **opsonizzano** (ricoprono) l'antigene, ne facilitano la fagocitosi e allertano gli altri interpreti del sistema immune.

7.10.5 Immunità innata

L'immunità innata rimane tale dalla nascita e, rispetto all'immunità adattativa, è più veloce e aspecifica. Essa è la prima risposta immunitaria messa in atto dal nostro organismo, nel caso in cui questo subisca un insulto di qualsivoglia tipo. Prima di mostravi in modo schematico come funziona l'immunità innata, è giusto fare qualche premessa:

- **MHC di classe I:** complessi proteici presenti sulla membrana di ogni cellula del nostro organismo, peculiari per ogni individuo; grazie a questi le cellule immunitarie discriminano ciò che proviene dall'organismo (**autologo**) da ciò che, invece, è estraneo (**eterologo**).

- **MHC di classe II:** complessi proteici presenti sulla membrana delle cellule presentanti l'antigene (**cellule dendritiche**, macrofagi e linfociti B); gli antigeni sono esposti su questi complessi con la funzione di attivare le cellule dell'immunità adattativa.

Il meccanismo di funzionamento dell'immunità innata è semplice: le cellule con attività fagocitica riconoscono mediante dei recettori di membrana un determinato antigene e lo fagocitano; una volta fagocitato, questo viene smembrato e ed (in parte) esposto sulla membrana cellulare, associato all' MHC II. Quest'ultimo processo costituisce la connessione con l'immunità adattativa: i fagociti migrano negli organi linfoidi secondari e prendono contatto con i componenti cellulari dell'immunità adattativa, attivandoli. L'immunità innata, dunque, elimina l'agente patogeno e allerta l'immunità adattativa.

Ma se, di per sé, l'immunità innata, neutralizza il patogeno, perché viene scomodata l'immunità adattativa? Questo avviene per garantire una risposta più specifica (quindi più rapida) nel caso in cui il patogeno si dovesse ripresentare (**memoria immunologica**).

© TestBusters 2017

7.10.6 Immunità adattativa

I linfociti T helper sono attivati dalle cellule presentanti l'antigene a livello degli organi linfatici secondari e, a loro volta, attivano i linfociti T citotossici e i linfociti B per quell'antigene specifico. I linfociti T citotossici migrano nella sede in cui è presente l'antigene e, nel caso in cui questo sia un microrganismo, lo neutralizza. I linfociti B, invece, attivandosi si dividono in plasmacellule e cellule della memoria:

- **Plasmacellule:** sono responsabili della produzione di anticorpi specifici per un determinato antigene.

- **Cellule della memoria:** sono cellule quiescenti che conservano la capacità di produzione di anticorpi specifici nei confronti di un determinato antigene; essi velocizzano la risposta immune nel caso l'antigene si ripresenti; costituiscono la base scientifica su cui si basa il concetto di **vaccinazione.**

Gli anticorpi sono proteine che, non appena incontrano l'antigene per cui sono specifici, lo ricoprono mediante un processo chiamato **opsonizzazione.** Questo processo facilita il riconoscimento e la fagocitosi di agenti patogeni da parte dei fagociti. Le immunoglobuline si dividono in: **IgG**, **IgA**, **IgM**, **IgE**, **IgD**. Le IgG sono quelle più presenti a livello plasmatico e sono le responsabili dell'immunizzazione permanente. L'ordine di concentrazione decrescente nel plasma è IgG, IgA, IgM, IgE, IgD (mnemotecnica: **GAMED).**

Come abbiamo visto immunità innata e immunità adattativa sono strettamente legate fra loro: quella innata è più veloce, meno organizzata e meno specifica, ma essenziale per l'attivazione dell'immunità adattiva.

© TestBusters 2017

© TestBusters 2017

8
DIZIONARIO MEDICO

© TestBusters 2017

Introduzione

In questo ultimo capitolo abbiamo raccolto molti termini d'uso comune nel linguaggio medico che potreste trovare durante lo studio o che, addirittura, potreste trovare nel test.
Non vuole essere un dizionario enciclopedico (Treccani esiste già), ma vi consigliamo caldamente di leggere queste poche pagine.

© TestBusters 2017

DIZIONARIO MEDICO

A

Ace inibitori: gli ACE-inibitori sono farmaci che trovano impiego specialmente nella terapia dell'ipertensione arteriosa, del post-infarto del miocardio e dell'insufficienza cardiaca cronica. Questi farmaci sono inibitori dell'enzima di conversione dell'angiotensina (Angiotensin Converting Enzyme = ACE), che fa parte di una cascata regolatrice della pressione arteriosa(sistema renina-angiotensina-aldosterone).

Ago aspirato: l'agoaspirato è una tecnica che consente di prelevare attraverso un sottilissimo ago materiale biologico, prevalentemente tessuti e cellule, da punti del corpo e organi, come ad esempio la tiroide o la mammella in caso di sospetto di formazioni tumorali. Il prelievo permette di sottoporre i campioni a esami di laboratorio: esame citologico nel caso dell'ago aspirato (la citologia è lo studio delle cellule).

Albinismo: malattia a trasmissione autosomica recessiva consistente nella totale o parziale deficienza di pigmentazione nella pelle, nell'iride, nella coroide, nei peli e nei capelli causata da un'assenza o un difetto dell'enzima tirosinasi, enzima coinvolto nella sintesi della melanina. Un individuo affetto da questo difetto enzimatico è definito albino. Oltre alla mancanza di pigmento cutaneo l'albino è affetto da problemi visivi come la fotofobia, il nistagmo e l'astigmatismo. La totale assenza di pigmentazione aumenta notevolmente la suscettibilità di questi soggetti alle ustioni solari ed ai tumori della pelle.

Allele: una delle forme alternative che un gene può assumere nel medesimo sito (locus) cromosomico; spesso l'effetto di uno dei due alleli (detto dominante) è prevalente ai fini dell'espressione del carattere, rispetto a quello dell'altro allele (detto recessivo).

Anamnesi: storia clinica, familiare e personale, di un soggetto in esame, raccolta dal medico direttamente o indirettamente. L'anamnesi può essere suddivisa in differenti aspetti: familiare, fisiologica, patologica remota e prossima.

Aneurisma: dilatazione localizzata di un'arteria per alterazione della sua parete.

Anticorpo o **immunoglobulina**: proteine globulari coinvolte nella risposta immunitaria. Le immunoglobuline sono talvolta chiamate gamma globuline per via della loro particolare conformazione a Y.

Antigene: sostanza in grado di essere riconosciuta dal sistema immunitario.

Aplotipo: serie di alleli che si trovano in loci associati su un singolo cromosoma.

Apoptosi: fenomeno controllato geneticamente che determina la morte programmata di una cellula a un certo punto del suo ciclo vitale.

Aritmia: anormalità del ritmo cardiaco. Le a. cardiache sono comunemente distinte in bradiaritmie, quando la frequenza cardiaca è inferiore a 60 battiti per minuto (bpm), e tachiaritmie, quando la frequenza cardiaca è superiore a 100 bpm. Una frequenza cardiaca inferiore a 60 o superiore a 100 bpm non è necessariamente indicativa di a. (bradicardia e tachicardia sinusale). Un battito cardiaco irregolare può non essere associato a un'a. organizzata, come nel caso delle extrasistoli, espressione di

© TestBusters 2017

stimoli elettrici che originano in sede anomala (attività elettrica ectopica) di significato generalmente benigno in assenza di cardiopatie strutturali.

Astigmatismo: in breve, una anomalia dei sistemi diffrattivi dell'occhio non permette che i raggi luminosi cadano in un unico punto sulla retina (come avviene in fisiologia) ma in più punti. Questo provoca una sfocatura dell'immagine.

Aterosclerosi: condizione patologica caratterizzata da alterazioni della parete delle arterie, che perdono la propria elasticità. Consiste nella formazione di placche parietali contenenti materiale amorfo, colesterolo, cellule muscolari lisce, cellule infiammatorie e cellule provenienti dal sangue. Se la placca protrude nel lume vasale può arrivare a ostacolare il flusso ematico al suo interno. Un'eventuale rottura della placca stessa, abitualmente rivestita da un sottile cappuccio fibroso e da cellule endoteliali, può portare a trombosi e a obliterazione completa del lume del vaso, con conseguente interruzione del flusso ematico.

B

Beta bloccanti: farmaci che agiscono sul sistema cardiovascolare con riduzione della frequenza cardiaca e della pressione arteriosa, inibendo i recettori β del sistema simpatico, che sono presenti in numerosi organi ma, in particolare, nel cuore e nel sistema vascolare e sono stimolati dalla noradrenalina che agisce quale neurotrasmettitore. Neutralizzandone l'azione viene ridotto il consumo cardiaco di ossigeno e quindi indirettamente la pressione arteriosa. Inoltre esercitano un effetto sul sistema respiratorio poiché provocano la broncodilatazione.

Biopsia: esame diagnostico che consiste nel prelievo di una porzione o di un frammento di tessuto, analizzato attraverso le tecniche di microscopia. L'esame permette la valutazione citologica, volta alla ricerca di atipie nella morfologia del tessuto prelevato. Può essere effettuato in tessuti duri, come l'osso ad esempio, oppure in tessuti molli, come cute e mucosa.

Bradicardia: diminuzione della frequenza cardiaca al di sotto dell'intervallo di normalità per la popolazione di riferimento. Nell'adulto, si parla di bradicardia quando la frequenza cardiaca (FC) è inferiore ai 60 battiti al minuto (bpm).

C

Caspasi: enzima appartenente a una famiglia di proteasi che partecipano alle reazioni che iniziano e portano a compimento la risposta di morte cellulare programmata (apoptosi). Le caspasi sono proteine ricche di residui di cisteina che, attivate, idrolizzano le proteine bersaglio a livello di residui di acido aspartico.

Chemioterapia: indica qualunque trattamento terapeutico a base di sostanze chimiche. Più specificamente si riferisce ai farmaci capaci di uccidere gli agenti responsabili delle malattie e comprende quindi anche gli antivirali e gli antibiotici che eliminano i batteri (chemioterapia antimicrobica). Nel linguaggio comune, però, il termine è utilizzato soprattutto in riferimento alle più comuni cure farmacologiche rivolte contro il cancro (chemioterapia antineoplastica).

Claudicatio intermittens: difficoltà di deambulazione che recede col riposo. È la manifestazione della vasculopatia periferica, conseguenza dell'aterosclerosi che determina la riduzione del flusso di sangue e dunque di ossigeno ai muscoli preposti alla deambulazione.

© TestBusters 2017

Clinostatismo: posizione orizzontale, distesa. Opposto ad ortostatismo.

Creatinina: catabolita della fosfocreatina; la fosfocreatina, presente principalmente nel muscolo scheletrico e cardiaco (ma anche, in misura minore nel cervello, fegato e rene) costituisce per questi tessuti un deposito di energia immediatamente utilizzabile. La creatinina prodotta si riversa nel sangue, viene filtrata dai glomeruli renali ed è interamente eliminata con le urine, senza essere riassorbita a livello tubulare. Il dosaggio della creatinina nel siero è indicato nella valutazione della funzionalità renale. La determinazione della creatinina nelle urine delle 24 ore è utilizzata, in associazione con la creatininemia, per valutare la filtrazione glomerulare.

Cronotropismo: proprietà caratteristica delle fibrocellule muscolari cardiache, che hanno la capacità di contrarsi ritmicamente in modo spontaneo, con frequenza regolare. Il c. può venire influenzato dall'attività del sistema nervoso vegetativo, da farmaci o da altre condizioni tale influenza, definita azione cronotropa, viene detta positiva quando la frequenza cardiaca risulta accelerata, negativa quando viene depressa.

D

Daltonismo: la forma più comune è ereditaria, trasmessa con meccanismo X-linked recessivo. Si definisce daltonica la persona che non riesce a distinguere luci di diversa lunghezza d'onda. La sintomatologia consiste in una cecità ai colori (parziale, selettiva o totale).

Dissecazione aortica: patologia grave caratterizzata dal passaggio di sangue, attraverso una lesione della tonaca intima (tonaca interna del vaso), tra due strati della parete aortica, i quali vengono separati o dissecati. Si tratta di una emorragia intraparietale che determina la slaminazione dei diversi strati del vaso.

Sindrome di Down: detta anche trisomia 21, è una aneuploidia caratterizzata da un cariotipo che presenta tre copie del cromosoma 21, quindi 47 cromosomi e non 46 come i soggetti sani. Costituisce la più comune anomalia cromosomica nell'uomo, solitamente associata a un ritardo nella capacità cognitiva e nella crescita fisica (bassa statura). Anomalie tipiche della sindrome di Down sono: mento anormalmente piccolo, fessure degli occhi oblique con pieghe della pelle all'angolo interno degli occhi (epicanto), ipotonia muscolare, ponte nasale piatto, lingua sporgente (a causa della piccola cavità orale) e allargata vicino alle tonsille (macroglossia), viso piatto e largo, collo corto, dita corte, problemi uditivi, visivi e di fertilità. I soggetti affetti sono predisposti allo sviluppo di patologie cardiovascolari, neurodegenerative, endocrine (distiroidismi, obesità), neoplastiche e gastrointestinali.

E

Ecografia: tecnica di diagnostica per immagini di semplice esecuzione, di cui si avvalgono numerosi specialisti che si rivolgono al medico ecografista per un approfondimento utile alla diagnosi. L'ecografia si avvale degli ultrasuoni per ottenere un'immagine precisa degli organi indagati. L'ecografia non ha solo uno scopo diagnostico, viene infatti utilizzata moltissimo come guida per manovre di tipo interventistico: biopsie, drenaggi di ascessi, posizionamento di cateteri.

Ecocardiografia: metodica con cui si studiano il cuore e il flusso del sangue attraverso le valvole per mezzo degli ultrasuoni. A differenza delle radiazioni utilizzate in radiologia, gli ultrasuoni sono innocui, per cui non è necessaria alcuna precauzione. L'ecocardiografia permette di ottenere informazioni sulla

© TestBusters 2017

contrattilità del cuore, sulla morfologia delle sue valvole e sul flusso del sangue nelle sue cavità, sia a riposo che dopo l'esercizio fisico o l'assunzione di un farmaco.

Sindrome di Edwards: nota anche come trisomia 18, è una malattia genetica rara caratterizzata dalla presenza di un cromosoma 18 in più nel cariotipo (aneuploidia). La mutazione è quasi sempre dovuta ad una non disgiunzione durante la meiosi. La maggior parte degli affetti muore prima della nascita e il tasso di sopravvivenza è molto basso. Anomalie cardiache, renali e gastrointestinali, ciclopia, ritardo mentale e dello sviluppo, testa piccola (microcefalia), mandibola anormalmente piccola (micrognazia), palatoschisi, occhi ampiamente distanziati (ipertelorismo oculare) e nei maschi ritenzione dei testicoli (criptorchidismo) sono di frequente riscontro.

Elettrocardiogramma o ECG: grafico registrato su un rotolo di carta in movimento da un apparato scrivente, facente parte di uno strumento detto elettrocardiografo, che registra i fenomeni elettrici che accompagnano l'attività del cuore. Le contrazioni cardiache sono accompagnata da un cambiamento del potenziale elettrico delle cellule dei muscoli cardiaci. Questi cambiamenti si riflettono nella corrente e nel potenziale elettrico presenti nel corpo e possono essere registrati sull'epidermide.

Elettroencefalogramma o EEG: metodica che registra l'attività elettrica cerebrale tramite elettrodi di superficie posizionati sulla testa. La continua fluttuazione della normale attività cerebrale induce tra vari punti del cuoio capelluto piccole differenze di potenziale elettrico che vengono amplificate e registrate. Si ottiene in questo modo un tracciato che segna per ciascun elettrodo le variazioni del voltaggio nel tempo. Normalmente gli elettrodi vengono montati secondo uno schema fisso (sistema 10-20) su tutte le parti del cuoio capelluto. Poiché ogni elettrodo riflette in prima linea l'attività della parte cerebrale più vicina, l'EEG è in grado di fornire informazioni non solo su attività elettriche anomale, ma anche sulla loro localizzazione.

Emartro: fuoriuscita di sangue dal sistema circolatorio che va a riempire una cavità articolare.

Ematoma: raccolta di sangue fuoriuscito dal sistema circolatorio e localizzata in un tessuto o in una cavità dell'organismo.

Ematuria: corrisponde alla presenza di sangue nelle urine, ed è la manifestazione clinica di un'emorragia avvenuta potenzialmente in ogni punto dell'apparato urinario: rene, pelvi renale, uretere, vescica, prostata, uretra. Va distinta dalla falsa ematuria, che indica la presenza nelle urine di pigmenti o sostanze che rendono più scuro il colore delle urine, rendendolo non facilmente distinguibile dall'ematuria.

Embolia: l'ostruzione di un'arteria o di una vena, causata da un corpo estraneo al normale flusso sanguigno, che viene denominato embolo e che può essere un coagulo di sangue, una bolla d'aria o di altri gas, generalmente azoto, o altre formazioni di dimensioni tali da ostruire un vaso arterioso o venoso. Nei casi più gravi in cui essa interessi un'arteria, l'embolia può provocare la morte del soggetto colpito per ischemia cerebrale, polmonare o cardiaca. Per l'embolia da coaguli ematici, che è il tipo più frequente di embolia, vedi trombosi.

Emofilia: malattia genetica a trasmissione X-linked recessiva. La mutazione provoca deficit o ipofunzionalità di alcuni fattori della coagulazione (in base al fattore carente si distinguono vari tipi di emofilia). La sintomatologia emorragica può assumere gravità diverse in base ai livelli di fattori coagulanti dell'individuo: emorragie solo conseguenti a traumi o operazioni chirurgiche nei pazienti meno gravi o emorragie spontanee (ematomi, emartri) che possono mettere a rischio la vita del malato nei pazienti più gravi.

Emostasi: arresto di una emorragia, che si può verificare spontaneamente col meccanismo

© TestBusters 2017

della coagulazione. È il risultato di un insieme di processi, cellulari e biochimici, ben regolati che hanno due diverse funzioni: mantenere il sangue allo stato liquido nei vasi normali e indurre la formazione del coagulo emostatico in presenza di danno vascolare.

Endocardio: membrana endoteliale che riveste internamente le pareti del cuore e le altre formazioni presenti nelle cavità cardiache: muscoli papillari, corde tendinee ecc. A livello degli orifizi del cuore, l'e., ripiegandosi variamente, forma le valvole del cuore (e. valvolare).

Enfisema polmonare: patologia che interessa i polmoni e viene classificata tra quelle di tipo polmonare ostruttivo. L'enfisema è caratterizzato da: dilatazione degli spazi aerei a valle dei bronchioli terminali, distruzione delle loro pareti, assenza di evidente fibrosi. Di solito il primo sintomo è la dispnea, che inizia in modo insidioso, ma progressivo. In alcuni pazienti, il disturbo principale è la tosse o il respiro sibilante, interpretati come asma. Frequente è la perdita di peso.

Esame obiettivo: è il secondo dei tre processi utilizzati nella fase analitica del processo diagnostico. Gli altri sono l'anamnesi e gli esami strumentali. Per esame obiettivo (generalmente abbreviato nelle cartelle cliniche come "e.o.") si intende l'insieme di manovre diagnostiche effettuate dal medico per verificare la presenza o assenza, nel paziente, dei segni (o sintomi obiettivi) indicativi di una deviazione dalla condizione di normalità fisiologica. Il medico, dopo aver correttamente raccolto sintomi (sensazioni riferite dal paziente sulla sua condizione di salute) tramite l'anamnesi, e segni (informazioni obiettive sullo stato di conformità o di deviazione dal modello fisiologico) tramite l'esame obiettivo, può cominciare a sospettare la presenza o assenza di determinate patologie e quindi orientarsi nel prescrivere gli accertamenti adeguati per giungere alla diagnosi.

F

Fascicolazione: contrazione spontanea involontaria di gruppi di fibre muscolari, che può manifestarsi visivamente sotto la cute come scossa, vibrazione o ondulazione. La forza della f. non è in genere sufficiente a far compiere al soggetto un movimento articolare.

Fenotipo: genetica, l'insieme delle caratteristiche morfologiche e funzionali di un organismo determinate dall'interazione fra la sua costituzione genetica e l'ambiente. Il f. indica sia la specifica espressione di un gene che l'insieme dei caratteri di un determinato organismo: esso comprende quindi tutti i prodotti o tutte le manifestazioni dei geni di un essere vivente quali, la sequenza amminoacidica delle sue proteine, l'attività dei suoi enzimi, la sua morfologia e il suo comportamento.

Fotofobia: eccessiva sensibilità alla luce causata da patologie o traumi ai danni dell'occhio. Il soggetto fotofobico prova disagio e/o dolore in presenza di luci più o meno intense (dipende dal grado di fotofobia).

Fotorecettori: neuroni specializzati che si trovano sulla retina. La luce che arriva sul fondo dell'occhio viene "tradotta" in segnali bioelettrici che giungono al cervello attraverso il nervo ottico. I fotorecettori sono di due tipi: coni e bastoncelli. I coni si concentrano nella zona centrale della retina (la fovea) e sono deputati alla visione dei colori e alla visione distinta; ne esistono almeno tre tipi diversi, rispettivamente per il rosso, il verde e il blu. I bastoncelli, invece, sono più sensibili al movimento, sono impiegati per la visione al buio (scotopica) e si concentrano nella zona periferica della retina.

Fremito vocale tattile (FVT): segno diagnostico che il medico ricerca appoggiando la mano sul torace del paziente che pronuncia parole ricche di fonemi dentali e vibranti (come t ed r, in „trentatré"). Il frèmito vocale tàttile è generato dalle vibrazioni delle corde vocali in laringe, trasmesse lungo la

© TestBusters 2017

colonna d'aria di trachea e bronchi, attraverso il parenchima polmonare, fino alla parete toracica.

G

Genotipo: il corredo genetico di un individuo è l'insieme dei geni (unità funzionali) contenuti nel DNA e custoditi nel nucleo delle cellule. Ogni organismo eredita dai genitori il corredo genetico e possiede una specifica combinazione di geni, che in parte sono alla base della sua unicità. Ogni gene contribuisce in maniera diversa allo sviluppo e alla fisiologia dell'organismo e l'interazione dei prodotti genici è responsabile della formazione dell'intero organismo e di tutte le sue caratteristiche.

Glicemia: concentrazione di glucosio nel sangue. Il corpo umano possiede un sistema di regolazione intrinseco che consente di mantenere relativamente costante la glicemia durante l'arco della giornata. La regolazione della glicemia avviene ad opera di specifici ormoni: gli ipoglicemizzanti (insulina), che abbassano la glicemia, e gli iperglicemizzanti (glucagone), che la innalzano. Il principale ormone ipoglicemizzante è l'insulina, prodotta dal pancreas ed indispensabile per il metabolismo degli zuccheri. Per un diabetico, uno degli obiettivi più importanti è mantenere la glicemia il più possibile all'interno dell'intervallo di normalità durante l'intera giornata.

Gotta: malattia del metabolismo, caratterizzata da attacchi ricorrenti di artrite (dolore, arrossamento e gonfiore a livello articolare) causati del deposito di cristalli di acido urico nelle articolazioni. È una forma complessa di artrite che colpisce, in circa il 75% dei casi, le articolazioni dell'alluce (per questo è volgarmente detta podagra).

I

Ictus o stroke (in inglese): conosciuto anche come apoplessia, accidente cerebrovascolare, insulto cerebrovascolare, o attacco cerebrale, si verifica quando una scarsa perfusione sanguigna al cervello provoca la morte delle cellule. Vi sono due tipi principali di ictus, quello ischemico, dovuto alla mancanza del flusso di sangue e quello emorragico causato da un sanguinamento ed entrambi portano come risultato una porzione del cervello incapace di funzionare correttamente.

Idronefrosi: dilatazione patologica del rene e del bacinetto che si instaura in conseguenza di processi diversi ostacolanti il deflusso dell'urina dal rene lungo le vie urinarie principalmente a livello del giunto pieloureterale, cioè al punto di passaggio dal bacinetto all'uretere (per es. malformazioni congenite degli ureteri, calcolosi, tumori delle vie urinarie, ripiegamenti dell'uretere o sua compressione da parte di tumori di strutture vicine): in tali condizioni, per il ristagno e l'aumento di pressione dell'urina che viene continuamente prodotta dal rene, il tratto delle vie urinarie a monte dell'ostruzione si dilata in misura progressiva.

Inotropismo: la contrattilità del miocardio (detta anche attività, funzione o capacità inotropa) e cioè la sua capacità di rispondere agli stimoli con una contrazione. Stimoli vari possono influire sulla validità della contrazione, aumentandola (per es. stimolazione del simpatico, somministrazione di adrenalina) o deprimendola (per es. stimolazione del vago, acetilcolina). Si parla allora di effetto inotropo, rispettivamente positivo e negativo.

Infarto: per infarto si intende la necrosi di un tessuto per ischemia, cioè per grave deficit di flusso sanguigno. I sintomi sono diversi a seconda dell'organo interessato, tuttavia il sintomo principale è rappresentato da dolore acuto (ad insorgenza improvvisa), di varia intensità; è però possibile che l'infarto sia clinicamente asintomatico, soprattutto qualora sia di dimensioni molto piccole.

© TestBusters 2017

Ipossia: condizione patologica determinata da una carenza di ossigeno nell'intero organismo (ipossia generalizzata) o in una sua regione (ipossia tissutale). Il segno più tipico dell'ipossia tessutale è il pallore della cute e delle mucose che va esplorato in sedi specifiche come il palmo della mano, il padiglione auricolare, la mucosa dell'interno delle labbra e la congiuntiva palpebrale. Essa genera uno stato di confusione e spaesamento, paragonabile a quello di ubriachezza.

Ischemia: totale assenza di afflusso di sangue in un organo. Essa può essere totale o parziale (quest'ultima indica una differenza tra fornitura effettiva di sangue e quella realmente necessaria per la corretta ossigenazione del tessuto) ed è causata da un problema fisiologico o meccanico del sistema cardiocircolatorio o cardiovascolare. Va distinta dall'ipossia, che denota una mancanza d'ossigeno solitamente dovuto a un problema polmonare o alla carenza di ossigeno libero nell'aria.

Isotopo: nome indicante atomi che hanno lo stesso numero atomico, ossia appartengono a un medesimo elemento chimico, ma differiscono tra loro per il numero di massa, e cioè per il diverso peso atomico. Possono essere stabili o instabili, naturali o prodotti artificialmente. L'uso degli isotopi radioattivi ha due importanti impieghi, uno terapeutico (vedi radioterapia) e l'altro diagnostico, quest'ultimo fondato sulla proprietà che hanno questi composti di funzionare come "traccianti", di essere in grado cioè di seguire le tappe metaboliche delle varie molecole nelle quali essi vengono incorporati concentrandosi in determinate strutture dall'esame delle quali è possibile rilevarne la presenza.

K

Sindrome di Klinefelter: anomalia cromosomica in cui un individuo di sesso maschile possiede un cromosoma X soprannumerario (cariotipo 47XXY). È comunque presente un corpo di Barr, altrimenti assente nei maschi. Le manifestazioni principali comprendono l'ipogonadismo, la riduzione della fertilità e l'obesità. Altre manifestazioni con frequenza variabile sono: ginecomastia (crescita anomala delle mammelle nel soggetto maschio), problemi psicologici e predisposizione a malattie autoimmuni e neoplasie. Solitamente l'affetto ha un normale sviluppo cognitivo.

M

Malattia autoimmune: l'alterazione del sistema immunitario che dà origine a risposte immuni anomale o autoimmuni, cioè dirette contro componenti dell'organismo umano in grado di determinare un'alterazione funzionale o anatomica del distretto colpito.

Meiosi: la meiosi è un processo di divisione mediante il quale una cellula eucariota con corredo cromosomico diploide dà origine a quattro cellule con corredo cromosomico aploide. Da una cellula madre si formano quattro cellule figlie, tutte diverse fra loro. Tale processo potrebbe sembrare molto simile alla mitosi ma, al contrario di questa, si ha la riduzione del corredo cromosomico in doppia copia a corredo a singola copia. Tramite poi il cosiddetto crossing-over (incrocio esterno), si ha lo scambio e la ricombinazione genetica dei cromosomi, uno dei principali eventi alla base dell'evoluzione degli organismi eucarioti.

Metaboliti: prodotto (intermedio o finale) del processo del metabolismo. Dopo che una sostanza è stata assimilata dall'organismo, subisce un processo di trasformazione che ha la funzione di rendere la sostanza assunta più facilmente assorbibile o eliminabile. Questo avviene sia con le molecole assunte con la dieta, sia con i farmaci, sia con le molecole prodotte dall'organismo stesso. La molecola, una

© TestBusters 2017

volta trasformata, assume il nome di metabolita.

Miocardio: robusta tunica muscolare del cuore delle cui pareti costituisce la parte fondamentale. La sua superficie esterna è rivestita dal pericardio, quella interna dall'endocardio; le fibre miocardiche sono formate da tessuto muscolare striato. Il miocardiocito (o miocardiocita) è la fibrocellula che rappresenta l'elemento morfologico caratteristico del miocardio.

Mitosi: processo legato alla divisione cellulare. Attraverso la mitosi una cellula si divide in due cellule figlie che risultano geneticamente e morfologicamente identiche tra loro e alla cellula madre. La mitosi è preceduta dalla interfase durante la quale si ha la duplicazione del DNA.

N

Necrosi: termine usato in patologia per indicare la cessazione delle attività biologiche vitali di una cellula o di un tessuto, e il complesso delle alterazioni che di conseguenza vi si manifestano.

Nefrone: il nefrone è l'unità funzionale del rene dei vertebrati. Il nefrone ha inizio dal corpuscolo renale; continua poi con il tubulo contorto prossimale, che prosegue nella parte midollare del rene con una lunga ansa a forma di "U" chiamata ansa di Henle e torna nella parte corticale con il tubulo contorto distale, che infine defluisce in un dotto collettore che porta l'urina nella pelvi renale. I dotti collettori si riuniscono a formare dotti papillari che infine scaricano l'urina nella pelvi renale.

Nistagmo: movimenti ripetuti, oscillatori e ritmici dei globi oculari. Può essere fisiologico o patologico (quando avviene senza motivo). Le patologie che sostengono il sintomo possono interessare la vista, l'equilibrio o i nervi che comandano i muscoli oculomotori.

O

Otoliti: concrezioni di ossalato di calcio inglobate in una matrice gelatinosa, contenute nell'endolinfa dell'orecchio interno. Gli spostamenti degli otoliti (che sono relativamente pesanti), conseguenti alle modificazioni della posizione della testa e alle accelerazioni lineari, stimolano le cellule ciliate che fanno sinapsi con le terminazioni nervose determinando le sensazioni statiche e di equilibrio.

Ortostatismo: posizione eretta.

P

Pacemaker: in cardiologia, dispositivo elettronico che mira a mantenere regolare e costante la pulsatilità cardiaca attraverso l'emissione di impulsi elettrici in grado di evocare una contrazione cardiaca. L'impiego dei p. trova applicazione nel trattamento delle diverse forme di blocco cardiaco (blocchi senoatriali, atrioventricolari).

Sindrome di Patau: detta anche trisomia 13, aneuploidia caratterizzata da un cariotipo presentante tripla copia del cromosoma 13 (molto rara), è data da una mutazione non ereditabile (difetto di disgiunzione meiotica). Gli affetti presentano numerose anomalie: labioschisi e palatoschisi (il cosiddetto "labbro leporino"), polidattilia (dita delle mani e dei piedi in soprannumero), occhi piccoli, ritardo psicomotorio, cardiopatia, encefalopatia, anoftalmia o ciclopia. La maggior parte degli individui muore entro i primi tre mesi di vita.

© TestBusters 2017

Peristalsi: il complesso delle onde di contrazione delle pareti di organi cavi che condizionano o facilitano il transito del contenuto. Attività peristaltica presentano i diversi tratti del tubo digerente e alcuni dotti escretori. Particolarmente importante e vivace è la p. intestinale, la cui intensità va crescendo in senso distale, cioè dal duodeno verso la valvola ileo-cecale.

Plesso: formazione a rete di elementi intrecciati o anastomizzati (fibre, cordoni nervosi, vasi sanguiferi, più frequentemente vene).

Pneumotorace (PNX): patologia ad esordio improvviso che consiste nell'accumulo di aria nel cavo pleurico; può essere spontaneo, post-traumatico o secondario a patologie. Lo pneumotorace, cioè la penetrazione di gas nella cavità pleurica, provoca, indipendentemente dalla causa che l'ha determinata, una riduzione o la scomparsa della pressione negativa ivi presente. Questo non permette l'espansione del polmone, cosicché questo collabisce in misura direttamente proporzionale alla quantità di gas penetrata nella cavità pleurica.

Pressione oncotica: il termine si riferisce alla pressione causata dalle proteine (come l'albumina prodotta dal fegato) presenti in soluzione nel plasma sanguigno. In condizioni normali il suo valore è 20 mmHg (28 mmHg a livello sanguigno e 8 mmHg opposta a livello tissutale) ed è in grado di determinare il movimento di liquido attraverso le membrane dei capillari, e in particolare nel glomerulo renale. In generale, la differenza tra pressione oncotica e pressione idrostatica a livello dell'estremità arteriosa dei capillari favorisce il passaggio nello spazio extracellulare di acqua, elettroliti e alcune proteine del plasma.

Proteinuria: presenza di proteine nell'urina.

R

Radiografia o RX: è un esame mediante il quale si ottiene un'immagine delle parti del corpo investite dai raggi x (radiazioni ionizzanti). Molto diffuso è il suo impiego nella valutazione del torace (possibilità di evidenziare focolai infettivi, quadri di congestione polmonare, versamenti pleurici) e di tutto l'apparato osteoarticolare (identificazione di fratture, tumori ossei, valutazione dell'osteoartrosi).

Radioterapia: è un particolare tipo di terapia fisica che utilizza le radiazioni, in genere i raggi X, nella cura dei tumori. Queste radiazioni sono dette radiazioni ionizzanti. La radioterapia utilizza radiazioni ad alta energia, emesse da sostanze radioattive (per esempio iodio o cobalto) oppure prodotte da specifiche apparecchiature chiamate acceleratori lineari. Le radiazioni sono dirette contro la massa tumorale e danneggiano in particolare le cellule cancerose che in questo modo non riescono più a proliferare: il tumore così trattato non è più in grado di crescere e si riduce progressivamente.

Risonanza magnetica o RM: tecnica di diagnostica per immagini relativamente recente, utilizzata a partire dagli inizi degli anni '80. E' una tecnica multiplanare, che acquisisce direttamente le immagini in tre dimensioni e che sfrutta processi biochimici. La ricostruzione delle immagini è in funzione del legame biochimico delle molecole, basandosi sulla struttura della materia. Questo comporta un'altissima risoluzione di contrasto delle immagini, che consente di cogliere formazioni anatomiche strutturalmente diverse, ad esempio il muscolo e il tendine, la cartilagine e l'osso.

© TestBusters 2017

S

Scintigrafia: esame di medicina nucleare ottenuto mediante la somministrazione di un tracciante radioattivo che consente l'evidenziazione, a mezzo di particolari strumenti (gamma camera), l'accumulo preferenziale del tracciante nel tessuto che si intende studiare. I traccianti utilizzati possono essere costituiti da soluzioni saline di radioisotopi o da specifici radiofarmaci costituiti da molecole farmacologicamente attive alle quali viene legato il radioisotopo.

Sepsi: o setticemia è una condizione clinica data da una malattia sistemica, ed è determinata dalla risposta dell'organismo (sotto forma di SIRS, Sindrome da Risposta Infiammatoria Sistemica) all'invasione di tessuti, fluidi o cavità corporee normalmente sterili da parte di microrganismi patogeni o potenzialmente patogeni. Le complesse interazioni tra il microrganismo infettante, il sistema immunitario dell'ospite, le risposte infiammatorie e la coagulazione influenzano l'esito nella sepsi. La diagnosi tempestiva è fondamentale per la gestione della sepsi, come l'inizio di una corretta terapia precoce è fondamentale per ridurre la mortalità da sepsi grave.

Sincope: perdita improvvisa e temporanea di coscienza che ha remissione spontanea, è legata ad una condizione di ipoperfusione cerebrale e globale. Non è necessariamente una condizione patologica può verificarsi in seguito al passaggio troppo rapido dal clinostatismo all'ortostatismo.

Sindrome: complesso più o meno caratteristico di sintomi, senza però un preciso riferimento alle sue cause e al meccanismo di comparsa, e che può quindi essere espressione di una determinata malattia o di malattie di natura completamente diversa.

Stroke: vd ictus.

T

Tomografia computerizzata o TC: metodica di diagnostica per immagini, consiste in una particolare applicazione dei raggi X che, grazie ad una valutazione statistico-matematica (computerizzata) dell'assorbimento di tali raggi da parte delle strutture corporee esaminate, consente di ottenere immagini di sezioni assiali del corpo umano.

Trombosi: il termine trombo indica la presenza di un coagulo di sangue che aderisce alle pareti non lesionate dei vasi, siano essi arteriosi, venosi, capillari o coronarici. La presenza di un trombo è una condizione potenzialmente grave, poiché se raggiunge dimensioni significative può ostruire il lume del vaso e bloccarne il flusso. Spesso si tende a confondere il significato dei termini trombo ed embolo o ad utilizzarli impropriamente come sinonimi. In realtà l'embolizzazione è una grave complicanza della trombosi. Prende infatti il nome di embolo, qualsiasi frammento di trombo staccatosi dalla massa trombotica principale che viaggia nel torrente circolatorio, almeno fino a quando, raggiunge un vaso di diametro inferiore occludendolo e provocando ischemia (cioè diminuzione o soppressione del flusso di sangue in un determinato distretto corporeo).

Tachicardia: ritmo cardiaco accelerato, con un numero di pulsazioni al minuto al di sopra di 100 ma che può raggiungere anche il valore di 400. A frequenze così elevate, il cuore non è in grado di pompare efficacemente il sangue ossigenato all'interno del sistema cardio-circolatorio. La tachicardia può riguardare le camere cardiache superiori (tachicardia atriale) o quelle inferiori (tachicardia ventricolare).

Toni cardiaci: suoni prodotti durante il "battito cardiaco", l'aspetto sonoro della cinetica cardiaca, ascoltata attraverso lo stetoscopio. Tali toni vengono prodotti dalle valvole cardiache, al loro chiudersi,

© TestBusters 2017

o dal flusso sanguigno che passa attraverso esse.

Sindrome di Turner: monosomia del cromosoma sessuale femminile X (cariotipo 45,X0), la mutazione è data da uno scorretto appaiamento dei cromosomi sessuali durante la meiosi (non è una malattia ereditaria). I segni e i sintomi più comuni, presenti fin dalla nascita, sono un collo corto e con pterigio (plica cutanea che si estende dai lati del collo alle spalle), attaccatura delle orecchie bassa, bassa attaccatura dei capelli nella parte posteriore del collo, bassa statura, mani e piedi gonfi. Le donne affette non hanno il ciclo mestruale, non sviluppano le mammelle e non sono in grado di avere figli (motivo per cui non viene ereditata la mutazione). Il quadro sindromico è completato da difetti cardiaci, diabete, bassa produzione di ormoni tiroidei (ipotiroidismo), deficit visivi ed uditivi.

U

Uremia: stadio terminale dell'insufficienza renale. Il nome deriva dall'accumulo nel sangue di sostanze azotate, in particolare di urea, a causa dell'incapacità da parte dei reni di eliminarle.

V

Versamento: raccolta di un liquido organico (sieroso, ematico o purulento) in una cavità dell'organismo: v. pleurico, v. articolare, v. pericardico, v. peritoneale, v. sinoviale, ecc.

Vitamina: composto organico essenziale. L'organismo non è in grado di sintetizzare le vitamine in quantità sufficiente e pertanto deve ottenerle attraverso l'alimentazione. Per convenzione le vitamine dell'essere umano sono nominate alfabeticamente e le sottoclassi ordinate numericamente (es: vitamina B_{12}). Si dividono in base alla loro solubilità in liposolubili e idrosolubili. Carenze (ipo- o avitaminosi) ed eccessi (ipervitaminosi) di questi composti causano gravi patologie (ormai riscontrabili solo nei paesi in via di sviluppo). **Mnemotecnica TB**: per ricordare quali vitamine sono liposolubili (e quindi, per esclusione, le idrosolubili) ricorda la parola

DAnKE

Infatti le sole vitamine liposolubili sono le vitamine D,A,K ed E (la vitamina N NON ESISTE).

© TestBusters 2017

CHIMICA

© TestBusters 2017

INTRODUZIONE

© TestBusters 2017

CHIMICA

Introduzione

Chimica è forse la vera bestia nera del Test, perché ti chiederai.
Anzitutto difficilmente la ami (ammettilo!) e, nella maggior parte dei casi, stai pur certo che il sentimento sia corrisposto!

Come Biologia è una materia nozionistica ma non ne condivide l'immediato fascino.
Come Matematica richiede anche competenze di calcolo ma, contrariamente alla prima, i quiz sono fin troppo numerosi per poter essere beffardamente ignorati.
Come per Fisica si pensa che solo pochi luminari siano eletti a comprenderla.
Rispetto a Logica nemmeno a parlarne!

A confronto è una tortura medievale, una piaga divina, una condanna eterna.. per chi è ottimista!

Tirando le somme di fronte a Mendeleev & co. sentiresti pure l'impellente ed incontrastabile impeto di volere sottrartici ma, d'altro canto, profondamente in te e per motivi avulsi dall'umana comprensione, la legge morale ti spinge a studiarla.

In effetti sono 18 punti, poffarbacco!

Tutte le pagine a seguire non avranno la pretesa di spiegarti nel minimo dettaglio nozionistico lo scibile di una disciplina sì vasta ma fortunatamente non sconfinata.
L'obiettivo è dartene solo le basi essenziali così da comprenderne i meccanismi e metterli subito alla prova pratica.
Studia un capitolo per volta e affronta i relativi quiz correggendoti, ripassando, approfondendo.

Analizzando tutti i Test dal 2013 ad oggi la frequenza degli argomenti è stata pressappoco quella riportata nel grafico, pianifica i tuoi sforzi di conseguenza.

E se nei momenti di sconforto sarai in procinto di cedere ricordati: pure Pasteur si classificò 15esimo sui 22 del proprio corso di Chimica.

Tutti possono farcela.

Tu puoi farcela.

Tu ***devi*** farcela!

© TestBusters 2017

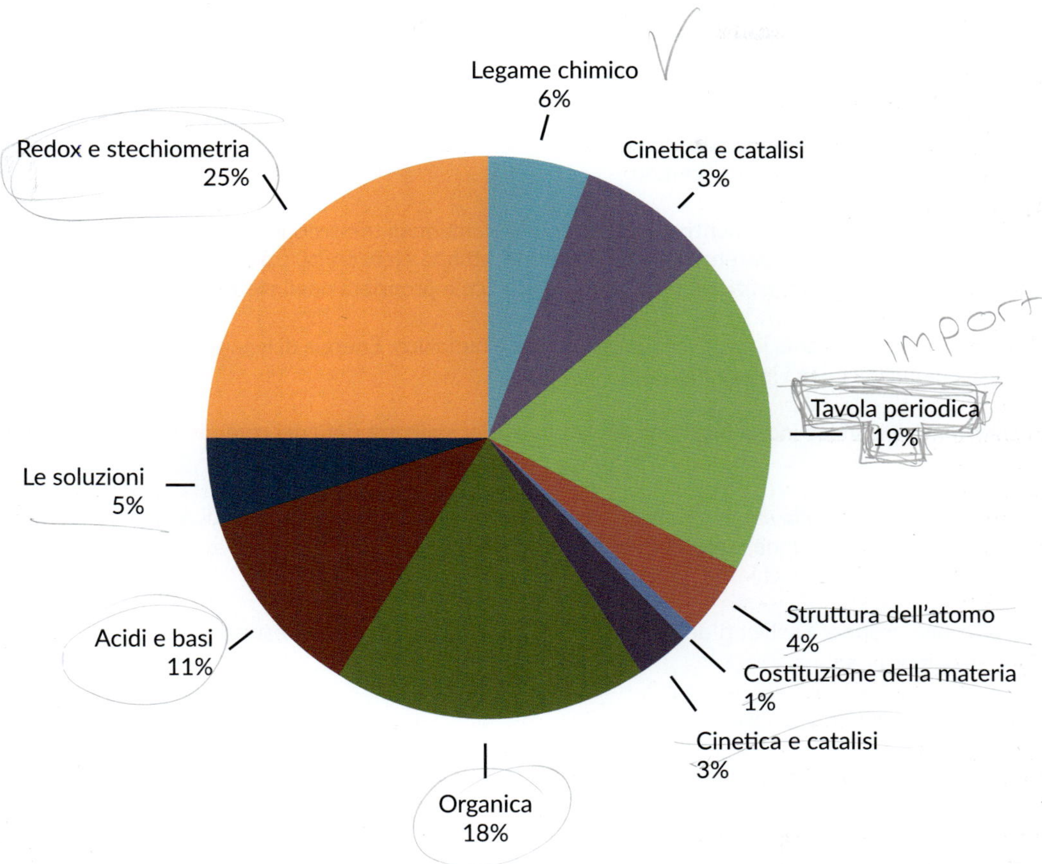

Percentuali di frequenza con cui gli argomenti sono apparsi nei test di Medicina-Odontoiatria, Veterinaria e IMAT dal 2013 ad oggi.

© TestBusters 2017

Programma Ministeriale

La costituzione della materia: gli stati di aggregazione della materia; sistemi eterogenei e sistemi omogenei; composti ed elementi.

Leggi dei gas perfetti.

La struttura dell'atomo: particelle elementari; numero atomico e numero di massa, isotopi, struttura elettronica degli atomi dei vari elementi.

Il sistema periodico degli elementi: gruppi e periodi; elementi di transizione. Proprietà periodiche degli elementi: raggio atomico, potenziale di ionizzazione, affinità elettronica, carattere metallico. Relazioni tra struttura elettronica, posizione nel sistema periodico e proprietà degli elementi.

Il legame chimico: legame ionico, legame covalente e metallico. Energia di legame. Polarità dei legami. Elettronegatività. Legami intermolecolari.

Fondamenti di chimica inorganica: nomenclatura e principali proprietà dei composti inorganici: ossidi, idrossidi, acidi, sali.

Le reazioni chimiche e la stechiometria: massa atomica e molecolare, numero di Avogadro, concetto di mole e sua applicazione, calcoli stechiometrici elementari, bilanciamento di semplici reazioni, i differenti tipi di reazione chimica.

Le soluzioni: proprietà solventi dell'acqua, solubilità, i principali modi di esprimere la concentrazione delle soluzioni.

Equilibri in soluzione acquosa.

Elementi di cinetica chimica e catalisi.

Ossidazione e riduzione: numero di ossidazione, concetto di ossidante e riducente. Bilanciamento di semplici reazioni.

Acidi e basi: il concetto di acido e di base. Acidità, neutralità e basicità delle soluzioni acquose. Il pH. Idrolisi. Soluzioni tampone.

Fondamenti di chimica organica: legami tra atomi di carbonio, formule grezze e di struttura, concetto di isomeria. Idrocarburi alifatici, aliciclici e aromatici. Gruppi funzionali: alcoli, eteri, ammine, aldeidi, chetoni, acidi carbossilici, esteri, ammidi. Elementi di nomenclatura.

© TestBusters 2017

1
DAI COMPOSTI DELLA MATERIA ALLA TAVOLA PERIODICA

COMPOSTI ED ELEMENTI
SISTEMA PERIODICO DEGLI ELEMENTI

© TestBusters 2017

1.1 Composti ed elementi

1.1.1 Elementi, composti e struttura atomo

Definizione elemento:	**Esempi di elementi:**	**Definizione composto:**	**Esempi di composti:**
Una sostanza pura che **NON** può essere trasformata, con mezzi fisici e chimici, in sostanze diverse e ancora più semplici.	Na O Al Ca Questi sono solo alcuni, in totale sono 118.	Una sostanza pura che può essere decomposta, con mezzi fisici e chimici, in altre sostanze ancora più semplici. I composti hanno una composizione definita e costante.	H_2SO_4 --> formato da 2H, S e 4O. Na_2SO_4 --> formato da 2Na, S, 4O. KOH --> formato da K e OH HCl --> formato da H e Cl.

Gli elementi sono costituiti da atomi. Quest'ultimi sono le più piccole particelle di un elemento che non subisce alterazioni nelle trasformazioni chimiche, ma che può subire trasformazioni fisiche.

Struttura atomo:

Gli atomi sono formati da 3 particelle fondamentali: elettrone, protone e neutrone.

Particella	**Carica elettrica**	**Segno carica**	**Massa**	**Localizzazione**
Elettrone	$-1,6 \times 10^{-19}$ C	-	$9,11 \times 10^{-31}$ Kg	Orbitali
Protone	$+1,6 \times 10^{-19}$ C	+	$1,67 \times 10^{-27}$ Kg	Nucleo
Neutrone	0	0	$1,67 \times 10^{-27}$ Kg	Nucleo

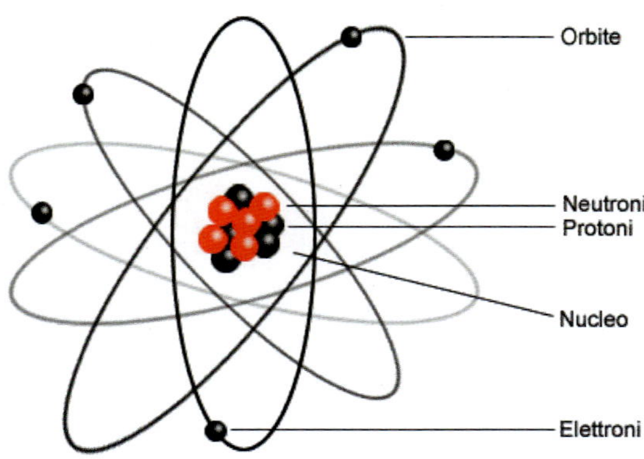

© TestBusters 2017

1.1.2 Numero atomico e numero di massa

Numero atomico = numero di protoni presenti nel nucleo di un atomo, si indica con **Z**. In un atomo con carica neutra è uguale al numero degli elettroni.

Numero di massa = numero pari alla somma del numero di protoni e del numero di neutroni che insieme formano il nucleo; si indica con **A**.

Numero atomico = Z	**Numero di massa = A**
In un atomo neutro è uguale al numero di elettroni.	In un atomo neutro è uguale alla somma di protoni e neutroni.
Ogni atomo di uno stesso elemento ha ugual numero atomico.	Il numero di massa di uno stesso elemento può cambiare --> isotopi.
Si trova in basso a sinistra nel simbolo chimico dell'elemento.	Si trova in alto a sinistra nel simbolo chimico dell'elemento.

N.B.: Nella tavola periodica il numero di massa di ogni elemento è una media ponderata sull'abbondanza in natura dei vari isotopi.

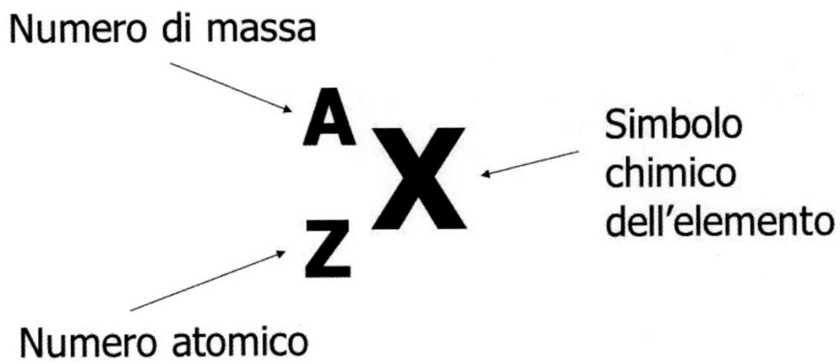

© TestBusters 2017

1.1.3 Isotopi

Sono atomi di uno stesso elemento aventi le stesse proprietà chimiche ma masse diverse, perché contengono un diverso numero di neutroni (figura 1).

Per calcolare la massa di un elemento a partire da più isotopi si ricorre al metodo della *media pesata*: bisogna moltiplicare la massa di ciascun isotopo per la sua percentuale e dividere poi il tutto per 100.

Es.: ^{13}C e ^{12}C, le cui rispettive masse sono 13u e 12u, in percentuale di 1.1% e 98.89%. MA_C = (1,1 x 13 u + 98,89 x12 u)/100 = 12,00 u

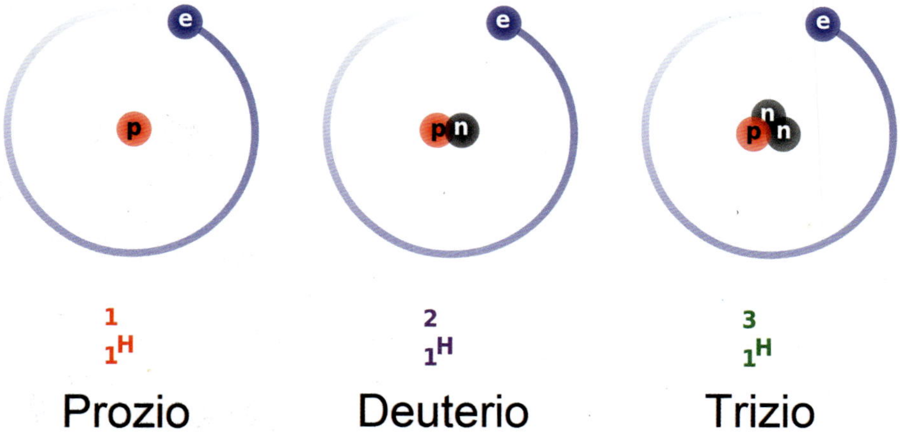

Quelli raffigurati sono i tre isotopi dell'Idrogeno.

© TestBusters 2017

1.2 Sistema periodico degli elementi

1.2.1 La Tavola Periodica

Il Sistema Periodico degli Elementi è una rappresentazione tabulare degli elementi chimici organizzati da Mendeleev nel '800 per somiglianza delle proprietà chimico-fisiche. Gli elementi sono disposti secondo numero atomico crescente, ordinati da sinistra a destra lungo 7 righe orizzontali (Periodi) e raggruppati dall'alto in basso in 18 colonne verticali (Gruppi). Raggiunto il Gruppo 18 si procede andando "a capo", nel Periodo successivo, occupando un livello energetico aggiuntivo.

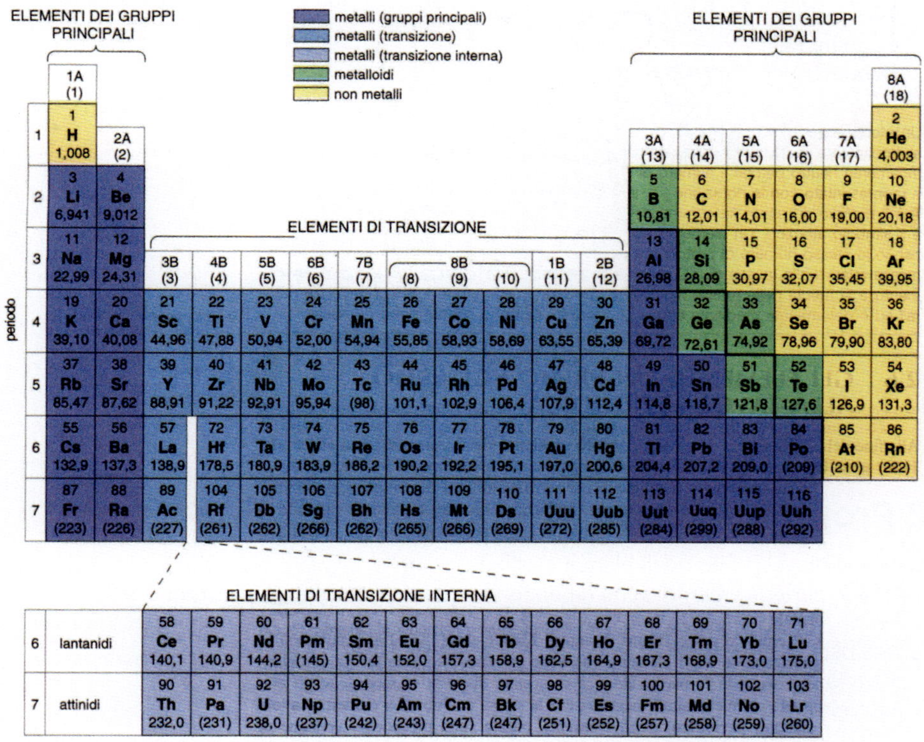

© TestBusters 2017

In riferimento alla Fig. 1 le principali caratteristiche sono:
- **Nomenclatura**
    - Gruppi
        - Nuova IUPAC
            - Numerati dal Gruppo 1 al Gruppo 18
        - Vecchia IUPAC
            - Elementi rappresentativi: dal Gruppo IA al Gruppo VIIIA
            - Elementi di transizione: dal Gruppo IB al Gruppo VIIIB
    - Periodi
        - Numeri da 1 a 7

- **Elementi rappresentativi = Gruppo A**
    - Hanno gli orbitali **s** e **p** del livello esterno in riempimento
    - Numero del Gruppo = numero elettroni di valenza/di legame
    - Comprendono sia metalli (Gruppi 1 e 2) sia non-metalli
    - In numero di 8 (2 s + 6 p) per Periodo, tranne che nel primo

- **Elementi di transizione = Gruppo B**
    - Hanno l'orbitale **d** del livello esterno in riempimento
    - Sono metalli
    - In numero di 10 per Periodo

- **Elementi di transizione interna**
    - Comprendono 2 serie da 14 elementi ognuno: lantanidi ed attinidi
    - Hanno l'orbitale **f** del livello esterno in riempimento
    - Sono metalli

Ad uso del Test vanno localizzati nella Tavola Periodica la posizione di:
1) Gruppo 1 detto dei metalli alcalini
2) Gruppo 2 detto dei metalli alcalino-terrosi
3) Gruppo 17 detto degli alogeni
4) Gruppo 18 detto dei gas nobili

1.2.2 Proprietà periodiche

Osservando la disposizione degli elementi all'interno della Tavola è possibile identificarne proprietà che si ripetono periodicamente e che dipendono essenzialmente dagli elettroni di valenza.

Le proprietà periodiche sono:
1) Raggio atomico (r)
2) Energia di ionizzazione (EI)
3) Affinità elettronica (AE)
4) Elettronegatività (EN)
5) Carattere metallico

© TestBusters 2017

Proprietà	Definizione
Raggio atomico	Metà della distanza tra i centri di 2 atomi contigui
Energia di ionizzazione	Minima quantità di energia necessaria per allontanare l'elettrone più debolmente legato ad un atomo per formare uno ione con carica +1. $X + EI$ à $X^{+} + e^{-}$
Affinità elettronica*	Quantità di energia assorbita quando un elettrone viene aggiunto ad un atomo a formare uno ione con carica -1. $X + e^{-}$ à $X^{-} + AE$
Elettronegatività	Capacità degli atomi di attrarre a sé gli elettroni di legame.
Carattere metallico	Predisposizione di un elemento ad avere caratteristiche da metallo.

*L'Affinità elettronica non è l'inverso dell'energia di ionizzazione.

** Nell'Affinità elettronica e nell'Energia di ionizzazione gli elementi sono considerati allo stato gassoso.

La Fig. 2 ne illustra l'andamento periodico (il verso della freccia indica aumento):

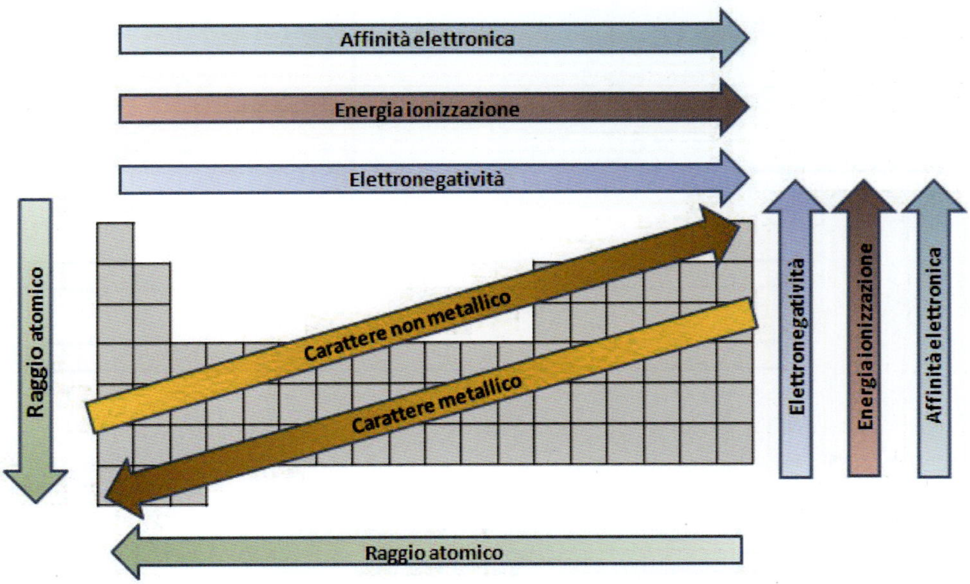

Figura 2

© TestBusters 2017

1.2.3 Relazione tra struttura elettronica, posizione e proprietà

Da un punto di vista moderno la Tavola Periodica sintetizza graficamente la teoria degli orbitali atomici ed è dunque una rappresentazione sistematica dei numeri quantici, di cui la tabella mostra le principali relazioni:

Periodi (7)	Livello energetico (numero quantico principale "n")
Gruppi (18)	Specifico orbitale del sottolivello (numero quantico magnetico "m")
Blocchi (s,p,d,f)	Forma orbitale atomico (numero quantico secondario "l")

Tenendo da conto dei livelli energetici in via di riempimento dagli elettroni è possibile suddividere la Tavola in 4 blocchi corrispondenti ai 4 tipi di orbitali atomici: s, p, d, f. (Fig. 3)

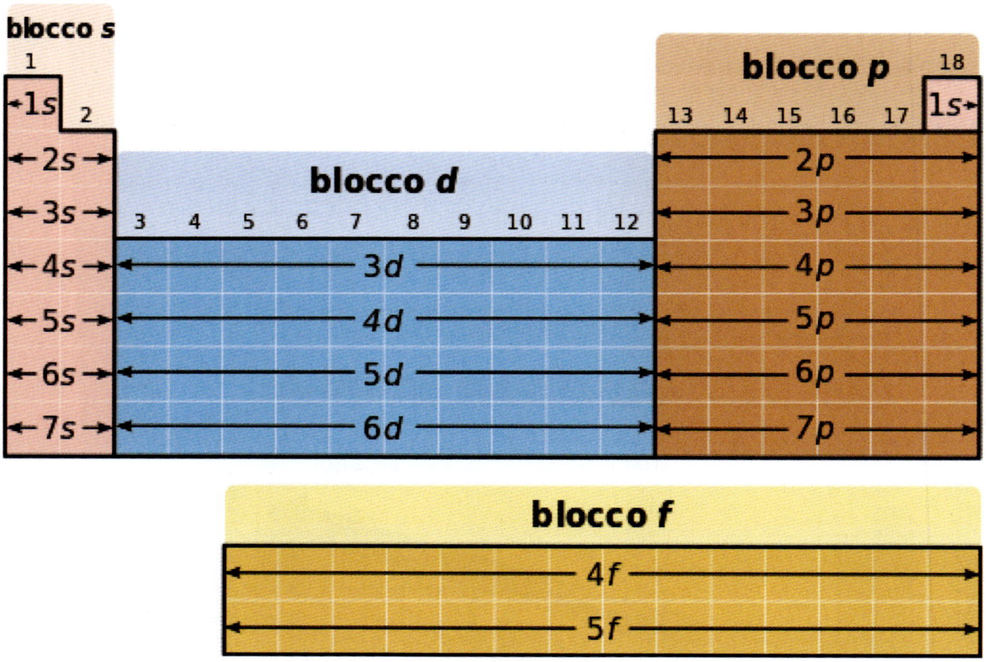

Figura 3

Considerando la Fig. 4 di riepilogo dei numeri quantici è possibile spiegare l'organizzazione della Tavola stessa.

Per es. Il blocco p può ospitare 6 elettroni (e quindi 6 elementi) perché il numero quantico magnetico "m" è 3 (-1, 0, +1) ed ogni orbitale ospita 2 elettroni.

© TestBusters 2017

NUMERI QUANTICI (RIEPILOGO)

Livello n	l 0 + (n-1)	m -l, 0, +1	Tipo di orbitale	Nome dell'orbitale	N° max di elettroni	m_s $+\frac{1}{2}\uparrow$ $-\frac{1}{2}\downarrow$
4	3f	-3 -2 -1 0 +1 +2 +3	f	4f	14	7↑ 7↓
	2d	-2 -1 0 +1 +2	d	4d	10	5↑ 5↓
	1p	-1 0 +1	p	4p	6	3↑ 3↓
	0s	0	s	4s	2	↑↓
3	2d	-2 -1 0 +1 +2	d	3d	10	5↑ 5↓
	1p	-1 0 +1	p	3p	6	3↑ 3↓
	0s	0	s	3s	2	↑↓
2	1p	-1 0 +1	p	2p	6	3↑ 3↓
	0s	0	s	2s	2	↑↓
1	0s	0	s	1s	2	↑↓

Valori assunti dai quattro numeri quantici n, l, m, m_s nei primi quattro livelli energetici. La sesta colonna riporta il numero massimo di e^- in ogni tipo di orbitale. La settima colonna riporta i valori di *spin* degli elettroni di ongi orbitale, in conformità al principio di esclusione di Pauli. Come si vede, ongi orbitale è stato simbolicamente rappresentato con un quadratino, a prescindere dalla forma reale.

Figura 4

La Fig. 5 mostra invece la Tavola Periodica enfatizzandone la configurazione elettronica del guscio esterno di ogni elemento. L'ordine degli elementi e dei blocchi segue l'ordine di riempimento degli orbitali definito dalla regola di Aufbau.

© TestBusters 2017

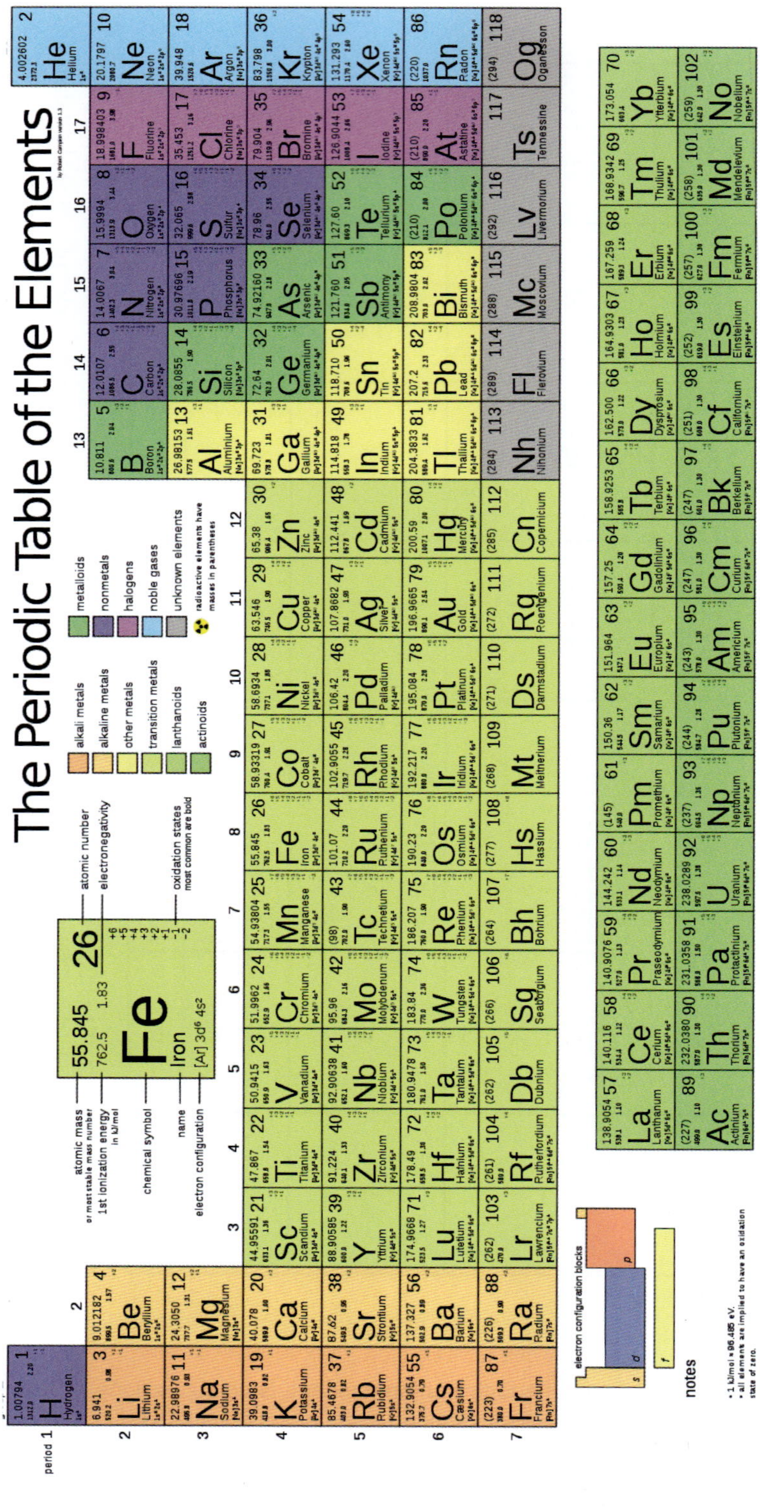

© TestBusters 2017

2

LEGAMI CHIMICI

CLASSIFICAZIONE
LEGAMI INTRA-MOLECOLARI
LEGAMI INTER-MOLECOLARI

© TestBusters 2017

2.1 Classificazione

In chimica i legami si possono dividere in due categorie:

Legami chimici (o intramolecolare):	Legami o forze intermolecolari:
Interazioni tra atomi che portano alla formazione di molecole o anche di cristalli ionici.	Forze di natura elettrostatica che mantengono le molecole vicine tra loro.

Si possono ascrivere a queste due categorie:

- Legami intra-molecolari
  - Covalente
  - Dativo
  - Ionico
  - Metallico

- Legami inter-molecolari
  - Forze di Wan der Waals
  - Legame a ponte idrogeno
  - Ione-molecola

I legami chimici che tengono uniti gli atomi tendono a formarsi spontaneamente grazie a forze attrattive che tendono ad aggregarli. La formazione di un aggregato di atomi libera energia.
Il processo inverso di separazione degli atomi richiede invece energia, che è necessaria a rompere il legame tra gli atomi: tale energia è detta "Energia di legame".

© TestBusters 2017

2.2 Legami intra-molecolari

Legame covalente: legame tra due atomi che mettono in comune una coppia di elettroni.

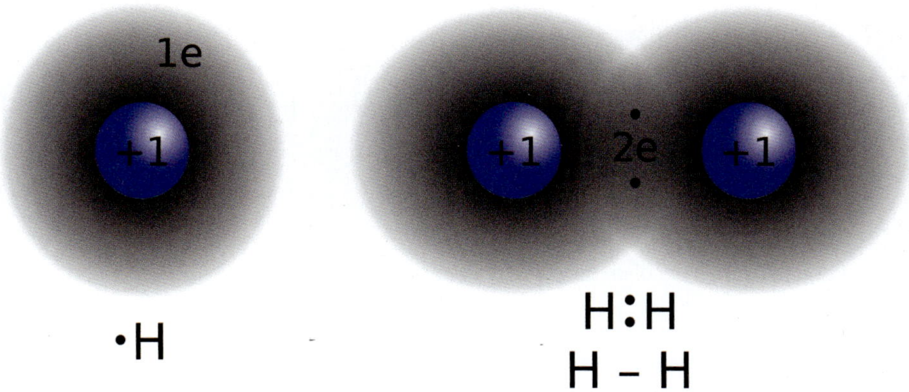

Figura 1 Legame covalente apolare tra 2 atomi di idrogeno.

Legame covalente polare:	Legame covalente apolare o puro:
Elettroni condivisi risultano maggiormente attratti dall'atomo più elettronegativo.	Elettroni condivisi in ugual modo tra i 2 atomi coinvolti.
La differenza di elettronegatività tra i 2 atomi deve essere inferiore a 1,7.	La differenza di elettronegatività tra i 2 atomi deve essere uguale a 0.

In un legame chimico covalente, la distanza presente tra i nuclei di due atomi, quando l'attrazione e la repulsione tra i due atomi sono bilanciate, è detta lunghezza di legame.

In base al numero di coppie di elettroni che vengono condivise fra i due atomi distinguiamo:

- Legame covalente singolo: viene condivisa una sola coppia di elettroni
- Legame covalente doppio: vengono condivise due coppie di elettroni
- Legame covalente triplo: vengono condivise tre coppie di elettroni

All'aumentare del numero di legami, diminuisce la lunghezza di legame, ma ne aumenta la forza.

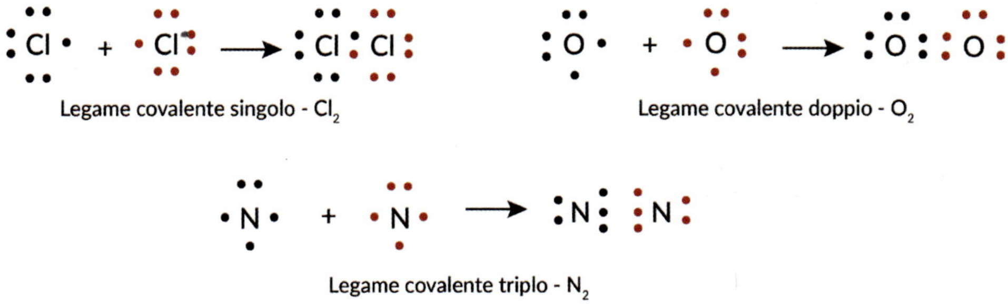

Figura 2 Legame covalente singolo, doppio, triplo

© TestBusters 2017

Legame dativo: legame che si forma tra due atomi, di cui uno dei due ha già raggiunto l'ottetto nel suo ultimo orbitale, perciò la coppia di elettroni è fornita da uno solo degli atomi coinvolti nel legame.

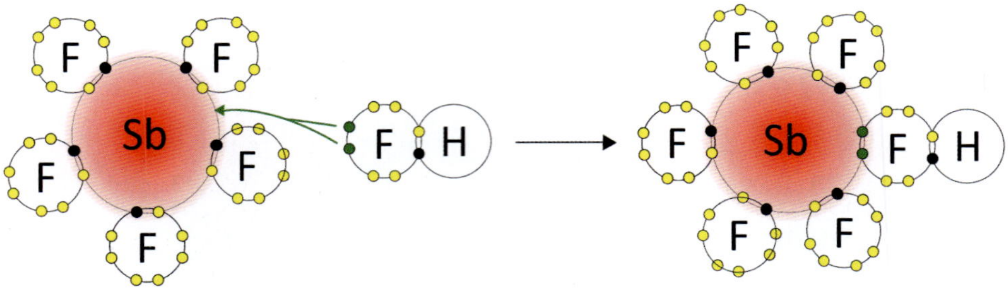

Figura 3 Legame dativo in cui un atomo di fluoro mette 2 suoi elettroni in compartecipazione con l'antimonio(Sb).

Legame ionico: legame che si forma quando la differenza di elettronegatività tra 2 atomi è superiore a 1,7. Un elettrone dell'atomo meno elettronegativo viene ceduto all'atomo più elettronegativo.

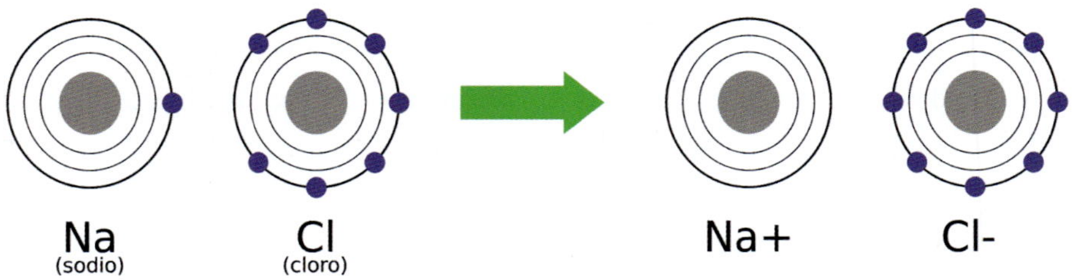

Figura 4 Legame ionico in cui un elettrone dall'atomo di Na viene ceduto a Cl.

Legame metallico: legame dato dall'attrazione che si forma tra gli ioni metallici di carica positiva e gli elettroni (negativi) che gli ruotano attorno.

© TestBusters 2017

2.3 Legami inter-molecolari

Interazioni fra molecole o forze di Wan der Waals, ci sono tre tipologie:

Polari-polari (o interazioni dipolo[1]-dipolo):	**Apolari-apolari (o interazioni dipolo istantaneo/indotto o Forze di London):**	**Polari-apolari (interazioni tra dipolo permanente e dipolo indotto):**
Si forma quando due molecole si attraggono tra loro mediante i loro dipoli elettrici.	Si forma quando per brevi istanti si accumulano elettroni soltanto da una parte della molecola, creando un dipolo istantaneo che scompare all'allontanarsi delle molecole fra loro.	Si forma un'induzione elettrostatica in cui le molecole polari attraverso i loro dipoli permanenti inducono la formazione di dipolo in molecole apolari.

[1]Dipolo = è un sistema che ha due poli elettrici aventi pari carica elettrica ma di segno opposto e separati da una certa distanza d.

Legame a idrogeno: è un caso particolare di forza intermolecolare che coinvolge un atomo di H legato covalentemente ad un atomo fortemente elettronegativo (F, O, N), che attrae a sé elettroni di valenza acquisendo una parziale carica negativa (δ-) e lasciando l'idrogeno con una parziale carica positiva (δ+). Il legame a idrogeno si forma quando la parziale carica positiva dell'idrogeno viene in contatto con un doppietto elettronico (parziale carica negativa) di un elemento fortemente elettronegativo (F, O, N) che lega H.

Legame ione-molecola: legame di natura elettrostatica che si instaura tra gli ioni presenti in una soluzione con solvente polare e le molecole del solvente poste a distanza di legame.

© TestBusters 2017

© TestBusters 2017

3

TEORIA ATOMICA

TEORIE ATOMICHE
ORBITALI ATOMICI E NUMERI QUANTICI
CONFIGURAZIONE ELETTRONICA
IBRIDAZIONE
VSEPR

© TestBusters 2017

3.1 Teorie atomiche

Le teorie atomiche che dal 1800 si son succedute nel panorama della Fisica si possono sintetizzare nella seguente tabella:

1.	Modello atomico di Thomson ("a panettone")	Carica positiva omogeneamente distribuita con elettroni incastonati
2.	Modello atomico di Rutherford ("planetario")	Nucleo centrale contenete tutta la massa e cariche negative puntiformi poste a grande distanza
3.	Modello atomico di Bohr ("quantistico")	Gli elettroni si muovono intorno al nucleo su orbite circolari quantizzate
4.	Modello atomico Heisenberg-De Broglie ("ondulatorio")	Gli elettroni si collocano in orbitali atomici

3.2 Orbitali atomici e numeri quantici

Secondo l'attuale modello atomico "ondulatorio" gli elettroni si collocano in **orbitali atomici**, nubi di posizioni attorno al nucleo in cui v'è elevata probabilità di trovare l'elettrone, in accordo col principio di indeterminazione di Heisenberg.
La forma assunta dagli orbitali atomici varia dalla più semplice sfera (**orbitali s**), a quelle bilobate sui tre assi (**orbitali p**), fino alle sagome più complesse di **orbitali d** ed **f**.

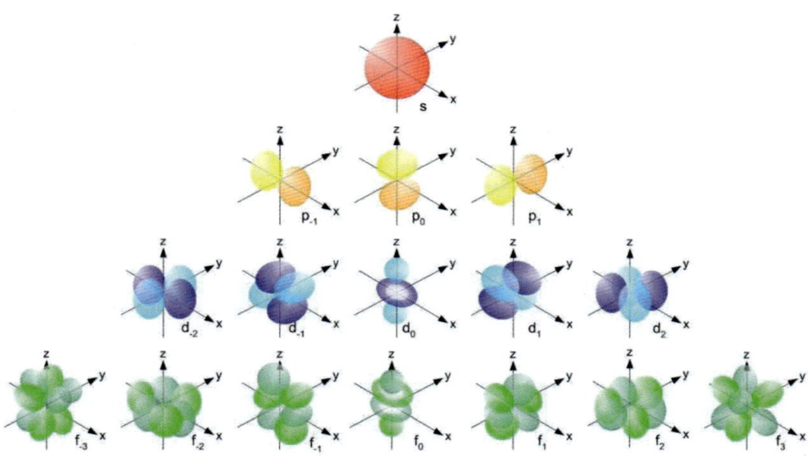

© TestBusters 2017

Ciascun orbitale è caratterizzato da **tre numeri quantici** che ne definiscono:

- **Dimensioni** → numero quantico principale "n"
- **Forma** → numero quantico secondario "l"
- **Orientamento** → numero quantico magnetico "m_l"

Un quarto numero quantico, definito di spin "m_s", si riferisce al senso di rotazione assiale dell'elettrone.

Numero quantico	Valore	Informazione qualitativa
n	0 ∞	"dimensioni" dell'orbitale
l	0 n-1	"forma" dell'orbitale
m_l	-1,...0...,+1	"orientamento" dell'orbitale
m_s	+½, -½	senso di rotazione dell'elettrone nell'orbitale

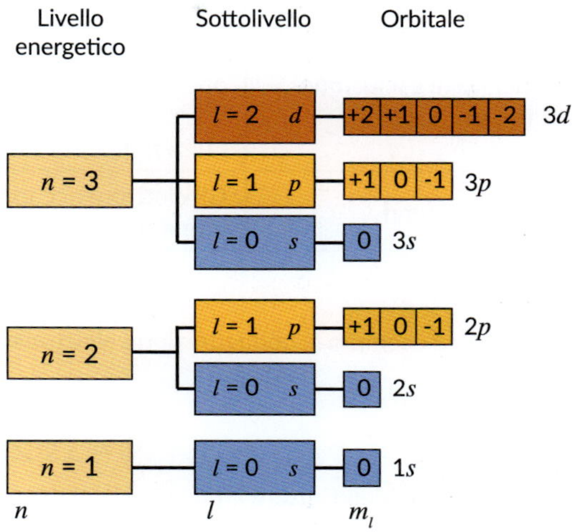

Tenendo conto dei valori assunti dai numeri quantici e delle relazioni numeriche fra di essi esistenti è possibile calcolare il numero massimo di elettroni disposti in ogni livello, i tipi di orbitali presenti e il numero parziale di elettroni per orbitale.

n	*l* 0 *n*-1	m_l -*l*,...0,+*l*	m_s +½, -½	*n* max e^- in un sottolivello = 4*l*+2	*n* max e^- in un livello = $2n^2$
1	0 (1*s*)	0	+½, -½	2	2
2	0 (2*s*) 1 (2*p*)	0 -1, 0, +1	+½, -½ ±½ per ogni m_l	2 6	8
3	0 (3*s*) 1 (3*p*) 2 (3*d*)	0 -1, 0, +1 -2, -1, 0, +1, +2	+½, -½ ±½ per ogni m_l ±½ per ogni m_l	2 6 10	18
4	0 (4*s*) 1 (4*p*) 2 (4*d*) 3 (4*f*)	0 -1, 0, +1 -2, -1, 0, +1, +2 -3, -2, -1, 0, +1, +2, +3	+½, -½ ±½ per ogni m_l ±½ per ogni m_l ±½ per ogni m_l	2 6 10 14	32

Si rimanda al Capitolo 2 per le interconnessioni esistenti fra numeri quantici e costruzione della Tavola Periodica degli Elementi.

© TestBusters 2017

3.3 Configurazione elettronica

La disposizione degli elettroni negli orbitali atomici costituisce la **configurazione elettronica** di un atomo che si fonda su 3 regole:

Principio di Aufbau	Gli orbitali sono riempiti partendo da quelli a minima energia (più vicini al nucleo).
Principio di esclusione di Pauli	Ogni orbitale può contenere al massimo 2 elettroni con spin opposto. (elettroni diversi di un atomo non possono avere gli stessi 4 numeri quantici).
Regola di Hund	Gli elettroni occupano tutti gli orbitali dello stesso sottolivello prima di accoppiarsi.

Prendendo d'esempio la configurazione elettronica dell'Azoto (N) si ha:

$$\mathbf{N = 1s^2 2s^2 2p^3}$$

Laddove:

- i numeri prima delle lettere indicano il livello energetico (numero quantico principale)
- le lettere indicano il sottolivello ossia il tipo di orbitale (numero quantico secondario)
- l'apice indica il numero di elettroni presenti.

Per ottenere la configurazione elettronica di un elemento (per esempio Ossigeno) si procede:

1. Definendo il numero atomico (Z) = 8
2. 8 sono gli elettroni da distribuire nei livelli e negli orbitali
3. 2 elettroni riempiranno l'orbitale 1s
4. 2 elettroni riempiranno l'orbitale 2s
5. 4 elettroni occuperanno parzialmente l'orbitale 2p (in grado di ospitare al più 6 elettroni)

Così da avere:

$$\mathbf{O = 1s^2 2s^2 2p^4}$$

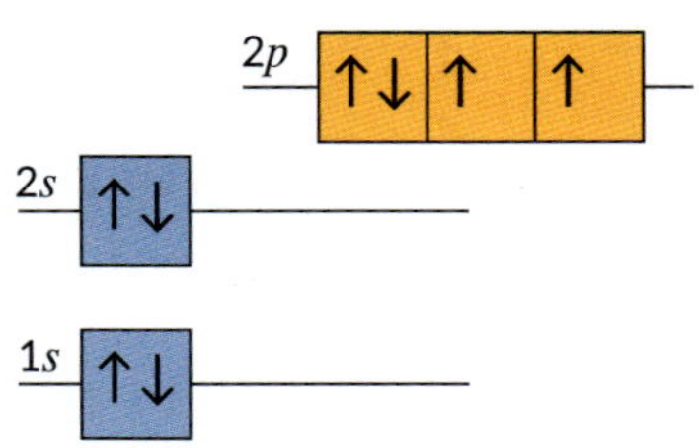

© TestBusters 2017

3.4 Ibridazione

La configurazione elettronica degli atomi ai loro stati fondamentali è in alcuni casi incompatibile coi legami che essi sono in grado di formare.
L'ibridazione (o ibridizzazione) degli orbitali atomici è il processo con cui degli orbitali, facenti parte del guscio elettronico più esterno di un atomo, molto simili dal punto di vista energetico ma diversi per geometria e disposizione spaziale, si combinano tra loro restituendo un pari numero di orbitali atomici (ibridi) identici tra loro sia di forma che dal punto di vista energetico.
Gli orbitali ibridi sono disposti tra loro nello spazio tridimensionale secondo un criterio di ottimizzazione della loro divergenza angolare.
Nella Figura le principali caratteristiche degli orbitali ibridi.

Orbitali atomici combinati	Orbitali ibridi formati	Orbitali atomici inutilizzati	Arrangiamento		Ibridazione	
1s + 1p	2sp	2p		lineare	sp	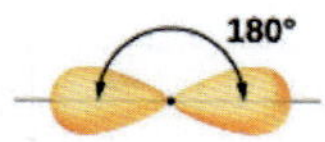
1s + 2p	3 sp^2	1p	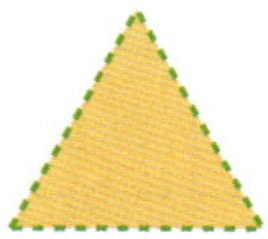	planare triangolare	sp^2	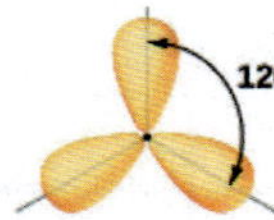
1s + 3p	4 sp^3	/	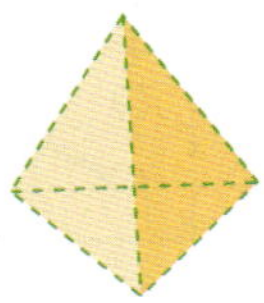	tetraedrico	sp^3	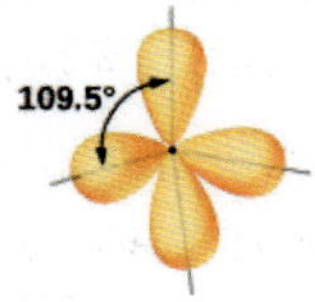
1s + 3p + 1d	5 sp^3d	4d	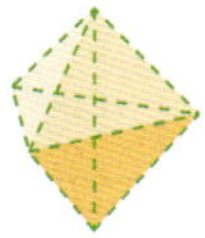	bipiramidale triagonale	sp^3d	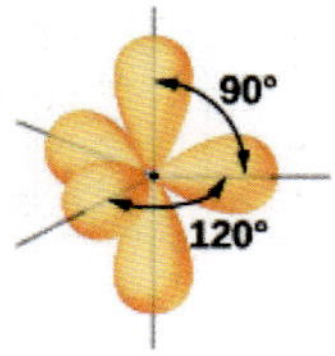
1s + 3p + 2d	6 sp^3d^2	3d	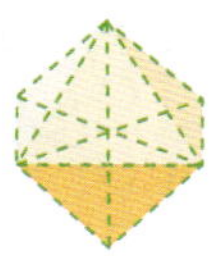	ottaedrico	sp^3d^2	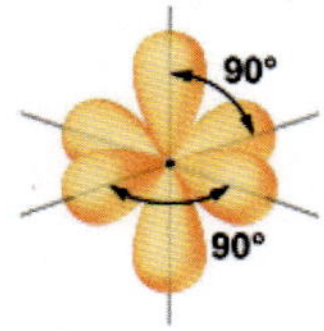

© TestBusters 2017

3.5 VSEPR

VSEPR è l'acronimo inglese per Valence Shell Electron Pair Repulsion (oppure in linguaggio nostrano: Teoria della Repulsione delle Coppie Elettroniche dello Strato di Valenza) e serve per predire la disposizione spaziale degli atomi in molecole/ioni poliatomici, assumendo che le coppie di elettroni (di legame o solitarie) respingendosi si dispongano alla massima distanza consentita.

Numero di coppie elettroniche attorno all'atomo centrale		Descrizione della molecola				
LEGAME	SOLITARI	ESEMPIO	ANGOLO DI LEGAME	GEOMETRIA	FORMA 3D	TIPO
2	0	$BeCl_2$	180°	**Lineare**	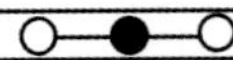	AB_2
3	0	BF_3	120°	**Planare Triangolare**	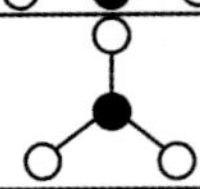	AB_3
2	1	SO_2	Leggermente meno di 120°	**Piegata**	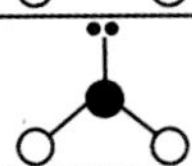	AB_2E
4	0	CH_4	109.5°	**Tetraedrica**	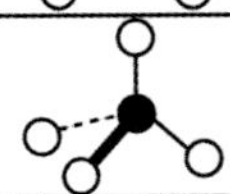	AB_4
3	1	NH_3	107.5°	**Piramide Trigonale**	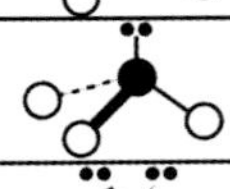	AB_3E
2	2	H_2O	104.5°	**Piegata**	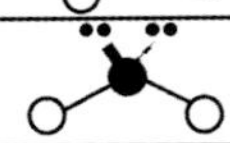	AB_2E_2
5	0	PCl_5	120° in piano. 90° perpendicolare al piano.	**Bipiramide Trigonale**	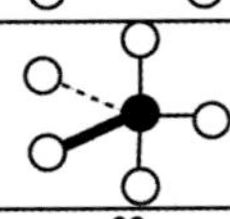	AB_5
4	1	SF_4	Molecola complessa	**A sella**	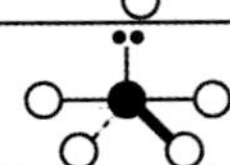	AB_4E
3	2	ClF_3	90° circa	**a T**	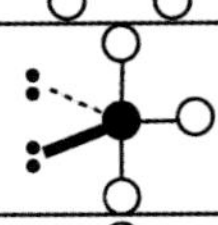	AB_3E_2
2	3	XeF_2	180°	**Lineare**	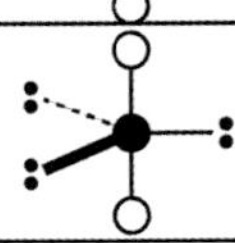	AB_2E_3
6	0	SF_6	90°	**Ottaedrica**	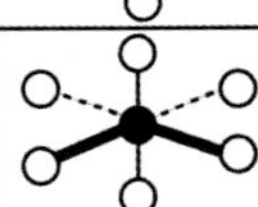	AB_6
5	1	BrF_5	90° circa	**Piramidale Quadrata**	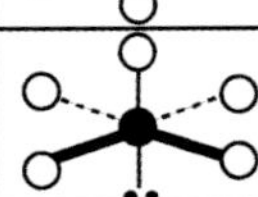	AB_5E
4	2	XeF_4	90°	**Planare Quadrata**	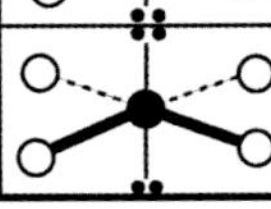	AB_4E_2

N.B. I primi 6 casi sono stati oggetto di Test negli anni passati, utile ricordarne geometria ed angolo di legame. I restanti esempi vengono qui riportati a scopo illustrativo.

© TestBusters 2017

4

COMPOSTI INORGANICI

© TestBusters 2017

4.1 Schema generale

Il seguente schema mostra le reazioni di preparazione delle principali classi di composti inorganici.

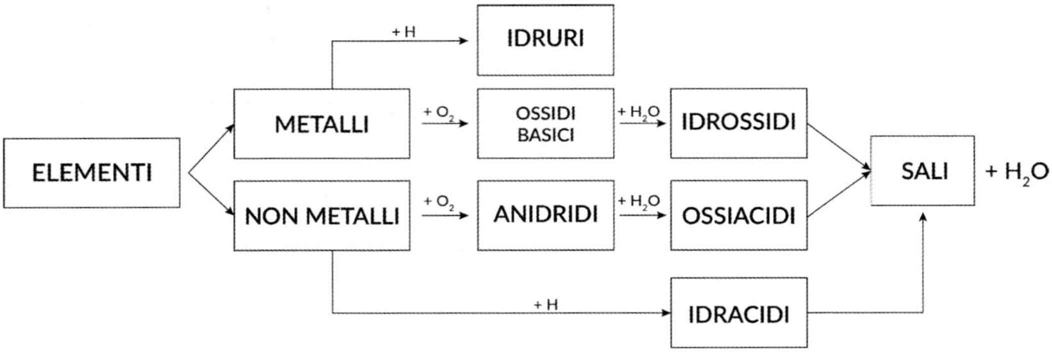

4.2. Classificazione

Esistono tre tipi di nomenclatura:

1) **La nomenclatura tradizionale →** prevede sull'uso di prefissi e suffissi (-oso, -ico).
2) **La notazione di Stock →** prevede l'uso di numeri romani fra parentesi per indicare lo stato di ossidazione del metallo.
3) **La nomenclatura IUPAC →** prevede l'utilizzo di prefissi numerali greci (mono, di, tri..) per indicare i rapporti numerici fra gli atomi.

La nomenclatura più comune al test e pertanto quella ivi trattata sarà quella tradizionale.

I composti inorganici verranno presentati suddivisi in binari e ternari.

© TestBusters 2017

4.3 Composti binari

Sono formati da soli 2 elementi.

Per convenzione il catione o l'elemento con elettronegatività minore (con numero di ossidazione positivo) viene scritto prima dell'anione o l'elemento più elettronegativo (con numero di ossidazione negativo).

Classe	Elementi costituenti e struttura formula	Esempio formula	Nomenclatura	Esempio nome	Proprietà
Ossidi basici	Metallo, ossigeno Me O	CaO	Ossido + nome del metallo con desinenza -oso o -ico. -oso se N.O. è più basso, -ico se più alto.	Ossido di Calcio	Comportamento basico dato dalla reazione tra lo ione O^{2-} e H_2O che comporta la formazione di OH^-.
Ossidi acidi oppure Anidridi	Non metallo, ossigeno nonMe O	SiO_2	Ossido + nome del non metallo con desinenza -oso o -ico. -oso se N.O. è più basso, -ico se più alto.	Anidride siliciosa	Comportamento acido dato quindi se reagiscono con H_2O liberano H^+.
Idruri metallici	Metallo, idrogeno Me H	LiH	Idruro + nome del metallo	Idruro di litio	Hanno carattere ionico. In acqua reagiscono liberando idrogeno gassoso e il metallo. La soluzione basica che si viene a formare così è un idrossido del metallo.
Idruri covalenti	Non metallo(esclusi alogeni e zolfo), idrogeno nonMe H	NH_3 CH_4	Per questi su usa molto spesso il loro nome comune.	Ammoniaca Metano	Hanno legami covalenti tra loro le particelle che formano il composto. In acqua non reagiscono in modo standard.

© TestBusters 2017

Idracidi[1]	Idrogeno, non metallo(solo alogeni e zolfo) H nonMe	HI	Nome dell'alogeno con desinenza -uro + "d'idrogeno". Oppure acido + nome alogeno con desinenza -idrico.	Acido iodidrico(o ioduro d'idrogeno)	Hanno carattere acido, quindi in soluzione acquosa si scindono liberando ioni H^+ e anioni.
Sali binari	Metallo, non metallo Me nonMe	CuCl	Nome del nome metallo con desinenza -uro + nome metallo con desinenza -oso o -ico. -oso se N.O. è più basso, -ico se più alto.	Cloruro rameoso	Sono sali stechiometricamente neutri. Sono composti da ioni spettatori perciò in acqua danno una soluzione neutra.

[1] Gli idracidi principali sono i sei seguenti: HCl, HBr, HF, HCN, H_2S, HI.

© TestBusters 2017

4.4 Composti ternari

Sono composti formati dalla combinazione di 3 elementi.

Classe	**Classi costituenti**	**Elementi costituenti e struttura formula**	**Esempio formula**	**Nomenclatura**	**Esempio nome**	**Proprietà**
Idrossidi	Ossidi basici + H_2O	Metallo, ossigeno, idrogeno Me OH	$Fe(OH)_3$ $Fe(OH)_2$	Idrossido + nome del metallo con desinenza -oso o -ico. -oso se N.O. è più basso, -ico viceversa	Idrossido ferrico Idrossido ferroso	Sono sostanze basiche, che in acqua liberano OH^-.
Ossiacidi	Ossidi acidi + H_2O	Idrogeno, non metallo, ossigeno H nonMe O	H_3PO_4 H_3PO_3 HPO_2 $H_4P_2O_5$ H_3PO_3	Acido + nome del non metallo con desinenza -oso o -ico. -oso se N.O. è più basso, -ico viceversa. Se il non metallo ha più di due N.O. allora vengono usati anche i prefissi ipo- e per-. I prefissi meta-, piro- e orto-, sono invece utilizzati per gli ossiacidi ottenuti da uno stesso ossido che ha reagito però con un numero diverso di molecole d'acqua. Meta = 1 H_2O Piro = 2 H_2O Orto = 3 H_2O	Acido fosforico Acido fosforoso Acido metafosfo-roso Acido pirofosfo-roso Acido ortofosfo-roso	Sono sostanze acide, liberano H^+ in soluzione acquosa.

© TestBusters 2017

Sali ternari	Possono essere ottenuti con più tipi di reazioni, ad esempio quella tra un idrossido e un ossiacido.	Metallo, non metallo, ossigeno Me nonMe O	$FeSO_3$ $FeSO_4$	Se il nome dell'acido da cui è stato ottenuto finiva con -oso allora il sale assume il suffisso -ito. Se il nome dell'acido da cui è stato ottenuto finiva con -ico allora il sale assume il suffisso -ato. Al metallo invece si aggiunge la desinenza -oso se N.O. è più basso, -ico se più alto.	Solfito ferroso Solfato ferroso	Dipendono dai composti che li compongono.

Per ricordare la trasformazione delle desinenze degli anioni nel passaggio da anidridi ad acidi puoi usare la mnemotecnica:
Il morOSO è partITO, l'amICO l'ha fregATO.

© TestBusters 2017

5
UNITÀ DI MISURA DELL'ATOMO, STECHIOMETRIA

UNITÀ DI MISURA DELL'ATOMO
CALCOLO STECHIOMETRICO

© TestBusters 2017

5.1 Unità di misura dell'atomo

5.1.1 Unità di massa atomica (u)

È uguale a 1/12 della massa dell'atomo ^{12}C. L'unità di massa atomica è relativa per ogni elemento.

5.1.2 Massa molecolare (MM)

È utilizzata per calcolare la massa di composti. Si ottiene sommando le masse atomiche degli elementi che figurano nella formula del composto. La massa molecolare dei composti ionici è chiamata peso formula.

Esempio: MM_{H2O} = 2 masse atomiche di H + 1 massa atomica di O = 2 x 1 u + 16 u = 18 u

5.1.3 Mole (Mol)

- Perché viene introdotta la mole?
  Perché l'unità di massa atomica u è troppo piccola ed è impossibile calcolare 1 u sperimentalmente; 1 u = $1{,}6 \times 10^{-24}$ g.
- Cos'è la mole?
  Unità di misura della quantità di sostanza. Corrisponde a un numero ben definito di particelle (atomi, molecole, ioni), chiamato **numero di Avogadro.** Tale numero è una costante, il suo valore è pari a $6{,}022 \times 10^{23}$ particelle/mol.
- Se la mole è uguale allora cosa cambia da sostanza a sostanza?
  Cambia appunto la massa delle particelle che compongono ogni sostanza. Per fare un esempio la mole è come la dozzina per le uova o il paio per le scarpe.
- Come calcolare la massa di una mole? Con la massa molare.

5.1.4 Massa molare (M)

La massa di una mole di un elemento è uguale alla sua massa atomica espressa in grammi. L'unità di misura della massa molare è g/mol.

© TestBusters 2017

5.1.5 Esercizi con la mole

Calcolare:	Formula
Numero di moli	$n = m/M$
Massa di un composto	$m = n \times M$
Numero di particelle	$N_p = N \times n$

n = numero di moli (mol)
N = costante di Avogadro (particelle/mol)
m = massa del composto (g)
N_p = numero di particelle totali
M = massa molare (g/mol)

© TestBusters 2017

5.2 Calcolo stechiometrico

5.2.1 Unità di conversione

Nome	Simbolo	
giga-	G	10^9
mega-	M	10^6
kilo-	k	10^3
deci-	d	10^{-1}
centi-	c	10^{-2}
milli-	m	10^{-3}
micro-	μ	10^{-6}
nano-	N	10^{-9}
pico-	p	10^{-12}

5.2.2 Calcolo stechiometrico

Una reazione bilanciata è una reazione che rispetta il **principio di conservazione di massa di Lavoisier**, che afferma che il numero di atomi in una reazione deve rimanere uguale fra reagenti e prodotti. I coefficienti stechiometrici sono i numeri che nelle formule precedono un elemento e che indicano la quantità di sostanza presente.

Una reazione bilanciata ci permette, attraverso la definizione di mole, il calcolo dei grammi di prodotto. Moltiplicando infatti il numero di moli (coefficiente stechiometrico) per la MM della sostanza si ottiene il peso della sostanza nella reazione. È quindi fondamentale ricordarsi che:

massa sostanza (g)= MM (massa molecolare sostanza) x *n* (numero di moli)
MM= massa sostanza/ *n*
n= massa sostanza/ MM

Importante è valutare la presenza di un eventuale reagente limitante, ovvero una sostanza che limita l'esaurirsi del reagente nella reazione presa in considerazione, che influenza naturalmente la quantità di prodotto che si può formare.

L'incompletezza di tali reazioni viene presa in considerazione nel **calcolo della resa percentuale della reazione**, ovvero il rapporto fra la resa effettiva di una reazione (valore sperimentale) e la resa teorica di questa (valore teorico se la reazione fosse completa) moltiplicato per cento.

$$R\% = \frac{R\ effettiva}{R\ teorica}\ x\ 100$$

© TestBusters 2017

6
REAZIONI CHIMICHE, EQUILIBRIO E CINETICA

REAZIONI CHIMICHE
EQUILIBRIO E CINETICA NELLE REAZIONI

© TestBusters 2017

6.1 Reazioni chimiche

6.1.1 Classi di reazione

Spesso basta saper riconoscere una tipologia di reazione chimica per definire quali saranno i prodotti. Riassumiamo qua una serie di comuni operazioni chimiche in modo da permettere un facile riconoscimento al test.

Tipologia di reazione	Equazione tipo	Esempio
Sintesi	A + B C	$3\ H_2 + N_2 \rightarrow 2\ NH_3$
Decomposizione	AB A + B	$2KClO_3 \rightarrow 2KCl + 3\ O_2$
Scambio semplice	$A + BC \rightarrow B + AC$	$Li + NaCl \rightarrow LiCl + Na$
Doppio scambio	$AB + CD \rightarrow AD + BC$	$NaCl + AgNO_3 \rightarrow AgCl + NaNO_3$

6.1.2 Reazioni redox e bilanciamento

Le reazioni redox sono delle reazioni particolari in cui alcuni elementi (non per forza tutti) nel passare da reagenti a prodotti cambiano il loro numero di ossidazione (N.O). Il numero di ossidazione è la carica che l'atomo in un composto avrebbe se gli elettroni spaiati fossero assegnati all'atomo più elettronegativo. Per il bilanciamento delle redox non basta applicare le regole stechiometriche ma bisogna valutare le variazioni di N.O. Vi sono poche semplici regole da seguire:

Elemento	N.O.
Elementi puri	0
Ione monoatomico	Pari alla sua carica
Ioni poliatomici	Somma dei N.O. dei singoli atomi
H	Sempre +1 ad eccezione dei composti con i metalli, dove è -1 (minore elettronegatività dei metalli rispetto ad H)
O	Generalmente -2, ad eccezione dei perossidi in cui è -1 e dei composti con il fluoro, in cui è +2 (F estremamente elettronegativo)
Alcalini	+1
Alcalino terrosi	+2

La somma algebrica dei N.O. degli atomi che compongono un composto neutro deve essere uguale a 0.

In una reazione di ossidoriduzione:

- Chi si ossida perde elettroni e causa la riduzione di un'altra specie: è detto riducente.
- Chi si riduce acquista elettroni e causa l'ossidazione di un'altra specie: è detto ossidante.

Ricorda O.P.E.R.A: chi si Ossida Perde Elettroni, chi si Riduce Acquista.

© TestBusters 2017

6.2 Equilibrio e cinetica delle reazioni

6.2.1 Equilibrio delle reazioni

Una reazione a seconda della concentrazione di reagenti e prodotti verrà definita all'equilibrio o meno. La valutazione matematica di tale parametro è affidata alla costante di equilibrio (prendiamo come reazione esempio aA + bB cC + dD).

$$K = \frac{[C]^c[D]^d}{[A]^a[B]^b}$$

Se la reazione è tra gas si usano le pressioni parziali.

Per prevedere il comportamento di reazioni di equilibrio al variare di fattori si applica il principio di Le Chatelier. Esso afferma che una perturbazione dell'equilibrio fa reagire il sistema spostandolo verso la direzione che tende a ridurre al minimo l'effetto della perturbazione stessa, cercando di ripristinare le condizioni originarie.

K varia al variare di T. Infatti:

- Se una reazione è esotermica sarà favorita da una diminuzione della T.

- Se una reazione è endotermica sarà favorita da un aumento della T.

A temperatura costante K è costante, ma la variazione della concentrazione di reagenti o prodotti causa una variazione dell'equilibrio. In particolare:

	Aggiungo	Sottraggo
Reagenti	Equilibrio si sposta a destra (forma prodotti)	Equilibrio si sposta a sinistra (compensa la perdita)
Prodotti	Equilibrio si sposta a sinistra (forma reagenti)	Equilibrio si sposta a destra (compensa la perdita)

6.2.2 Velocità di reazione

La velocità di reazione è la variazione della concentrazione di reagenti o dei prodotti in un arco di tempo. Sappiamo che le molecole dei reagenti possono scambiarsi gli atomi e dare luogo ai prodotti solo se, urtandosi, vengono in reciproco contatto. La velocità di reazione sarà influenzata quindi sia dalla [reagenti], sia dalla T. Si definisce come (in A + B→ C + D):

© TestBusters 2017

$$v = k([A]^{\alpha})([B]^{\beta})$$

Con k costante cinetica della reazione (che include la T), [A] e [B] le concentrazioni dei reagenti e α e β variabili sperimentali.

Quindi:

	Velocità di reazione
Aumento T	Aumenta la probabilità di interazione a causa della maggior velocità delle particelle.
Diminuzione T	Diminuisce la probabilità di interazione a causa della minore velocità delle particelle.
Aumento [R]	Aumenta la probabilità di interazione a causa della maggior concentrazione delle particelle.
Diminuzione [R]	Diminuisce la probabilità di interazione a causa della minor velocità delle particelle.

Affinché la reazione vada a compimento i reagenti devono passare attraverso uno stato di maggiore energia potenziale in cui si trovano in una condizione altamente instabile (complesso attivato), in cui i reagenti non si sono ancora trasformati in prodotti ma si trovano in uno stato di transizione. L'energia che serve per portare i reagenti a entrare in stato di transizione come complesso attivato viene chiamata energia di attivazione.

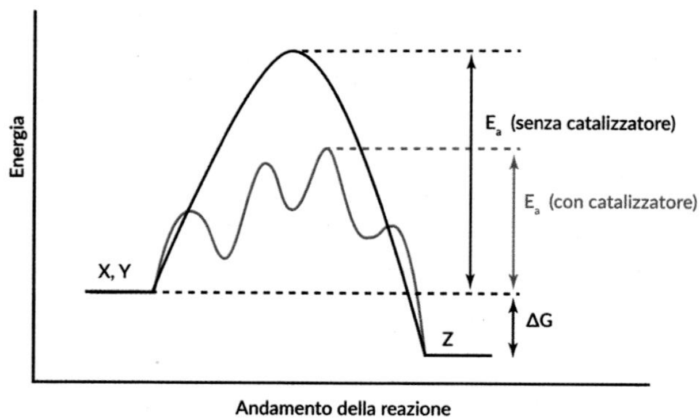

L'utilizzo di un catalizzatore accelera la reazione attraverso l'abbassamento dell'energia di attivazione, formando complessi attivati con minore energia singola. Esempi di reazioni catalizzate sono le reazioni metaboliche, che avvengono attraverso gli enzimi.

© TestBusters 2017

7
SOLUZIONI ACQUOSE

© TestBusters 2017

7.1 Soluzioni

Definizione di soluzione: è un miscuglio omogeneo costituito da un soluto e un solvente.
Si viene a formare miscelando un soluto a un solvente; tra le particelle di soluto e di solvente si formano nuovi legami.

I composti che in soluzione acquosa formano ioni sono chiamati elettroliti.

Elettroliti deboli	**Elettroliti forti**	**Non elettroliti**
Si dissociano parzialmente, perciò presentano una conducibilità elettrica inferiore a quella di un elettrolita forte.	Liberano una grande quantità di ioni e hanno una elevata conducibilità elettrica.	Sostanze che non rendono conducibili le soluzioni in cui sono disciolte.
Es.: HCl (In acqua tutte le molecole dell'acido cloridrico si ionizzano). Un altro elettrolita forte è $HClO_4$, che in quanto acido forte si dissocia totalmente.	Es.: HCN (in acqua si dissocia parzialmente). Un altro debole è CH_3COOH.	Es.: CH_3OH (in acqua si scioglie ma non conduce corrente).

N.B.: Tra acidi forti e deboli esiste una correlazione diretta con elettroliti forti e deboli. Tale correlazione esiste grazie al fatto che in acqua acidi forti e deboli e rispettivamente elettroliti forti e deboli si comportano allo stesso modo, cioè dissociandosi(totalmente i forti e parzialmente i deboli).

© TestBusters 2017

7.2 Unità di misura delle soluzioni

Unità di misura	Definizione	Formula	Esempio
Molarità (M)	Corrisponde al numero di moli di soluto in 1L di soluzione.	$M = \frac{n(mol)}{V(L)}$	$M = \frac{0{,}40\ mol}{0{,}16\ L} = 2{,}5\ M$
Molalità (m)	Corrisponde alle moli di soluto in 1 Kg di solvente puro.	$m = \frac{n(mol)}{m(Kg)}$	$m = \frac{0{,}1\ mol}{0{,}08\ Kg} = 12{,}5\ m$
Frazione molare	È il rapporto fra le moli di soluto fratto le moli totali della soluzione.	$X = \frac{n(mol)}{n\ totali(mol)}$	$X = \frac{18\ mol}{180\ mol} = 0{,}1 = 10\%$
Normalità	E' il n° di equivalenti chimici presenti in 1L di soluzione. Un equivalente è la quantità di composto a cui corrisponde una mole di unità reattive. Ad esempio se un composto come un acido rilascia in H_2O due ioni H^+ allora un equivalente di composto rilascia due moli reattive.	$N = \frac{n\ di\ eq.(eq)}{V\ soluz.(L)}$	$N = \frac{0{,}90\ eq}{2\ L} = 0{,}45\ eq/L$
Concentrazioni percentuali	E' un modo di esprimere la concentrazione di una soluzione con la percentuale di soluto.	Ci sono 3 modi: m/m, m/V e V/V.	$\frac{m}{m} = \frac{40\ g}{200\ g} x100 = 20\%$

La normalità (N) nel sistema acido-base sostituisce la molarità. la normalità corrisponde a n_p volte la molarità (M).
n_p = numero di protoni che sono stati donati o accettati dalla specie.
$N = n_p \cdot M$

© TestBusters 2017

7.3 Solubilità

La solubilità di una sostanza in un dato solvente è la sua concentrazione nella sostanza satura, cioè con la massima concentrazione di soluto.

La dissoluzione è il processo durante il quale una sostanza immersa in un solvente si solubilizza. La velocità di separazione invece è inizialmente zero e aumenta aumentando la concentrazione di particelle.

Rapporto solubilità/Temperatura: la solubilità dipende da T per i soluti solidi, liquidi e gassosi. I soluti liquidi e solidi presentano un aumento di solubilità ad un aumento di temperatura, che può essere più o meno contenuto a seconda del tipo di soluto.

I gas invece ad un aumento di T presentano una diminuzione di solubilità; inoltre la solubilità di un gas in un liquido dipende anche dalla pressione.

Una soluzione è satura quando si è raggiunto l'equilibrio tra il processo di dissoluzione e il processo di separazione a riformare il soluto.

In base alla solubilità una soluzione può essere:

- satura = la concentrazione di soluto in soluzione è massima.
- sovrasatura = la concentrazione di soluto è maggiore di quella che potrebbe contenere all'equilibrio.
- sottosatura = la concentrazione di soluto è minore di quella che potrebbe contenere all'equilibrio.

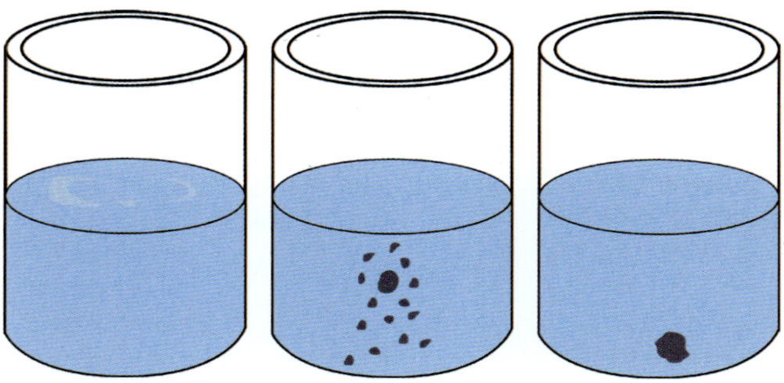

Figura 1 Da sinistra a destra: sottosatura, satura e sovrasatura.

© TestBusters 2017

7.4 Proprietà colligative delle soluzioni

Sono proprietà il cui valore dipende solo dalla concentrazione delle particelle di soluto e non dalla loro natura.

Le proprietà colligative sono le seguenti: tensione di vapore, innalzamento ebullioscopico, abbassamento crioscopico e pressione osmotica.

Tensione di vapore	**Innalzamento ebullioscopico**	**Abbassamento crioscopico**	**Pressione osmotica**
È la pressione che esercita il vapore quando è in equilibrio con il liquido da cui esso è formato. La tensione di vapore in una soluzione il cui soluto non è volatile è tanto maggiore quanto è maggiore la molarità del solvente.	Si tratta dell'innalzamento della temperatura di ebollizione causato dall'aggiunta di un soluto non volatile in un solvente puro. L'innalzamento ebullioscopico può essere anche definito come la differenza tra la tensione di vapore della soluzione e il solvente puro.	Si tratta della diminuzione del punto di congelamento; anche questa proprietà è una diretta conseguenza dell'abbassamento della tensione di vapore della soluzione rispetto il solvente puro.	E' la pressione che si deve esercitare sulla superficie della soluzione separata mediante una membrana semipermeabile dal solvente puro per annullare gli effetti dell'osmosi. Grazie al concetto di pressione osmotica le soluzioni possono essere divise in: isotoniche, ipotoniche e ipertoniche.

© TestBusters 2017

© TestBusters 2017

8
ACIDI E BASI

DEFINIZIONE DI ACIDO E BASE
COPPIE ACIDO-BASE CONIUGATE
ACIDI MONO/POLI-PROTICI

© TestBusters 2017

8.1 Definizione di acido e base

Col progredire delle conoscenze la definizione di acido e di base è mutata nel tempo. Le tre teorie storicamente proposte (Arrhenius, Bronsted-Lowry, Lewis) comprendono la precedente al fine di spiegare il comportamento acido-base dei composti in risposta ai difetti delle precedenti formulazioni.

	ARRHENIUS	BRONSTED-LOWRY	LEWIS
ACIDO	Dona H^+ (in soluzione acquosa)	Dona H^+ (ad una base di Bronsted)	Accetta doppietto elettronico
	Esempi: HCl, HNO_3, H_2SO_4, H_3PO_4, HBr, HI, HF, H_3O^+.	Esempi: HCl, HNO_3, H_2SO4, H_3PO_4, HBr, HI, HF, H_3O^+.	Esempi: H^+, $AlCl_3$, $SnCl_4$, $FeCl_3$.
BASE	Dona OH^- (in soluzione acquosa)	Accetta H^+ (da un acido di Bronsted)	Dona doppietto elettronico
	Esempi: NaOH, $Ca(OH)_2$, KOH	Esempi: H_2O, OH^-, NH_3.	Esempi: CO_3^{2-}, NH_3, OH^-, H_2O.

8.1.1 Forza degli acidi e delle basi

Non tutti gli acidi e le basi si comportano allo stesso modo.

✓ Gli acidi e le basi che si dissociano completamente nei loro ioni sono definiti FORTI.

✓ Gli acidi e le basi che si dissociano parzialmente nei loro ioni sono definiti DEBOLI.

- Per quantificare il grado di ionizzazione dell'acido/base si ricorre alla costante di dissociazione acida/basica: K_a o K_b.
- $\downarrow K_a$ più debole l'acido; $\uparrow K_a \rightarrow$ più forte l'acido
- $\downarrow K_b \rightarrow$ più debole la base; $\uparrow K_b \rightarrow$ più forte la base

Tab. 1 Principali composti

ACIDI
Forti: $HClO_4$, $HBrO_4$, HIO_4, HIO_3, $HBrO_3$, $HClO_3$, HCl, HBr, HI, H_2SO_4, HNO_3
Deboli: H_2SO_3, H_3PO_4, HF, HNO_2, H_2CO_3, H_2S, acidi carbossilici

BASI
Forti: Idrossidi dei metalli del gruppo 1 e 2
Deboli: NH_3 ed ammine

Per aiutarsi ad imparare la tabella 1. è possibile risalire alla forza degli acidi usando almeno queste 2

© TestBusters 2017

regole:

- ✓ Per gli acidi ossigenati: H_nXO_m
  - Se m-n ≥ 2 → l' acido è forte (HNO_3)
  - Se m-n < 2 → l' acido è debole (HNO_2)

- ✓ Per gli idracidi:
  - All'aumentare del numero atomico dell'Alogeno aumenta la forza HI > HBr > HCl > HF

8.1.2 Anfoteri

Anfotera è una sostanza che in soluzione acquosa può comportarsi sia da acido che da base. Sono anfoteri:

- ✓ H_2O
- ✓ $Al(OH)_3$
- ✓ Specie anfiprotiche, in grado sia di accettare che donare H^+ comportandosi sia da base che da acido di Bronsted-Lowry.
  - Per essere tali contengono sia H che una carica negativa (es. HSO_4^-).

© TestBusters 2017

8.2 Coppie acido-base coniugate

Secondo la Teoria di Bronsted-Lowry:

- ✓ Acidi e basi non esistono in termini assoluti. Un acido è tale solo se c'è una base ad accettare il protone e viceversa.
- ✓ In una reazione acido-base, quando una sostanza si comporta da acido, cedendo un protone H^+, si trasforma nella sua base coniugata e viceversa.

coppia coniugata (HA / A)

$$\underset{\text{acido 1}}{HA} + \underset{\text{base 2}}{B} \rightleftarrows \underset{\text{base 1}}{A} + \underset{\text{acido 2}}{HB^+}$$

coppia coniugata (B / HB⁺)

Esistono inoltre delle relazioni di forza tra le coppie acido-base coniugate:

- ✓ Ad un acido/base FORTE è coniugato una base/acido DEBOLE
- ✓ Ad un acido/base DEBOLE è coniugato una base/acido DEBOLE

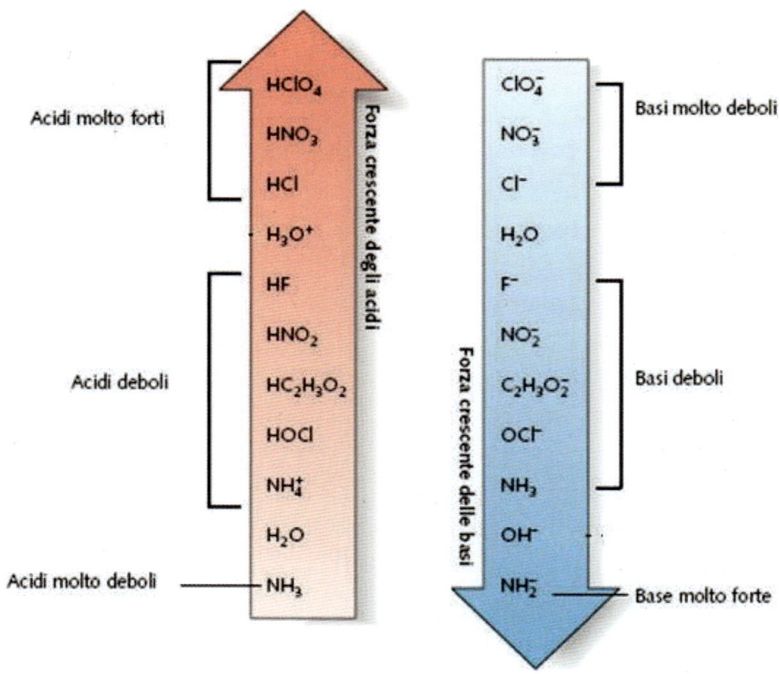

© TestBusters 2017

8.3 Acidi mono/poli-protici

In base al numero di idrogeni dissociabili, gli acidi H_nA possono essere distinti in monoprotici (n = 1) oppure poliprotici (n > 1).

- ✓ Per gli acidi monoprotici la concentrazione di H^+ è uguale alla molarità dell'acido.
- ✓ Per gli acidi poliprotici la concentrazione di H^+ è tante volte la molarità dell'acido quanto vale n.

Poiché sia il calcolo del pH (Capitolo 10) che quelli stechiometrici (Capitolo 7) si basano sulla concentrazione molare di H^+ (e non dell'acido) sarà essenziale tenerne da conto.

ACIDO MONOPROTICO (Es. HCl)	Ca = H^+	pH = $-\log_{10}(Ca)$
ACIDO POLIPROTICO (Es. H_2SO_4)	Ca = $2H^+$ (n = 2)	pH = $-\log_{10}(2Ca)$ *

Ca = Concentrazione molare dell'acido.

* Attenzione!! La formula può essere usata solo nel caso dell'acido solforico H_2SO_4 (forte).
Per gli altri acidi poliprotici (H_3PO_4 ecc) le dissociazioni di H^+ successive alla prima sono così irrisorie da essere trascurate.

© TestBusters 2017

© TestBusters 2017

9
pH E SOLUZIONI TAMPONE

© TestBusters 2017

9.1 pH

9.1.1 Acidità, neutralità e basicità

In una soluzione pura di acqua a 25°C si instaura il seguente equilibrio dato dalla reazione acido-base secondo la teoria di Bronsted-Lowry in cui l'acqua si comporta da anfotero:

$$2H_2O \leftrightarrow H^+ + OH^-$$

da cui è possibile derivare la costante di autoprotolisi dell'acqua

$$K_w = [H^+][OH^-] = 10^{-14}$$

quindi

$$[H^+] = [OH^-] = 10^{-7}$$

E' pertanto possibile definire 3 situazioni:

$[H^+] > [OH^-]$	$[H^+] < 10^{-7}$	Soluzione acida
$[H^+] < [OH^-]$	$[H^+] > 10^{-7}$	Soluzione basica
$[H^+] = [OH^-]$	$[H^+] = 10^{-7}$	Soluzione neutra

9.1.2 Scala del pH

Anziché esprimere la concentrazione di H^+ con potenze negative di dieci, il pH è un parametro che ne permette la semplificazione misurando l'acidità delle soluzioni acquose in numeri decimali. La funzione matematica "p" rappresenta infatti il cologartimo in base 10 ($-\log_{10}$).

$$pH = -\log_{10}[H^+]$$

Applicando la funzione "p" al prodotto ionico dell'acqua

$$K_w = [H^+][OH^-] = 10^{-14}$$

si ottiene

$$pK_w = pH + pOH = 14$$

da cui si avrà

$$pH = 14 - pOH \text{ e } pOH = 14 - pH$$

pertanto, a 25°C:

	pH	pOH
Soluzione acida	<7	>7
Soluzione neutra	=7	=7
Soluzione basica	>7	<7

© TestBusters 2017

9.1.3 Calcolo del pH

In base alle casistiche:

- **pH di ACIDI FORTI:**
  - $pH = -\log_{10}[H^+] = -\log_{10}C_a$ (C_a =Molarità acido)

- **pH di BASI FORTI:**
  - $pH = 14 - pOH = 14 + \log_{10}[OH^-] = 14 + \log_{10}C_b$ (C_b = Molarità base)

- **pH di ACIDI/BASI DEBOLI:**
  - Dipende dalle costanti di dissociazione acida/basica K_a/K_b

La tabella mostra le relazioni da ricordare:

pH = $-\log [H^+]$	$[H^+] = 10^{-pH}$
pOH = $-\log[OH^-]$	$[OH^-] = 10^{-pOH}$

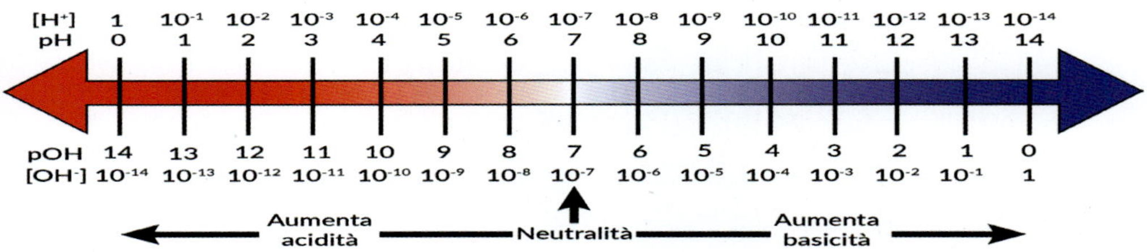

Fig 1. riassume la scala del pH

9.1.4 Idrolisi di sali

I sali sono composti ottenuti dalla reazione di **neutralizzazione** tra un acido ed una base.

In base alla natura dell'acido e della base da cui deriva, la reazione di dissoluzione del sale in soluzione acquosa (**idrolisi**) può portare ad un pH acido (pH < 7), basico (pH > 7) oppure neutro (pH = 7).

$$AB + H_2O \rightarrow A^- + B^+$$

Tipo	Sale formato da	pH
Idrolisi neutra	Acido forte + base forte	= 7
Idrolisi acida	Acido forte + base debole	<7
Idrolisi basica	Acido debole + base forte	>7
Idrolisi dipendente da K	Acido debole + base debole	<7 se $K_a>K_b$ >7 se $K_b>K_a$ $=7$ se $K_a=K_b$

© TestBusters 2017

9.2 Soluzioni tampone

9.2.1 Definizione

Si definisce tampone una soluzione acquosa contenente:

un acido debole e la sua base coniugata (sale) HA/A^-
oppure
una base debole ed il suo acido coniugato (sale) B/BH^+

atta a stabilizzare la variazione di pH in conseguenza all'aggiunta di modiche quantità di acidi/basi forti.

Come mostrato in Fig. 1 aggiungendo piccole quantità di acido o di base forte all'acqua si ha una notevole variazione del pH. (A)
Se le stesse aggiunte sono invece fatte ad una soluzione tampone il pH varia di poco. (B)

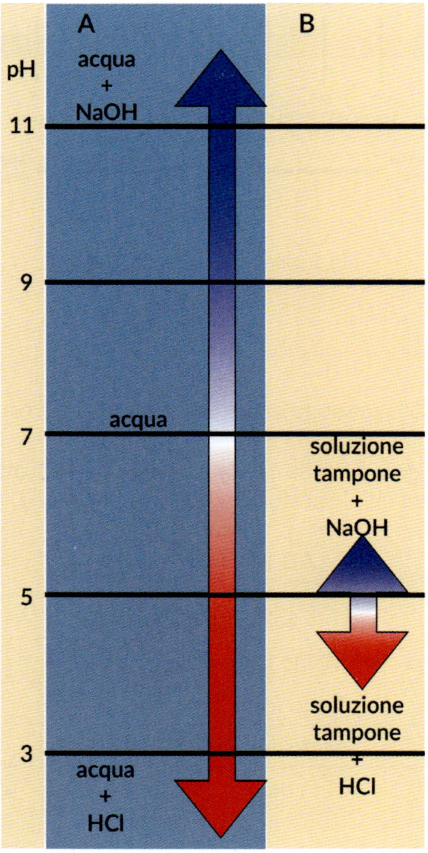

Figura1

© TestBusters 2017

9.2.2 Azione tamponante

L'azione tamponante dipende dalla capacità della soluzione tampone di fornire una sorgente o una discarica di protoni.
All'aggiunta di acidi o basi forti si formano infatti elettroliti deboli che non influenzano il pH.

Considerandone due esempi prototipici si hanno:

1. **Tampone di acido debole/sale: CH_3COOH/CH_3COONa**

Aggiunta di acido forte HCl	$CH_3COO^- + H_3O^+ \rightarrow CH_3COOH + H_2O$
Aggiunta di base forte NaOH	$CH_3COOH + OH^- \rightarrow CH_3COO^- + H_2O$

oppure

2. **Tampone di base debole/sale: NH_3/NH_4Cl**

Aggiunta di acido forte HCl	$NH_3 + H_3O^+ \rightarrow NH_4^+ + H_2O$
Aggiunta di base forte NaOH	$NH_4^+ + OH^- \rightarrow NH_3 + H_2O$

***

Le caratteristiche del tampone HA/A^- vengono definite dall'Equazione di Henderson-Hasselbach

$$pH = pKa + log\frac{Cs}{Ca}$$

da cui se ne deduce che

1) Il tampone è efficiente nell'intervallo di pH = $pK_a \pm 1$
2) La massima azione tamponante si ha quando $C_a = C_s \rightarrow [H_3O^+] = K_a \rightarrow pH = pK_a$

***

Allo stesso modo le caratteristiche del tampone B/BH^+ vengono definite dal'Equazione di Henderson-Hasselbach

$$pOH = pKb + log\frac{Cs}{Cb}$$

da cui se ne deduce che

1) Il tampone è efficiente nell'intervallo di pH = $pK_b \pm 1$
2) La massima azione tamponante si ha quando $C_b = C_s$ $[OH^-] = K_b \rightarrow pOH = pK_b$

Le soluzioni tampone vengono pertanto preparate scegliendo adeguatamente la coppia acido/sale o base/sale in funzione del valore di K_a o K_b.

© TestBusters 2017

© TestBusters 2017

10
CHIMICA ORGANICA

LA CHIMICA DEL CARBONIO
I COMPOSTI ORGANICI
I GRUPPI FUNZIONALI
LE MOLECOLE BIOLOGICHE

© TestBusters 2017

10.1 La chimica del carbonio

10.1.1 Ibridazione C

La chimica organica studia i composti organici del carbonio. Agli atomi di C è legato un numero variabile di atomi di H, con legami che possono essere interrotti dall'inserzione di atomi diversi da C, che vanno a caratterizzare la molecola (atomi come zolfo, ossigeno, azoto...), permettendo una suddivisione in classi in base a gruppi specifici di atomi legati in maniera particolare o gruppi funzionali.

Il carbonio ha configurazione 1s2 2s2 2p2. Tale configurazione non permetterebbe la creazione di composti come il metano, in cui il carbonio presenta 4 valenze libere. La molecola di carbonio viene ibridata, permettendo al C di formare legami singoli, doppi, tripli.

	sp3	sp2	sp1
Legame consentito	C-C, 1 legame σ	C=C, 1 legame σ e 1 legame π	C≡C, 1 legame σ e 2 legami π
Angolo di legame (compatibilmente con appartenenza allo stesso atomo)	109,5 °, molecola tetraedrica	120°, molecola triangolare	180°, molecola lineare
Forza di legame	345 kJ/mol	610-630 kJ/mol	835 kJ/mol
Lunghezza di legame	154 pm	134 pm	124 pm
Esempio	Metano	Etene	Butino

Nota bene: all'aumentare del numero di legami aumenta la forza di legame ma diminuisce la lunghezza!

10.1.2 Isomeria

L'isomeria è il fenomeno per il quale composti che hanno stessa formula molecolare sono diversi poiché presentano diversa formula di struttura e di conseguenza diverse proprietà fisiche-chimiche. In particolare dividiamo l'isomeria in:

- Isomeria costituzionale: gli isomeri differiscono per la concatenazione degli atomi
- Stereoisomeria: gli isomeri differiscono per una diversa disposizione nello spazio degli atomi (o di gruppi di atomi) ma hanno la stessa costituzione.

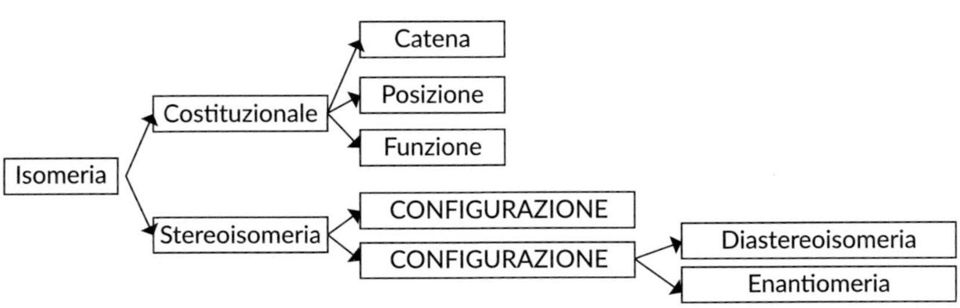

© TestBusters 2017

10.1.3 Isomeria costituzionale

Isomeria di catena	Isomeria di posizione	Isomeria di funzione
Diversa concatenazione di atomi di C.	Stessa concatenazione di atomi di C, ma diversa posizione di legame di altri atomi o gruppi di atomi	Gli atomi nei due isomeri sono disposti in modo da dare due gruppi funzionali diversi

1) ISOMERIA DI CATENA

$CH_3 - CH_2 - CH_2 - CH_3$ NORMALBUTANO

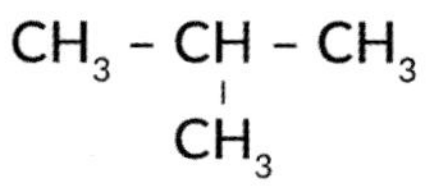

ISOBUTANO

2) ISOMERIA DI POSIZIONE

$CH_3 - CH_2 - CH_2 - CH_2 - CH_2 - Cl$ 1-CLOROPENTANO

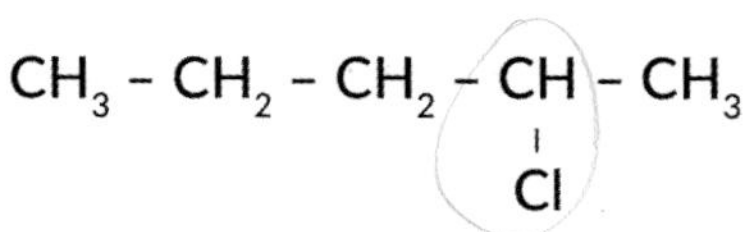

2-CLOROPENTANO

3) ISOMERIA DI FUNZIONE

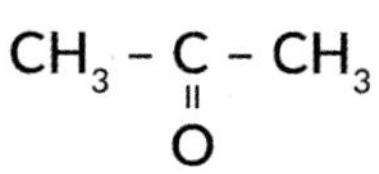

ACETONE

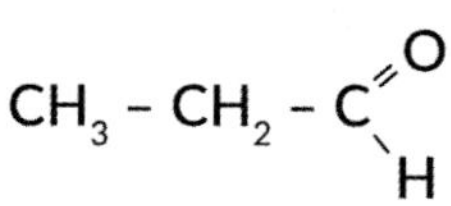

PROPANALE

Un tipo particolare di isomeria di funzione è la tautomeria, dovuta al verificarsi di un equilibrio tra due isomeri di funzione che differiscono per posizione di un atomo o di un gruppo. Aldeidi e chetoni ad esempio sono in equilibrio con un alcol detto enolo.

© TestBusters 2017

10.1.4 Stereoisomeria

Conformazionale	Configurazionale
Gli isomeri sono convertibili l'uno nell'altro attraverso una rotazione attorno a un legame. Un esempio è l'etano, che può assumere conformazione: · Eclissata: configurazione a maggiore energia. La molecola presenta gli atomi di H tutti con lo stesso angolo rispetto all'asse di legame. · Sfalsata (o a raggiera): configurazione a minore energia. La molecola presenta gli atomi di H del C1 sfalsati di 60° rispetto all'asse di legame, gli atomi di H di C2 non sfalsati. In tal modo è diminuita l'E in gioco.	Gli isomeri sono convertibili l'uno nell'altro attraverso la rottura e la ricostruzione di un legame. Si divide in geometrica e ottica. Geometrica: si interessa degli isomeri E e Z (o cis e trans). La rotazione della molecola è impedita dal legame π ed è classica degli alcheni. Due isomeri sono cis se presentano sostituenti uguali dalla *stessa* parte rispetto al piano di riferimento, sono trans se i sostituenti uguali sono da parti *opposte* rispetto allo stesso piano. Ricorda: · Se la molecola è tetrasostituita si valuta la priorità dei sostituenti (priorità maggiore=PM maggiore). Se i sostituenti a priorità maggiore sono dalla stessa parte si avrà Z o cis, al contrario si avrà E o trans! · Se a un C di un alchene sono legati 2 sostituenti uguali non si ha isomeria! Ottica: caratteristica delle molecole che hanno la stessa costituzione ma risultano differenti dalla loro immagine speculare, ovvero senza centro di simmetria (ad esempio le mani, speculari ma non sovrapponibili). Tali molecole vengono dette *enantiomeri* o forme chiraliche. Si definisce *centro stereogenico* un atomo di carbonio legato a quattro gruppi diversi (condizione sufficiente). Due enantiomeri hanno stesse proprietà fisiche e chimiche ma diversa deviazione della luce polarizzata. Gli stereoisomeri non enantiomeri sono detti diastereoisomeri e hanno proprietà chimiche-fisiche differenti. Una molecola con più centri stereogenici può non essere chirale. Se è chirale può avere fino a 2^n stereoisomeri, con n= numero di centri stereogenici. Si indica invece come forma *meso* una molecola che, pur contenendo più centri stereogenici, risulta achirale (spesso visibile attraverso l'identificazione di un piano di simmetria interno).

© TestBusters 2017

10.1.5 Proiezione di Fisher e determinazione R-S

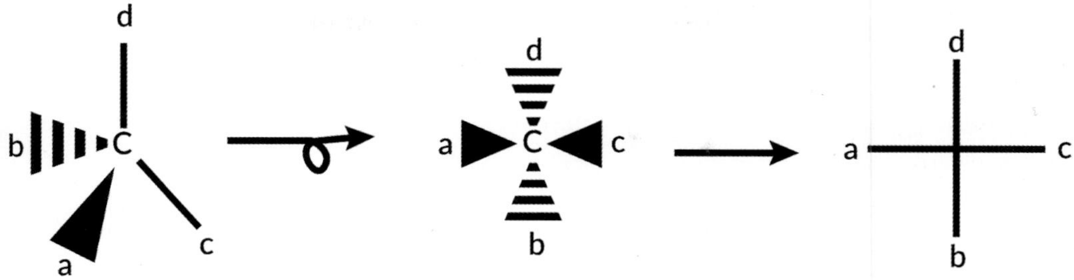

La proiezione di Fisher ci permette una schematica rappresentazione di una molecola chirale. La configurazione assoluta di una molecola chirale può essere indicata premettendo le lettere*(R-)* e *(-S).*

Per rappresentare la molecola correttamente si deve:

- Elencare in priorità decresente i sostituenti. Poniamo: a>b>c>d
- Si mette il sostituente a minor priorità (d) in verticale in alto
- Si indicano accanto ai sostituenti a maggior priorità i loro ordini di priorità: a=1, b=2, c=3 e si connettono con una freccia che va dal sostituente a maggior priorità a quello a minor priorità, in questo caso a→c
- Si assegna *(-R)* se il verso della freccia è orario, *(-S)* se il verso della freccia è antiorario. In figura vi è quindi una configurazione *(-S)* della nostra molecola

Altra descrizione della molecola avviene attraverso le lettere D e L anteposte al nome della molecola:

- D: indica deviazione della luce polarizzata destrogira
- L: indica deviazione della luce polarizzata levogira

Una miscela equimolecolare di due enantiomeri (uno D e uno L) viene chiamato *prodotto racemico.* Il prodotto non devierà quindi la luce polarizzata, poiché composto da due porzioni equimolari di enantiomeri D e L.

© TestBusters 2017

10.2 I composti organici

10.2.1 Idrocarburi in generale

Gli idrocarburi sono una famiglia di composti organici che contengono nella molecola solo atomi di C e H. Si distinguono in alifatici (saturi e insaturi) e aromatici. Gli idrocarburi presentano proprietà chimiche diverse ma proprietà fisiche molto simili. Sono tutti:

- Apolari (non si sciolgono bene in H_2O)
- Punto di ebollizione più basso di altri composti a parità di PM

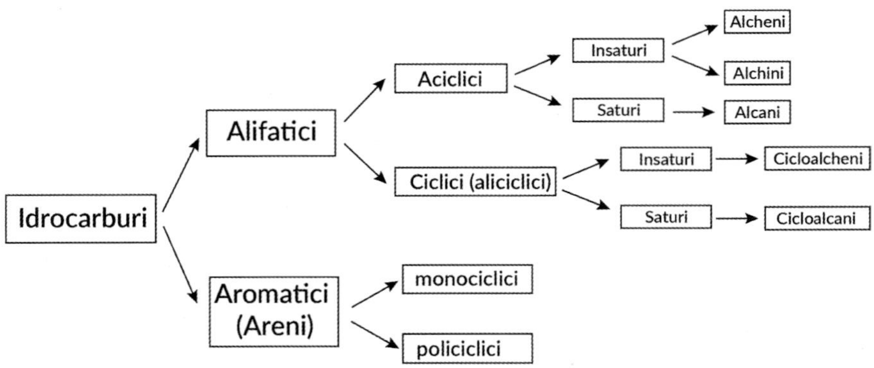

10.2.2 Idrocarburi alifatici saturi

Gli idrocarburi saturi, così chiamati perché tutte le valenze degli atomi di C sono saturate da legami con atomi di C o con atomi di H, sono composti organici conosciuti come *alcani* o *paraffine*. La loro formula generale è $C_nH_{(2n+2)}$.

L'ibridazione di C è sp3, i legami che si formano sono tutti legami σ.

La nomenclatura prevede l'imparare a memoria il nome dei primi 4 alcani (metano, etano, propano, butano). Dal quinto composto in poi il nome si ottiene facendo seguire alla radice greca indicante il numero di atomi di C presenti la desinenza -*ano*: pentano, esano, eptano, ottano...

La nomenclatura degli idrocarburi non lineari prevede l'utilizzo di 4 regole generali:

- Identificazione della catena continua più lunga di atomi di C presenti nella molecola.
- Identificazione di gruppi sostituenti alla catena principale e si dà loro il nome. I sostituenti sono idrocarburi a catena più corta che hanno perso un H, identificati come –R o gruppi alchilici. Il loro nome si costruisce cambiando il suffisso -*ano* in -*ile*. Se lo stesso gruppo

© TestBusters 2017

compare più volte si aggiunge il suffisso *di-*, *tri-*, *tetra-*.

- Si indica la posizione di ogni sostituente con un numero, iniziando a numerare la catena base dall'estremità più vicina al primo sostituente.
- Si scrive il nome del composto anteponendo al nome dell'alcano di base (catena più lunga) il nome dei sostituenti in ordine alfabetico e il numero che ne indica la posizione di attacco all'alcano di base.

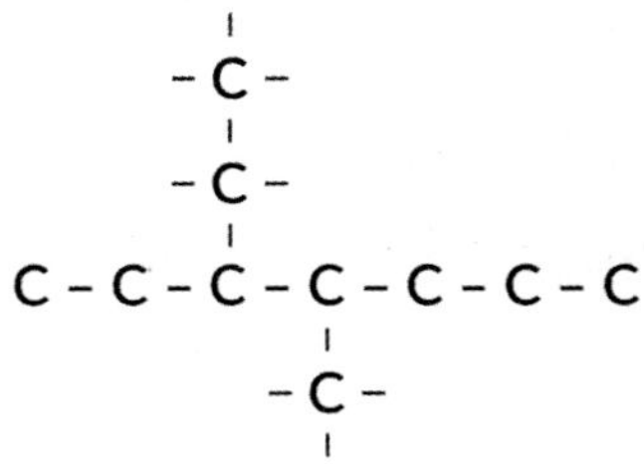

Nella molecola di cui sopra:

- Catena principale: eptano
- Sostituenti: etile e metile
- Numerazione: 3,4
- Nome del composto: 3-etil, 4-metileptano

Le reazioni principali sono:

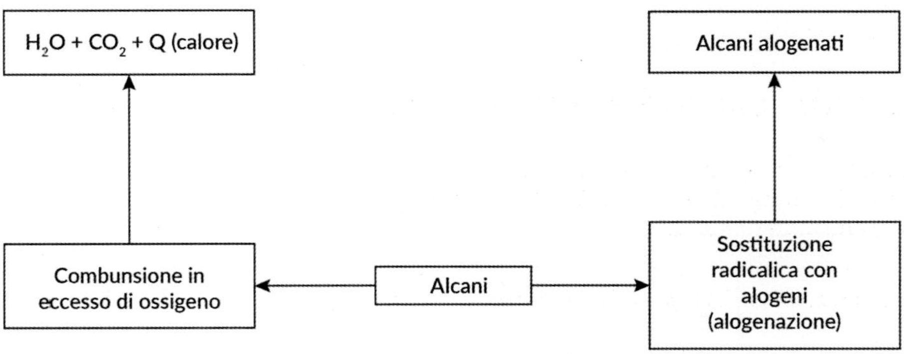

I composti idrocarburici saturi possono essere anche ciclici, con formula $C_nH_{(2n).}$ L'ibridazione del carbonio è sp3, ma gli angoli di legame sono più piccoli dei classici angoli di 109, 5°: valgono circa 60°. La struttura avrà quindi una conformazione non planare, per eliminare gli effetti sterici. Di particolare importanza è il cicloesano, di formula $C_6H_{12.}$ La conformazione di questa molecola è detta a sedia, in cui i C in posizione 1 e 4 sono spostati al di sopra e al di sotto del piano. La conformazione a barca non è altrettanto stabile a causa dell'importante interazione fra gli atomi di H attaccati ai C 1 e 4 posti dalla stessa parte del piano.

© TestBusters 2017

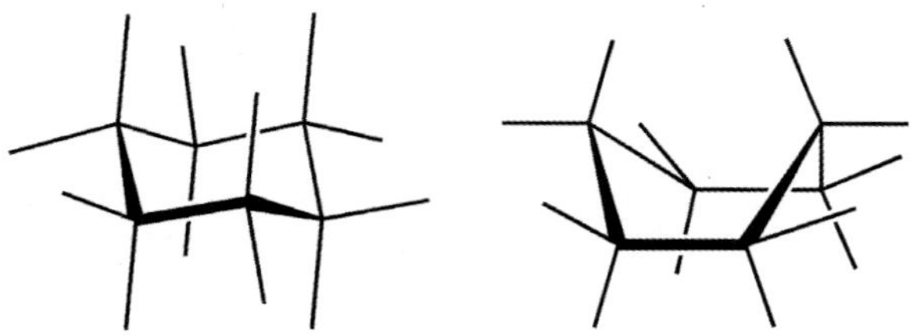

I ciclolacani mostrano la stessa reattività degli alcani lineari, con reazioni di sostituzione radicalica.

10.2.3 Idrocarburi alifatici insaturi

Gli idrocarburi insaturi sono composti organici che presentano almeno un doppio legame fra atomi di C. In particolare:

- Se C=C si avranno alcheni. L'ibridazione del C è sp2. Il legame doppio è formato da un legame σ e da un legame π. La formula generale è $C_nH_{(2n)}$.
- Se C≡C si avranno alchini. L'ibridazione del C è sp3. Il legame triplo è formato da un legame σ e due legami π. La formula generale è $C_nH_{(2n-2)}$.

Alcheni e alchini hanno reattività molto simile. Le principali reazioni sono:

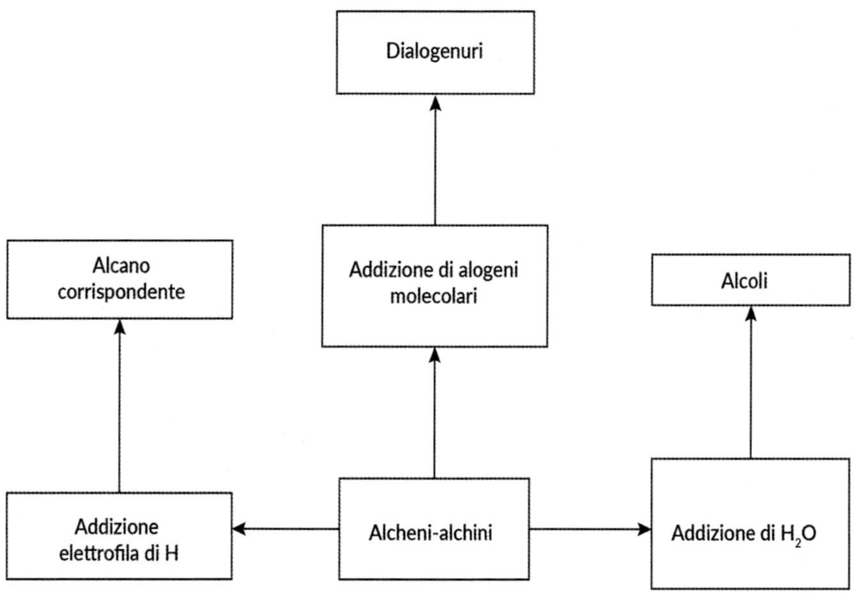

© TestBusters 2017

10.2.4 Idrocarburi aromatici

Gli idrocarburi aromatici sono composti organici ciclici altamente insaturi. Possono essere monociclici (un solo anello) o policiclici (più anelli). Il loro termine più semplice è il benzene, di formula C_6H_6.

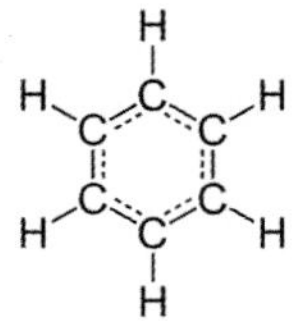

Tale particolare configurazione è possibile perché ogni atomo di C è ibridato sp2 e si lega ai C adiacenti tramite legami σ. Ciascun atomo di carbonio possiede un orbitale p non ibridato che forma un'unica nube elettronica π che avvolge i sei atomi di carbonio al di sopra e al di sotto dell'anello benzenico, rendendo la molecola particolarmente stabile. La rappresentazione grafica più coerente è data dalle forme limite di Lewis:

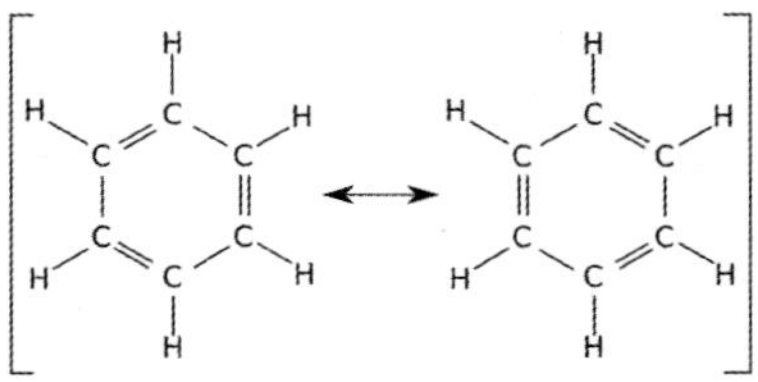

Ricorda: la reale struttura del benzene è posta a metà fra le due forme limite, che sono in continuo scambio fra loro.
La principale reazione dei composti aromatici è la reazione di sostituzione elettrofila.

10.2.5 Idrocarburi a confronto

Idrocarburo	Ibridazione C e legami	Proprietà fisiche	Principali reazioni chimiche
Alcano	sp3, C-C, 1 legame σ	Apolare, basso PE	Sostituzione radicalica e combusitone
Alcheni	sp2, C=C, 1 legame σ e 1 legame π	Apolare, basso PE	Addizione elettrofila, addizione di H_2O, addizione di alogeni molecolari
Alchini	sp, C≡C, 1 legame σ e 2 legami π	Apolare, basso PE	Addizione elettrofila, addizione di H_2O, addizione di alogeni molecolari
Aromatici	sp2, legami σ fra atomi di C e nube elettronica π	Apolare, basso PE	Sostituzione elettrofila

© TestBusters 2017

10.3 I gruppi funzionali

10.3.1 Alcoli

Gli alcoli derivano dagli idrocarburi per sostituzione di un H con un gruppo ossidrile OH. La formula generale di un alcol è R-OH, con R catena carboniosa. Si classificano in primari, secondari e terziari a seconda che l'atomo di carbonio legato al gruppo ossidrilico sia unito rispettivamente uno, due o tre atomi di carbonio.

La nomenclatura IUPAC prevede che il nome dell'alcol derivi dall'idrocarburo corrispondente a cui si sostituisce ad *-o* la desinenza *-olo*. Così un alcol con catena carboniosa di un solo atomo di C (idrocarburo corrispondente: *metano*) sarà il *metanolo*, un alcol con catena carboniosa di due atomi di C (idrocarburo corrispondente: *etano*) sarà l'*etanolo*.

La presenza di due gruppi ossidrili trasforma un alcol in *diolo*, di tre gruppi ossidrilici trasforma l'alcol in *triolo*. Se invece la catena carboniosa è data da un composto aromatico (come può essere il benzene) si formano degli alcoli aromatici, i *fenoli*.

La solubilità degli alcoli decresce all'aumentare del numero di atomi di carbonio della catena R, perché prevale il carattere idrofobico della catena rispetto al carattere idrofilo dell'ossidrile. Così il metanolo sarà maggiormente solubile rispetto al butanolo.

Le principali reazioni coinvolgenti gli alcoli sono:

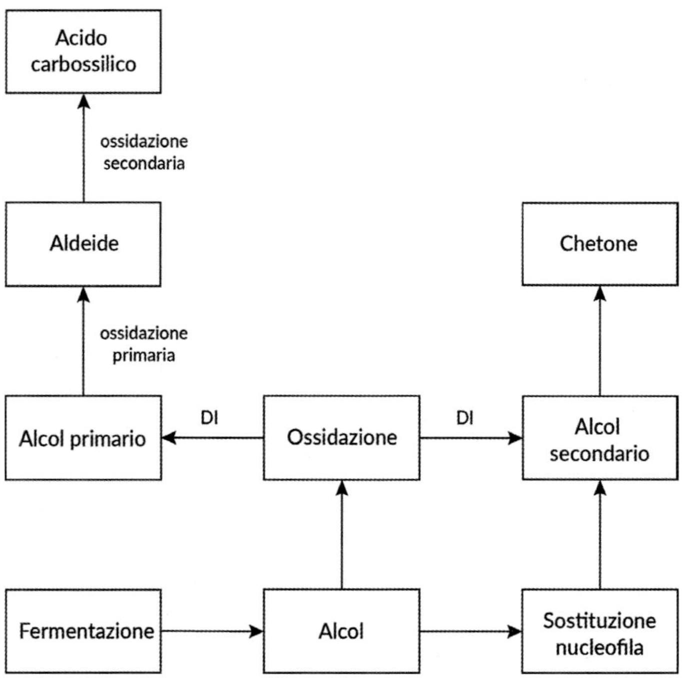

© TestBusters 2017

10.3.2 Aldeidi

Le aldeidi sono composti organici caratterizzati dal gruppo formile –CHO. La formula generale di un'aldeide è R-CHO.

La nomenclatura IUPAC prevede che il nome dell'aldeide derivi dall'idrocarburo corrispondente a cui si sostituisce ad *-o* la desinenza *-ale*. I nomi comuni delle aldeidi derivano dagli acidi carbossilici corrispondenti, sostituendo al suffisso *-oico* o *-ico* il suffisso *-aldeide*. Così CH2O potrà essere chiamato metanale (IUPAC) o formaldeide (derivante dall'acido formico).

Le principali reazioni coinvolgenti le aldeidi sono:

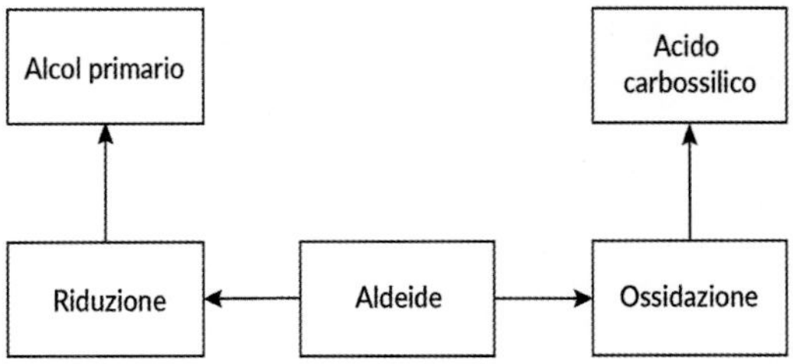

10.3.3 Chetoni

I chetoni sono composti organici caratterizzati dal gruppo carbonile C=O, il cui carbonio ibridato sp2 lega due gruppi R idrocarburici. La formula generale di un chetone è R-CO-R'.

La nomenclatura IUPAC prevede che il nome del chetone derivi dall'idrocarburo corrispondente a cui si sostituisce ad *-o* la desinenza *-one*. Così ad esempio un chetone con catena carboniosa a tre atomi di C (idrocarburo corrispondente: *propano)* sarà il *propanone* (comunemente chiamato *acetone*).

Le principali reazioni sono:

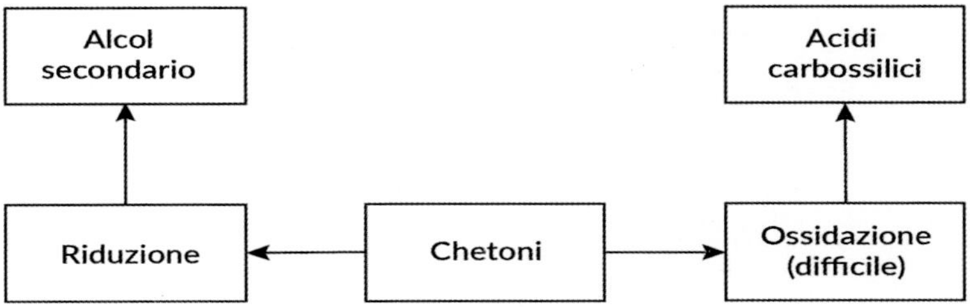

© TestBusters 2017

10.3.4 Acidi carbossilici

Gli acidi carbossilici sono composti organici caratterizzati dal gruppo carbossile –COOH, ovvero un gruppo ossidrilico (-OH) legato ad un gruppo carbonilico (C=O). La formula generale di un acido carbossilico è R-COOH.

La nomenclatura IUPAC prevede che il nome dell'acido carbossilico derivi dall'idrocarburo corrispondente a cui si sostituisce ad *-o* la desinenza *-oico* e davanti al quale si mette la parola acido. Così un acido con catena carboniosa a due atomi di carbonio (idrocarburo corrispondente: *etano*) sarà l'*acido etanoico* (comunemente chiamato *acido acetico*).

I termini più semplici sono solubili in acqua (solubilità inversamente proporzionale a PM). In soluzione acquosa si comportano da acidi deboli.

Le principali reazioni sono:

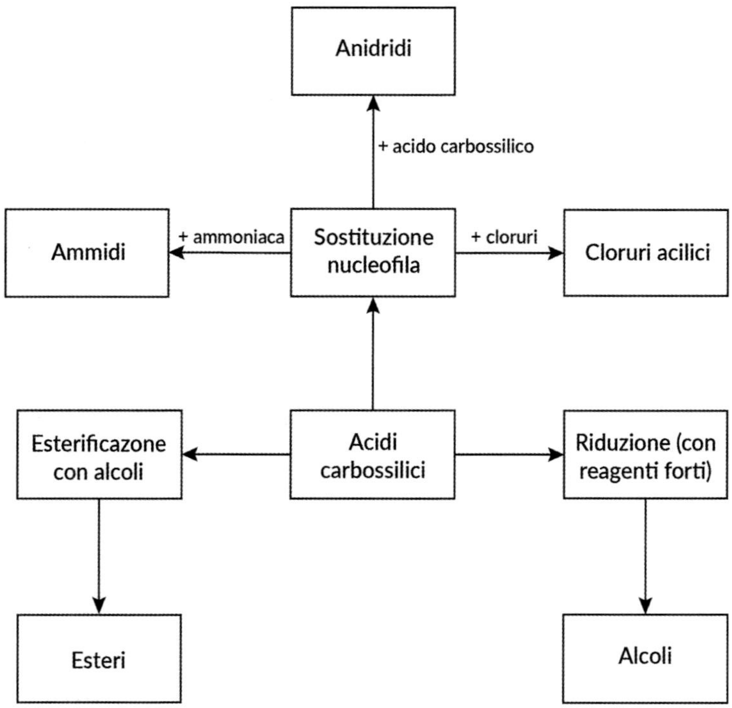

© TestBusters 2017

10.3.5 Eteri

Gli eteri sono composti organici caratterizzati da due gruppi alchilici R e R' che si legano allo stesso atomo di ossigeno. La loro formula generale è R-O-R'.

La nomenclatura degli eteri si ottiene facendo precedere la parola etere ai nomi dei due gruppi alchilici R. Così una molecola in cui i due gruppi R siano composti da 2 atomi di carbonio sarà un *etere dietilico*.

Sono molecole molto stabili e poco reattive.

10.3.6 Ammine

Le ammine sono da considerare derivati organici dell'ammoniaca, alla quale sono stati sostituiti uno, due o tre atomi di H con residui alchilici o arilici, formando rispettivamente, in base al numero di H sostituiti, ammine primarie, secondarie e terziarie. Nelle ammine l'azoto presenta ibridazione sp3 e geometria piramidale.

La basicità delle ammine dipende dai sostituenti legati all'atomo di azoto. È tuttavia generalmente affermabile che le ammine secondarie sono le più basiche, seguite dalle ammine primarie e infine terziarie (poco basiche a causa dell'ingombro sterico, che ne diminuisce la basicità).

10.3.7 Ammidi

Le ammidi sono composti organici caratterizzati dal gruppo ammidico NH_2. La loro formula bruta è R-CO-NH2.

Principali reazioni:

- Idrolisi acida:
  - Ammide secondaria o terziaria in ambiente acido idrolizza a acido carbossilico e sale dell'ammina
  - Ammide primaria in ambiente acido idrolizza a acido carbossilico e sale dell'ammoniaca
- Idrolisi basica:
  - Ammide secondaria o terziaria in ambiente basico forma il sale dell'acido e l'ammina
  - Ammide primaria in ambiente basico forma il sale dell'acido e ammoniaca

© TestBusters 2017

10.3.8 Tabella principali gruppi funzionali

CLASSE	FORMULA GENERALE	GRUPPO FUNZIONALE	DESINENZA CARATTERISTICA
Alcoli	R-OH	Ossidrile	*-olo*
Eteri	R-O-R	Etere	*-etere*
Aldeidi	R-CHO	Carbonile	*-ale*
Chetoni	R-CO-R’	Carbonile	*-one*
Acidi carbossilici	R-COOH	Carbossile	*-oico* o *–ico*
Esteri	R-COOR’	Estere	*-oato di ...-ile*
Ammidi	R-CO- NH_2	Ammidico	*-ammide*
Ammine	R- NH_2	Amminico	*-ammina*

10.3.9 Composti organici comuni

Nome composto	Formula
Metanolo	CH_3OH
Etanolo	CH_3CH_2OH
Glicerolo	$C_3H_8O_3$
Dimetilchetone(Acetone):	CH_3-CO-CH_3
Metanale (Formaldeide):	CH_2O
Etanale (Acetaldeide):	CH_3CHO
Acido metanoico (acido formico):	HCOOH
Acido etanoico (acido acetico):	CH_3COOH
Acido propanoico (acido propionico):	CH_3CH_2COOH

© TestBusters 2017

10.4 Le molecole biologiche

10.4.1 Carboidrati

I carboidrati sono polidrossialdeidi o polidrossichetoni. Il nome "carboidrati" è dovuto al fatto che i composti spesso presentano la formula molecolare Cn(H2O)m, mostrando un rapporto H/O uguale a quello che troviamo nell'acqua. I carboidrati si dividono in:

- Zuccheri: suddivisi in monosaccaridi (aldosi e chetosi), disaccaridi, oligosaccaridi
- Polisaccaridi o glicani: suddivisi in omopolisaccaridi e eteropolisaccaridi

Monosaccaridi

I monosaccaridi più semplici sono gliceraldeide e diidrossiacetone. La gliceraldeide in particolare è chirale e esiste in due forme enantiomere, la D- gliceraldeide (OH a destra) e la L-gliceraldeide (OH a sinistra).

I monosaccaridi aventi il centro stereogenico più lontano dal gruppo carbonile simile a quello della D-gliceraldeide sono D-monosaccaridi, al contrario se è simile a quello della L-gliceraldeide sono L-monosaccaridi. Ad esempio: la prima molecola sarà D-eritrosio mentre la seconda L-eritrosio.

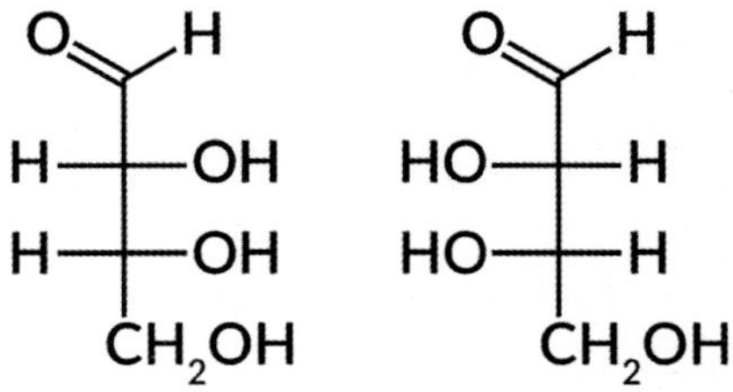

D eritrosio e L eritrosio

© TestBusters 2017

Zuccheri che differiscono fra loro per la configurazione di un solo centro stereogenico vengono detti epimeri. È importante la posizione del doppio legame con O, che determina se uno zucchero è un aldoso (idrossialdeide) o un chetoso (idrossichetone). Fra i monosaccaridi si trovano numerose molecole di grande importanza (riportiamo solo zuccheri della serie D poiché tutti presenti in natura) quali:

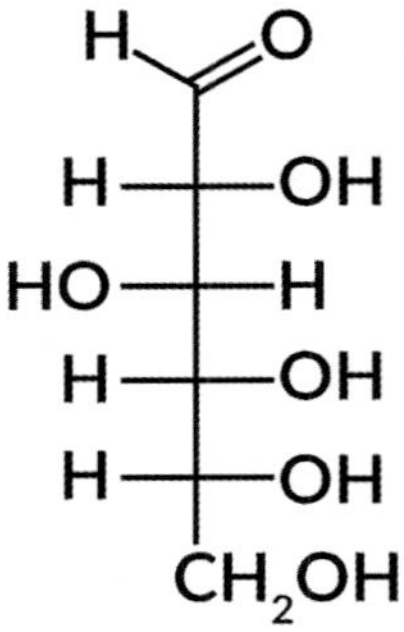

D glucosio

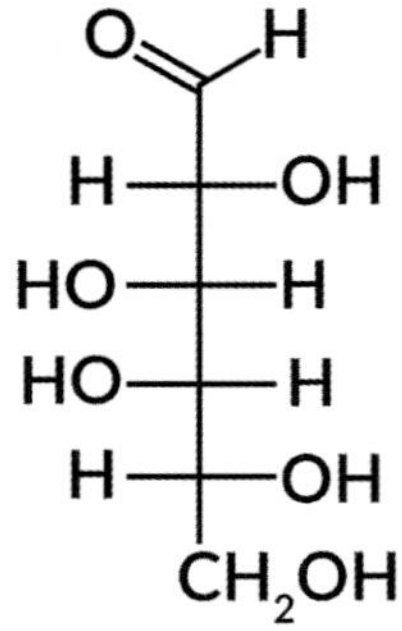

D-galattosio (epimero in 4 del glucosio)

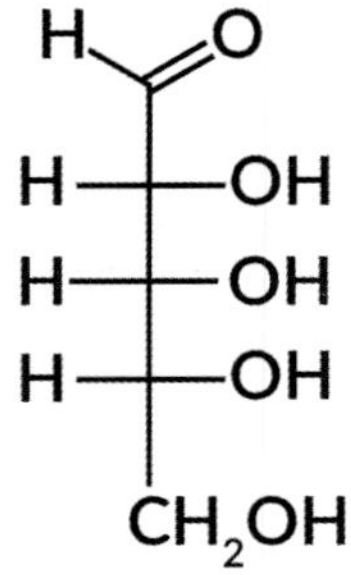

D ribosio (base dell'RNA)

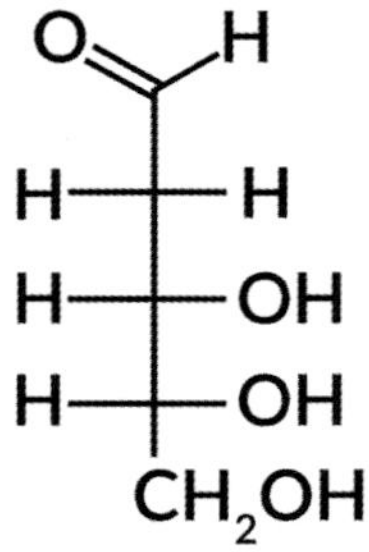

D desossiribosio (base del DNA)

Tutti questi zuccheri sono aldosi. Il più importante chetoso è invece il fruttosio:

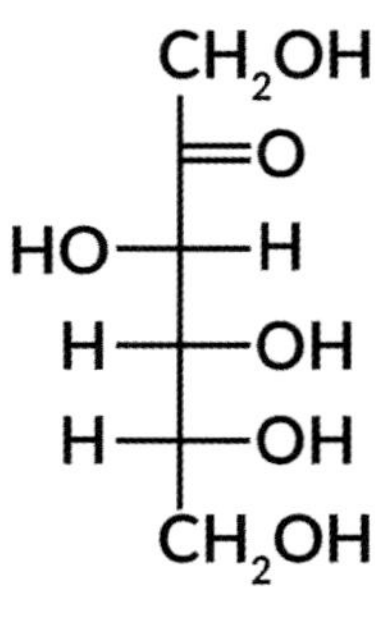

D fruttosio (notare posizione doppio legame con O)

I monosaccaridi tuttavia nella realtà non sono lineari come nelle proiezioni di Fisher, ma sono riscontrabili (allo stato solido) come forme semiacetaliche derivanti dall'interazione del gruppo carbonilico con uno dei gruppi alcolici presenti nella molecola (in posizione reciproca 1-4 o 1-5, formando rispettivamente

© TestBusters 2017

in base ai carboni coinvolti le forme furanosiche e le forme piranosiche). Una rappresentazione corretta di quello che succede è data dalla rappresentazione di Haworth in cui gli atomi di C dell'anello sono disposti sullo stesso piano con il gruppo CH_2OH rivolto in alto verso l'osservatore:

Per passare dalla rappresentazione di Fisher a quella di Haworth:

- Ruotare la rappresentazione di Fisher di 90° in senso orario
- Mantenere il legame 2-3 orizzontale
- Piegare la molecola a formare un poligono in modo che C1-4 o C1-5 interagiscano
- L'atomo di O deve essere scritto nella posizione più lontana dall'osservatore.

Per convenzione l'atomo di carbonio carbonilico semiacetalizzato (coinvolto nel legame) viene definito carbonio *anomerico* e i due diastereoisomeri vengono chiamati *anomeri*. In base alla posizione dell'OH in C1 si distinguono:

- α zuccheri: OH in basso rispetto al piano della molecola, meno stabile, sostituenti assiali.
- β zuccheri: OH in alto rispetto al piano della molecola, più stabile, sostituenti equatoriali.

Le principali reazioni dei monosaccaridi sono:

- Ossidazione a formare lattoni
- Riduzione a formare alditoli (polialcoli)

Disaccaridi

I disaccaridi sono carboidrati che per idrolisi danno origine a due molecole di monosaccaridi. Disaccaridi biologicamente importanti sono maltosio (α glucosio+ α glucosio) e saccarosio (α glucosio+ β fruttosio).

Polisaccaridi

I polisaccaridi sono formati dall'unione di dieci o più molecole di monosaccaridi e si distinguono in:

- Omopolisaccaridi: stessa unità monomerica
- Eteropolisaccaridi: unità monomeriche diverse

Gli omopolisaccaridi di maggiore importanza sono:

- Amido: formato da amilosio (catene lineari di glucosio) e amilopectina (catene ramificate di glucosio ogni 25-30 unità). Il legame fra glucosio è 1α, 4'- D glicosidico nelle catene lineari, nelle porzioni ramificate è 1α, 6' glicosidico.
- Glicogeno: costituito anche esso da catene ramificate di glucosio, in maniera simile alla amilopectina da cui si distingue per una maggiore ramificazione (ogni 8-12 unità). Importante funzione energetica nell'uomo
- Cellulosa: costituita da β D glucosio con legame 1β, 4' glicosidico. Le dimensioni della molecola variano enormemente potendo contenere da 300 a 15000 residui di glucosio.

© TestBusters 2017

Gli eteropolisaccaridi sono presenti in natura come glicoconiugati e si dividono in 3 categorie di grande importanza biologica: proteoglicani, glicolipidi e glicoproteine.

10.4.2 Lipidi

I lipidi sono una classe di biomolecole che raggruppa una serie di sostanze naturali in cui si notano come costituenti essenziali uno o due residui carbossilici (R-COO) di acidi grassi (per comodità: AG). Gli acidi grassi sono degli acidi carbossilici alifatici a lunga catena (da 10 a 26 C), facilmente saponificabili. Possono essere considerati esteri saponificabili di acidi grassi. Sono identificabili in due macroclassi: lipidi semplici e complessi.

	Semplici	Complessi
Idrolisi basica	Glicerolo (o altro alcol a lunga catena)+AG	AG+alcol a lunga catena+ terza sostanza(acido fosforico, saccaride...)
Classi lipidiche	Acilgliceroli (oli e grassi) Cere	Glicerofosfolipidi Sfingolipidi

I lipidi naturali contengono inoltre una porzione idrolizzabile detta frazione lipidica non saponificabile.

Gli acilgliceroli sono i lipidi semplici più abbondanti. Sono esteri di AG con il glicerolo (triolo che può esterificare uno, due o tre dei gruppi ossidrilici). In base al numero di catene alifatiche attaccate al glicerolo si avranno mono, di e trigliceridi. Di particolare importanza biologica sono i trigliceridi (mono e digliceridi si trovano nell'uomo quasi solo come metaboliti intermedi).

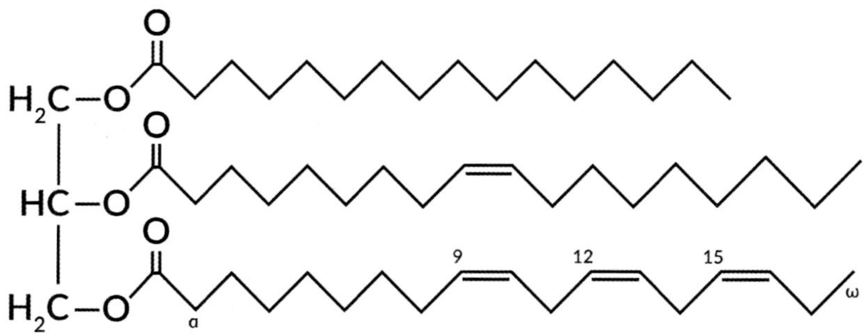

I trigliceridi si distinguono in oli (immagine sopra) e grassi. La differenza principale è nella saturazione della catena alifatica: se è satura si avranno grassi, facilmente impacchettabili, se invece presentano polinsaturazioni, si avranno oli. Sono tali insaturazioni in cis che causano delle pieghe delle catene alifatiche causando bassa compattazione.

	Oli	Grassi
Catena alifatica	Insatura o polinsatura	Saturi
Punto di fusione	Basso	Alto
Stato a T ambente	Liquido	Solido

© TestBusters 2017

10.4.3 Amminoacidi e proteine

Gli amminoacidi sono sali di ammonio, composti da un C a cui si lega un gruppo amminico, un gruppo carbossilico, un H e una catena organica R. Gli amminoacidi sono solubili in acqua e poco solubili nei solventi organici. In natura sono generalmente presenti nella serie sterica L. In fisher:

- Gruppo ammonio a sinistra
- Gruppo carbossilato in alto
- H a destra
- R in basso

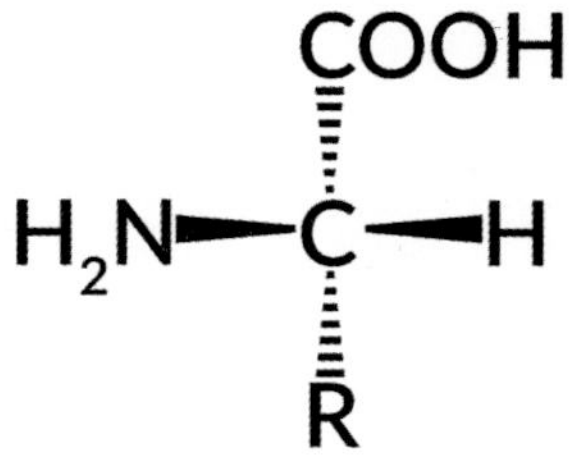

Gli amminoacidi naturali si dividono in base alla natura della catena R in:

- Amminoacidi neutri: contengono nella molecola un solo gruppo amminico o carbossilico. Sono divisibili in polari- non polari, a seconda della polarità della catena laterale.
- Amminoacidi acidi: contengono in R un ulteriore gruppo carbossilico.
- Amminoacidi basici: contengono in R un ulteriore gruppo amminico.

I peptidi e le proteine sono formati da molecole di L-α-amminoacidi che formano fra loro un legame peptidico. Tale legame si ottiene per eliminazione di una molecola di H2O fra il gruppo amminico e quello carbossilico di due amminoacidi differenti. Tale legame è rigido, ha parziale natura di doppio legame e impedisce la rotazione delle molecole. Importante è la conoscenza delle strutture proteiche.

Primaria	Secondaria	Terziaria
Successione dei residui amminoacidici	Conformazione della catena peptidica dovuta all'interazione dei residui aa vicini della stessa catena o di catene adiacenti. È dovuta solo a legami H fra le catene. Due forme: • α-elica • β-foglietto	Conformazione tridimensionale della catena peptidica, data da legami fra le catene R degli aa. Tali interazioni sono: • legami covalenti (ponti disolfuro) • legami H • interazioni idrofobiche • legami ionici

© TestBusters 2017

La struttura quaternaria è presente solo in proteine formate da diverse catene ed è la conformazione 3D data dall'insieme delle subunità che costituiscono la proteina. Tale struttura è permessa all'instaurarsi di legami ionici e H fra le diverse subunità.

La denaturazione proteica è il processo di perdita delle proprietà proteiche attraverso l'alterazione delle strutture proteiche tramite processi dannosi, quali riscaldamento, variazione di pH, aggiunta di soluti in soluzione...

In base alla lunghezza della catena peptidica distinguiamo oligopeptidi (da 2 a 20 aa), peptidi (da 20 a 100 aa), proteine (da 100 a migliaia di aa). Le proteine hanno importanza biologica strutturale (ad esempio collagene) e funzionale (ad esempio enzimi).

10.4.4 Nucleotidi e DNA

La trattazione di tale argomento è svolta nella sezione di Biologia.

© TestBusters 2017

© TestBusters 2017

MATEMATICA

© TestBusters 2017

INTRODUZIONE

© TestBusters 2017

MATEMTICA E FISICA

Introduzione - Problem solving

Il nostro manuale non pretende di insegnare la totalità della teoria di due discipline così complesse da richiedere anni di studio ma cerca di fornire uno schema mentale di risoluzione efficace. Illustreremo le formule risolutive per ogni tipologia di esercizio valutandone i diversi campi e metodi di applicazione. Mentre per quanto riguarda matematica gli esercizi sono da affrontare in maniera diversa per ogni argomento (troverai esercizi svolti passo-passo nella sezione apposita), gli esercizi di fisica possono essere risolti procedendo attraverso questi 7 punti:

1. Leggere attentamente il testo e valutare l'argomento dell'esercizio.
2. Disegnare. Spesso un disegno aiuta a ragionare con ordine; ove possibile è consigliato aggiungere un sistema di riferimento e i vettori delle forze in gioco.
3. Capire cosa sta succedendo. Elencare gli argomenti trattati nel testo dell'esercizio.
4. Formule. Individuare, aiutandosi inizialmente con il formulario, le formule relative agli argomenti individuati nell'esercizio.
5. Rileggere nuovamente il testo dell'esercizio e valutare quali grandezze fisiche presenti nelle formule sono forniti dal testo dell'esercizio, quali dovremo trovare prima di applicare le formule e quali corrispondono alla domanda dell'esercizio.
6. I conti, sono l'ultimo punto! Sostituire i dati delle formule con i valori riportati nel testo e trovare le grandezze mancanti. Se i dati sono insufficienti porre a sistema due o più formule in modo da tale da avere un numero pari di incognite ed equazioni all'interno del sistema.
7. Esprimere il risultato con le unità di misura corrette.

Attenzione! Spesso gli esercizi del test offrono la possibilità di risolverli con un metodo empirico. Prima di procedere con i calcoli controllare nelle risposte se le unità di misura sono corrette se ci sono risposte uguali, consente di risparmiare tempo prezioso.

© TestBusters 2017

1

POTENZE E RADICALI

© TestBusters 2017

1.1 Potenze

Si chiama potenza *n*-esima di un numero *a* la moltiplicazione di *a* per se stesso *n* volte.
Prende il nome di base *(a)* il fattore che deve essere moltiplicato per sè stesso.
Mentre si chiama esponente *(n)* della potenza il numero delle volte per cui devo moltiplicare *a*.

Alcuni punti importanti:

- Qualsiasi numero elevato alla *n*=0 risulta pari a 1 ($a^1=0$)
- Se la base è positiva, qualsiasi sia l'esponente (pari/dispari) il risultato è positivo
- Se la base è negativa e l'esponente è dispari il risultato è negativo
- Se la base è negativa e l'esponente è pari il risultato è positivo
- L'esponente negativo significa prendere il reciproco della base con l'esponente cambiato di segno à $a^{-2}= 1/a^2$
- Esponente frazionario: il denominatore è l'indice della radice, il numeratore è l'esponente dell'argomento della radice à $a^{3/2}=\sqrt[3]{a^2}$

Proprietà delle potenze

Proprietà	Applicazione
Prodotto di due potenze con uguale base	$a^n \cdot a^m = a^{n+m}$
Quoziente di due potenze con uguale base	$a^n : a^m = a^{n-m}$
Potenza di una potenza	$(a^n)^m = a^{n \cdot m}$
Prodotto di più potenze	$a^n \cdot b^n = (a \cdot b)^n$
Quoziente fra due o più potenze con uguale esponente	$a^n : b^n = (a : b)^n$

Esercizio svolto:
Applica le proprietà delle potenze alla seguente espressione $8^4 : 4^3 : 2^4 \times 2^3 : 2^2$.
Svolgimento: $(2^3)^4 : (2^2)^3 : 2^4 \times 2^3 : 2^2 = 2^{(12-6-4)} \times 2^3 : 2^2 = 2^3 = 8$
Esercizio proposto:
Applicando le proprietà delle potenze, ridurre la seguente espressione sotto forma di un unimca potenza: $\frac{[(-3)^2 x\, (-3)^5]^2}{(-3) x (-3)^4}$.
($(-3)^9$)

© TestBusters 2017

1.2 Radicali

Si definisce radicale $\sqrt[n]{a}$ dove *a* è detto radicando e *n* indice di radice.
È necessario definire il campo di esistenza:

- Se n è dispari: $b^n=a$ a, b possono appartenere a tutto R
- Se n è pari: $b^n=a$ à a, b entrambi devono essere ≥ 0

Questo perché vige la "condizione di realtà": se l'indice della radice è positivo il radicando deve essere maggiore o uguale a 0, se l'indice della radice è negativo, l'indice può avere qualsiasi segno.

Ricordiamo che un radicale può sempre essere visto come potenza frazionaria (vedi sopra).
ATTENZIONE!
Per le proprietà delle potenze risulta:
$(3)^2 = 9$
$(-3)^2 = 9$

Se l'indice è pari, ci sono due possibili soluzioni, quindi è meglio sempre precisare $\sqrt{9} = \mp 3$

Proprietà dei radicali:

Proprietà	Applicazione	Condizioni di Esistenza
Prodotto	$\sqrt[n]{a \cdot b} = \sqrt[n]{a} \cdot \sqrt[n]{b}$	
Quoziente	$\frac{\sqrt[n]{a}}{\sqrt[n]{b}} = \sqrt[n]{\frac{a}{b}}$	$b \neq 0$
Potenza	$\sqrt[n]{a^m} = a^{\frac{m}{n}}$	
Radice di radice	$\sqrt[n]{\sqrt[m]{a}} = \sqrt[nm]{a} = a^{\frac{1}{nm}}$	
Trasporto dentro alla radice	$b\sqrt[n]{a} = \sqrt[n]{b^n \cdot a}$	$b \geq 0$
Trasporto fuori dalla radice	$\sqrt[n]{b^m \cdot a} = b^{\frac{m}{n}} \cdot \sqrt[n]{a}$	$b \geq 0$

Razionalizzazione: è il procedimento che si mette in pratica quando un'equazione presenta uno o più radicali al denominatore. In questi casi è pratico ed utile trasformare l'equazione in modo tale da avere un denominatore che non contenga radicali. Si effettua moltiplicano sia numeratore che denominatore per una stessa espressione.

- Razionalizzazione semplice: nel caso in cui si abbia al denominatore un semplice radicale si procede moltiplicando numeratore e denominatore per il denominatore stesso.
  $\frac{N}{\sqrt{a}} = \frac{[N\, x\sqrt{a}]}{\sqrt{a}\, x\sqrt{a}} = \frac{N\, x\, \sqrt{a}}{a}$

© TestBusters 2017

- Razionalizzazione con somma o differenza di radicali quadrati: si sfrutta il prodotto notevole $(a^2 - b^2) = (a - b)(a + b)$.
  Nel caso della somma: $\frac{N}{\sqrt{a}+\sqrt{b}} = \frac{N}{\sqrt{a}+\sqrt{b}} x \frac{\sqrt{a}-\sqrt{b}}{\sqrt{a}-\sqrt{b}} = \frac{N(\sqrt{a}-\sqrt{b})}{a-b}$
  Nel caso di una sottrazione: $\frac{N}{\sqrt{a}-\sqrt{b}} = \frac{N}{\sqrt{a}-\sqrt{b}} x \frac{\sqrt{a}+\sqrt{b}}{\sqrt{a}+\sqrt{b}} = \frac{N(\sqrt{a}+\sqrt{b})}{a-b}$

Esercizio svolto:

Razionalizza il denominatore della seguente frazione $\frac{3b}{\sqrt{3a^3b}}$

Svolgimento: $\frac{3b}{\sqrt{3a^3b}} = \frac{3b}{\sqrt{3a^3b}} x \frac{\sqrt{3ab}}{\sqrt{3ab}} = \frac{\sqrt{3ab}}{a^2}$

Esercizio proposto:

Scomponi la seguente differenza: $\sqrt{15} - \sqrt{12}$.

($\sqrt{3}(\sqrt{5} - 2)$)

© TestBusters 2017

2

ALGEBRA CLASSICA

MONOMI E POLINOMI
EQUAZIONI E DISEQUAZIONI
LOGARITMI ED ESPONENZIALI

© TestBusters 2017

2.1 Monomi e polinomi

Monomio: espressione algebrica costituita da un coefficiente e una parte letterale. Possono comparire solo moltiplicazioni e la componente letterale può assumere qualunque esponente intero.

Ricorda che il grado di un monomio è uguale alla somma degli esponenti di tutte le sue variabili.

(Es. $3x^2ay^3$= Grado 6)

Polinomio: espressione algebrica costituita da somme/differenze di più monomi (se sono due termini→binomi, se sono tre→ trinomi)

Il grado di un polinomio è invece dato dal grado del monomio più elevato tra quelli che lo compongono. (Es. $2x^2ay^3+4z^4$= Grado 6)

Di seguito sonno riportati alcuni esempi di svolgimento di polinomi:

	In formule	Sviluppo
Binomio di II grado	$(a \pm b)^2$	$a^2 \pm 2ab + b^2$
Binomio di III grado	$(a \pm b)^3$	$a^3 \pm 3a^2b + 3ab^2 \pm b^3$
Differenza di quadrati	(a^2-b^2)	$(a-b)(a+b)$
Differenza di cubi	(a^3-b^3)	$(a-b)(a^2+ab+b^2)$
Quadrato di trinomio	$(a+b+c)^2$	$a^2+b^2+c^2+2ab+2ac+2cb$

2.1.1 Triangolo di Tartaglia

Il triangolo di Tartaglia è una disposizione geometrica dei coefficienti dello sviluppo dei binomi elevati a un qualsiasi esponente. Esprime quindi lo sviluppo della potenza n-esima di un binomio qualsiasi.
Ogni numero del triangolo è pari alla somma dei due numeri adiacenti posti sulla riga superiore.

1
1 1
1 2 1
1 3 3 1
1 4 6 4 1
1 5 10 10 5 1
1 6 15 20 15 6 1
1 7 21 35 35 21 7 1
1 8 28 56 70 56 28 8 1
1 9 36 84 126 126 84 36 9 1
1 10 45 120 210 252 210 120 45 10 1

La prima riga corrisponde a n=0, la seconda n=1, la terza n=2 e così via.

© TestBusters 2017

Su questo triangolo si basa il principio di Newton del calcolo combinatorio.

Esercizio svolto:
$(a+b)^5 = ?$
Basta guardare la riga corrispondente all'esponente (n) pari a 5 (sesta riga) e utilizzare i numeri del triangolo come coefficienti dei diversi termini.
$(a+b)^5 = a^5 + 5a^4b + 10a^3b^2 + 10a^2b^3 + 5ab^4 + b^5$

Esercizio proposto:
Risolvi il seguente prodotto notevole: $(x^m-y^{2m})^2$.

A. $(x^{2m}-2x^my^{2m}+y^{4m})$

B. $(x^{2m}+y^{4m})$

C. $(x^{2m}+2x^my^{2m}+y^{4m})$

D. $(x^{2m}-y^{4m})$

E. $(2\ x^m-y^{2m})$

(risposta corretta a)

© TestBusters 2017

2.2 Equazioni

Un'equazione è un uguaglianza tra due elementi.

Risolvere un'equazione significa trovare il valore di x per il quale l'equazione presa in esame è verificata. Le equazioni potranno:

1) Avere una sola soluzione ovvero l'uguaglianza si verifica solo per un valore definito

2) Avere infinite soluzioni ovvero l'uguaglianza si verifica sempre (0/x=0)

3) Non avere soluzioni ovvero è impossibile verificare l'uguaglianza (x/0)

La soluzione dell'equazione sarà x= qualcosa, pertanto è necessario e consigliabile lasciare solo la x da una parte dell'uguale. Come?
Vige una sola regola: ciò che faccio da una parte dell'uguale lo devo fare anche dall'altra parte, che siano somme, moltiplicazioni, divisioni, radici, logaritmi...

Prima di partire controllare sempre le condizioni di esistenza! La soluzione non può essere fuori dall'intervallo in cui le CE sono verificate.

Espressione	CE
$\sqrt{x}$	$x \geq 0$
Log x	$x > 0$
a/b	$b \neq 0$
$\sqrt{\frac{a}{b}}$	$\frac{a}{b} \geq 0 \; e \; b \neq 0$

Alcune regole importanti:

$a \cdot b = 0$	Verificata quando o *a* o *b* sono uguali a 0 (a=0 v b=0). È sufficiente che uno dei due sia uguale a 0 perché qualsiasi numero moltiplicato per 0 dà 0. Es: (x-2)(x+3) = 0 x = 2 e x = -3
$\frac{a}{b}$	Per poter esistere questo numero è necessario che $b \neq 0$. Infatti nessun numero è divisibile per zero.
$0 = 0$ x = x	In questo caso la soluzione è R (l'insieme dei numeri Reali)

© TestBusters 2017

II grado: $ax^2 + bx + c$ $x^2 = sx + p$	$x1, x2 = -b \mp \frac{\sqrt{4ac}}{2a}$ In alcuni casi è possibile scomporre il polinomio in maniera semplice trovando due numeri che abbiano come somma s e come prodotto p

2.2.1 Sistemi di equazioni

Un sistema è un insieme di equazioni che si devono verificare tutte contemporaneamente.

Metodo	Procedimento	Quando applicare il metodo	Esempio
Sostituzione	1. Si ricava un'incognita da un'equazione 2. Si sostituisce questa incognita nell'altra equazione che diventa a una sola incognita 3. Si risolve l'equazione 4. Si sostituisce il valore trovato nella prima equazione	Sempre, in particolare se una delle equazioni è semplice: da questa si ricava l'incognita da sostituire.	$\begin{cases} x - y - 5 = 0 \\ x + 3y - 1 = 0 \end{cases}$ $\begin{cases} x = y + 5 \\ (y + 5) + 3y - 1 = 0 \end{cases}$ $\begin{cases} x = y + 5 \\ 4y - 4 = 0 \end{cases}$ $\begin{cases} x = y + 5 \\ y = 1 \end{cases}$ $\begin{cases} y = 1 \\ x = 1 + 5 = 6 \end{cases}$

© TestBusters 2017

Confronto	1. Si ricava un'incognita da un'equazione 2. Si ricava la stessa incognita dall'altra equazione 3. Si eguagliano le espressioni ottenute 4. Si risolve l'equazione in un'incognita 5. Si sostituisce il valore trovato in una delle due equazioni (la più semplice)	Se le due equazioni sono semplici	$\begin{cases} 3x+y=5 \\ 2x+3y=8 \end{cases}$ $\begin{cases} y=5-3x \\ y=\frac{8-2x}{3} \end{cases}$ $\begin{cases} y=5-3x \\ 5-3x=\frac{8-2x}{3} \end{cases}$ $\begin{cases} y=5-3x \\ 15-9x-8+2x=0 \end{cases}$ $\begin{cases} y=5-3x \\ -7x=-7 \end{cases}$ $\begin{cases} x=1 \\ y=5-3=2 \end{cases}$
	1.		
Addizione e sottrazione	2. ORDINARE le equazioni in ordine di grado dell'incognita 3. Addizionare (o sottrarre) membro a membro le equazioni in modo che un'incognita si elimini e rimanga un'equazione in un'incognita 4. Si risolve l'equazione in un'incognita 5. Si sostituisce il valore trovato in una delle due equazioni (la più semplice)	Se le due equazioni sono complete. NB: se addizionando o sottraendo le due equazioni non si elimina un'incognita, bisogna prima moltiplicare l'INTERA equazione per un coefficiente opportuno	$\begin{cases} 3x+1-4y=0 \\ 6x+2y-3=0 \end{cases}$ $\begin{cases} 3x-4y+1=0 \\ 6x+2y-3=0 \end{cases}$ $\begin{cases} 6x-8y+2=0 \\ 6x+2y-3=0 \end{cases}$ $\begin{cases} 6x-8y+2=0 \\ -10y+5=0 \end{cases}$ $\begin{cases} y=1/2 \\ 6x-4+2=0 \end{cases}$ $\begin{cases} y=1/2 \\ x=1/3 \end{cases}$

© TestBusters 2017

Esercizio svolto:

Risolvi la seguente equazione numerica: $\frac{2}{x+3}+\frac{x}{x^2-1}=\frac{3}{x+1}$

Svolgimento:

1. È necessario semplificare i denominatori per valutare quale sia il denominatore comune e quindi: $\frac{2}{x+3}+\frac{x}{[(x-1)(x+1)]}=\frac{3}{x+1}$.
2. Il secondo passaggio è quello di valutare le CE (x^{1}3, x^{1}1, x^1-1).
3. Si prosegue risolvendo eliminando il denominatore, dunque: $2(x+1)(x-1)+x(x+3)=3(x+3)(x-1)$ $2x^2-2+x^2+3x=3x^2+9x-3x-9$ → -3x=-7→x=7/3
4. Se la soluzione trovata non cade nelle CE è accettabile, come in questo caso.

Esercizio proposto:

Verifica la seguente identità: (a+1)(2a+1)=2(a+1)^2-(a+1)

(VERA: 2a^2+3a+1=2a^2+3a+1)

2.2.2 Disequazioni

Risolvere una disequazione significa trovare quell'insieme di valori che, attribuiti alle incognite, verificano una disuguaglianza.

Le regole risolutive sono le stesse delle equazioni ma ATTENZIONE: Se si moltiplica la disequazione per -1 (per ad esempio far cambiare di segno la x), allora si inverte il simbolo di disuguaglianza.

Esercizio svolto:

I grado: $\frac{x-2}{-x+3} \geq 0$

Importante definire le CE, per cui

$-x+3 \neq 0$ → $x \neq 3$

Per risolvere divido in due disequazioni:

1) Numeratore: $x-2 \geq 0$ → x^{3}2

2)Denominatore: $-x+3>0$ → x<3

Ora è necessario verificare in quale intervallo le disuguaglianze sono positive e in questo modo verifichiamo in quali intervalli il entrambe sono concordi con il segno di disuguaglianza, in questo caso ≥ 0.

Le due disuguaglianze sono verificate entro l'intervallo $2 \leq x < 3$.

NB. Perché è uguale o minore a 2 e non a 3?? Perchè nel nostro caso ci viene chiesto che sia uguale o maggiore a 0. Non può essere uguale a 3 perché le CE sono $x \neq 3$

Esercizio proposto:

$$\frac{-x^2+3x-10}{x^3+x}>0$$

A. X>2
B. X<-1
C. X>1
D. X<0
E. X>0

Risposta Corretta D

© TestBusters 2017

2.3 Logaritmi ed esponenziali

2.3.1 Logaritmi

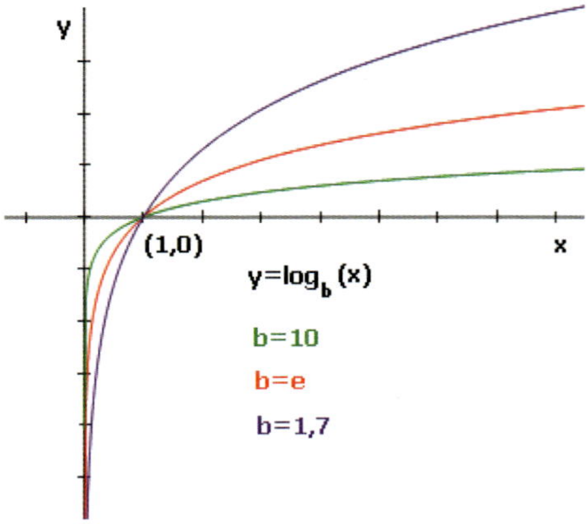

Il logaritmo è una funzione $y = log_a x$ per cui $a^y = x$

.

a viene detta base e x è l'argomento. Dunque il logaritmo è l'esponente che bisogna dare alla base per ottenere l'argomento.

Le condizioni di esistenza sono: $a > 0$, $a \neq 1$ e x > 0.

I logaritmi più usati sono:

- Logaritmo in base 10: è indicato come Log(argomento).
- Logaritmo naturale, avente come base il numero di Eulero e = 2,7: è indicato come ln(argomento).

Il logaritmo è la funzione inversa dell'esponenziale (di cui si parlerà in seguito).

Le proprietà principali dei logaritmi:

Proprietà	**Applicazione**
Logaritmo del prodotto	$\log(a \cdot b) = \log a + \log b$
Logaritmo del rapporto	$\log\left(\frac{a}{b}\right) = \log a - \log b$

© TestBusters 2017

Regola dell'esponente	$\log a^x = x \cdot \log a$
Logaritmo di 1	$\log 1 = 0$
Formula di inversione	$\log_b a = \frac{1}{\log_a b}$
Formula del cambiamento di base	$\log_a b = \frac{\log_c b}{\log_c a}$

Esercizio svolto

1. Il numero y = Log(9312895) è compreso tra quali valori?

Il numero 9312895 è compreso tra 1000000 e 10000000, ovvero $10^6 < 9312895 < 10^7$ perciò 6 < Log(9312895) < 7. Y sarà compreso tra 6 e 7.

Esercizio proposto

2. Calcola il valore di questa sottrazione di logaritmi: $\log_2 18 - \log_2 6 - \log_2 3$.

A. 9
B. 1
C. $\log_2 9$
D. - 1
E. 0

[Risposta corretta E]

2.3.2 Esponenziali

L'esponenziale è una potenza in cui la base è una costante e l'esponente è variabile e può assumere qualsiasi valore: $y = a^x$.
La funzione esponenziale con base >1:

- Dominio = (-∞, +∞)
- È una funzione né pari né dispari
- Sempre > 0 (Funzione illimitata superiormente)
- Per x=0 è sempre uguale a 1
- Continua su tutto R e derivabile su tutto R

© TestBusters 2017

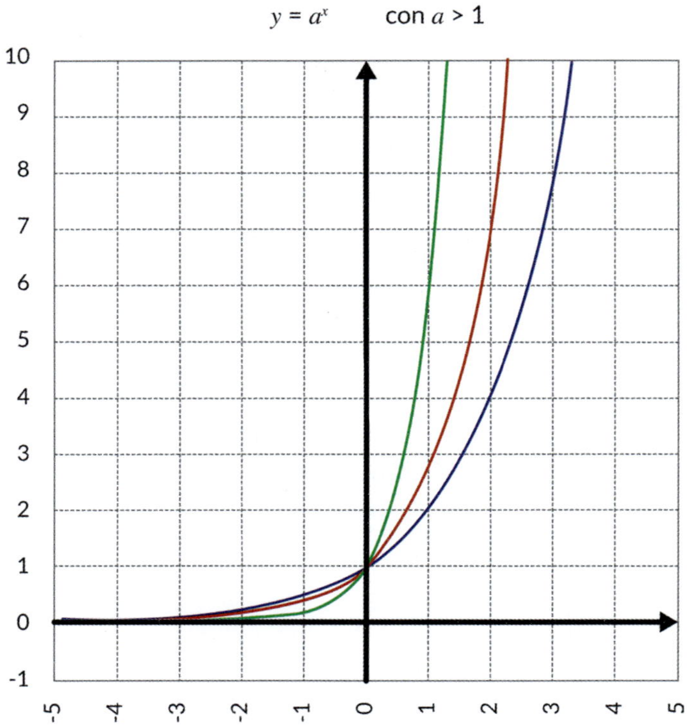

(in blu $y=2^x$, in rosso $y=e^x$, in verde $y=6^x$)

Un particolare tipo di esponenziale presenta come base numero di Eulero $e = 2{,}7$: $y = e^x$.

Esercizio svolto

Risolvi la seguente equazione: $3^{x^2+3x} - 9 = 0$.

$3^{x^2+3x} = 9$, scomponendo il 9 si ottiene $3^{x^2+3x} = 3^2$, perciò deve essere $x^2 + 3x = 2$ e risolvendo: $(x+1)(x+2) = 0$. Le soluzioni dell'equazione sono: x_1 = -1 e x_2=-2.

Esercizio proposto

Qual è la funzione inversa di y = e^{x+1} + 4?

A. y = ln(x+1) + 4
B. y = ln(x-4) - 1
C. y = ln(x+4) + 1
D. y = ln(x+1)
E. y = x+1

[Risposta corretta B]

© TestBusters 2017

3

FUNZIONI

© TestBusters 2017

3.1 Funzioni

Dati due insiemi A e B, si dice *funzione f* da A a B una corrispondenza che associa ad ogni elemento x ∈ A un **unico** elemento y= f(x) ∈ B.

f : A → B	simbolo di funzione. Si legge: la funzione f definita in A a valore in B
Insieme A	dominio o campo di esistenza (proiezione dei punti del grafico sull'asse delle x)
Insieme B	codominio o insieme immagine (proiezione dei punti del grafico sull'asse delle y)
Elementi f(x)	valori della funzione
$f(x_1)$	immagine di x_1
x_1	controimmagine di $f(x_1)$

Campo di esistenza

Calcolare il *campo di esistenza* di una funzione significa identificare i valori che è possibile attribuire alla variabile indipendente x senza che i calcoli per ottenere f(x) perdano di senso. Consiste dunque nel definire l'insieme di valori in cui è definita la funzione (insieme A).

Esercizi

1. Definire il dominio della seguente funzione: $f(x) = \frac{\sqrt{3x-6}}{x+24}$

In questo caso le condizioni da porre affinché la funzione abbia valore sono che l'argomento sotto radice sia maggiore/uguale a 0 e che il denominatore sia diverso da 0: 3x-6≥0 x≥2; x+24≠0 → x≠-24. Il campo di esistenza è quindi l'insieme intersezione tra questi due risultati. Soluzione: x≠0 v x≥2.

2. Definire il dominio della seguente funzione: $f(x) = \frac{\ln x - 5}{x^2+3}$

A. x≠5
B. (-∞, $-\sqrt{3}$) U (5, +∞)
C. x≠$-\sqrt{3}$
D. (5, +∞)
E. (-∞, -5)

[Risposta corretta: D]

© TestBusters 2017

3.2 Funzioni pari e dispari

Si dice che f : A → B è una funzione pari se:
- f(x) = f(-x) per ogni x ∈ A
- il grafico della funzione risulta simmetrico rispetto all'asse delle y

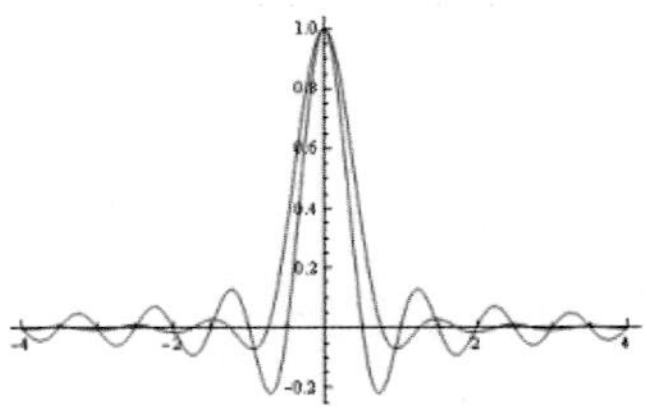

Si diche che f : A → B è una funzione dispari se:
- f(-x) = -f(x)
- il grafico della funzione risulta simmetrico rispetto all'origine

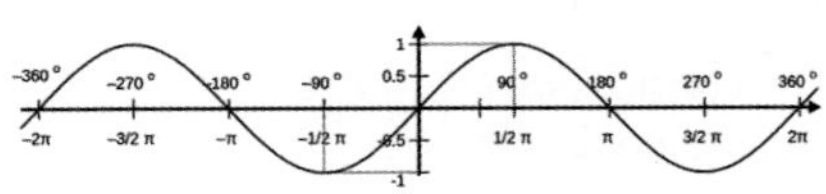

In entrambi i casi è sufficiente che una delle due condizioni sussista affinché la funzione risulti pari/dispari (e di conseguenza sia verificata anche l'altra caratteristica).

Esercizi:

1. Stabilire se la funzione $f(x) = x^4 - x^2 + 3$ è pari:

Per svolgere questo esercizio si può semplicemente sostituire 1 alla variabile indipendente e successivamente -1, verificando se f(1) sia uguale a f(-1): $(1)^4 - (1)^2 + 3 = 3$; $(-1)^4 - (-1)^2 + 3 = 3$. La funzione è quindi pari.

2. Quale delle seguenti funzioni risulta dispari:

A. $f(x) = x^2 - 3x$
B. $f(x) = 2x^7 + 3x^5 + 4x$
C. $f(x) = 5x^2 + 2$
D. $f(x) = 10x + 3x^6$
C. $f(x) = x^2 - x + 1$

[Risposta corretta: B]

© TestBusters 2017

3.3 Funzioni iniettive, suriettive, biettive e funzione inversa

f : A → B iniettiva	se $x_1 \neq x_2$ allora $f(x_1) \neq f(x_2)$
f : A → B suriettiva	ogni y ∈ B è immagine di almeno un x ∈ A
f : A → B biettiva	Funzione sia iniettiva che suriettiva

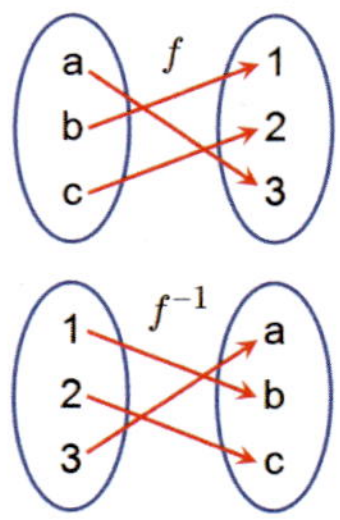

Figura 1. Concetto di funzione inversa

Si consideri f : A → B biettiva. Essa è una corrispondenza che a ogni elemento di x ∈ A associa uno e un solo elemento di y ∈ B e viceversa. E' quindi possibile definire la legge che associa a ogni elemento di y ∈ B uno e un solo elemento x ∈ A (processo inverso). Quest'ultima è chiamata **funzione inversa** (f^{-1}) della funzione f : A → B, che risulta quindi **invertibile**.

Per calcolare f^{-1} bastano due semplici passaggi:

1. si ricava dall'equazione che definisce la funzione la variabile indipendente x
2. si invertono i simboli (x al posto della y e viceversa)

Graficamente invece è possibile ottenere la funzione inversa attuando una simmetria rispetto alla bisettrice del primo e del terzo quadrante (x=y).

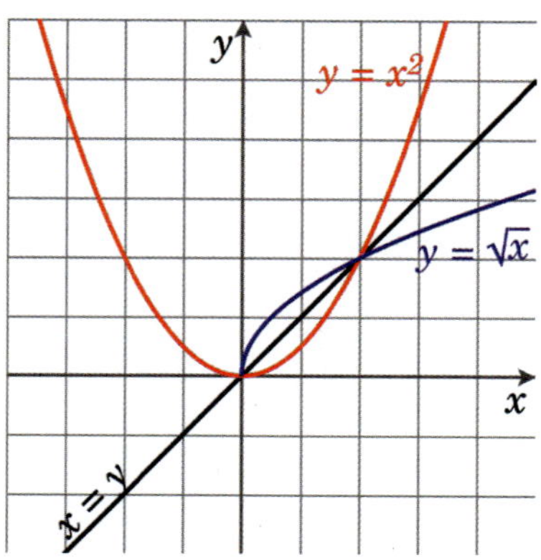

© TestBusters 2017

Esercizi:

1. Determina la funzione inversa di $y=a^x$

Ricavo x dall'equazione: $y=a^x$ $x=\log_a y$; inverto quindi le variabili: $y=\log_a x$ (funzione inversa)

2. La funzione inversa di $y = \frac{5x^3+2}{x^3}$ è:

A. $y = \sqrt[3]{\frac{2}{x-5}}$

B. $y = \sqrt[2]{\frac{2}{x-5}}$

C. la funzione non è invertibile

D. $y = \frac{-5x^3-2}{x^3}$

E. $x = \frac{5y^3+2}{y^3}$

[Risposta corretta: A]

© TestBusters 2017

3.4 Grafici di funzioni elementari

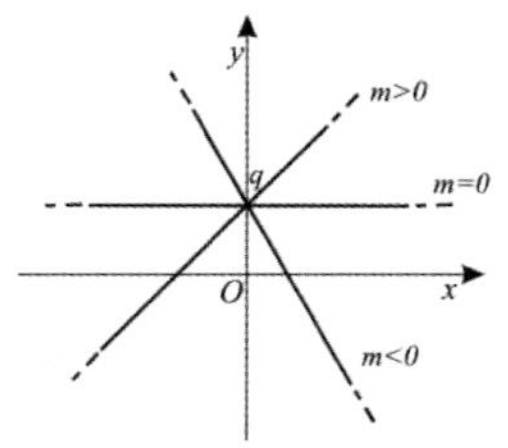

$f(x) = mx + q$

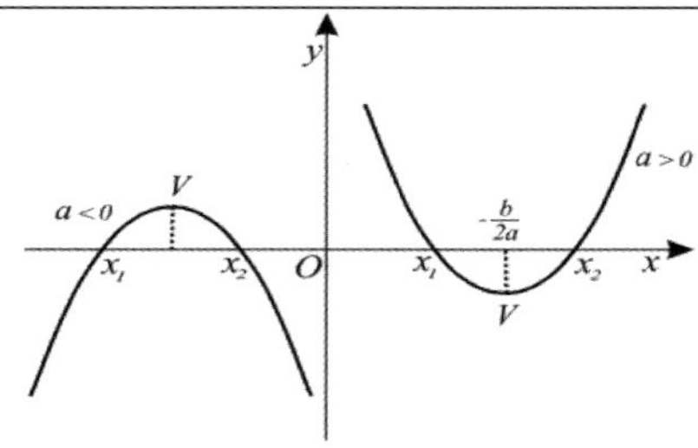

$f(x) = ax^2 + bx + c$

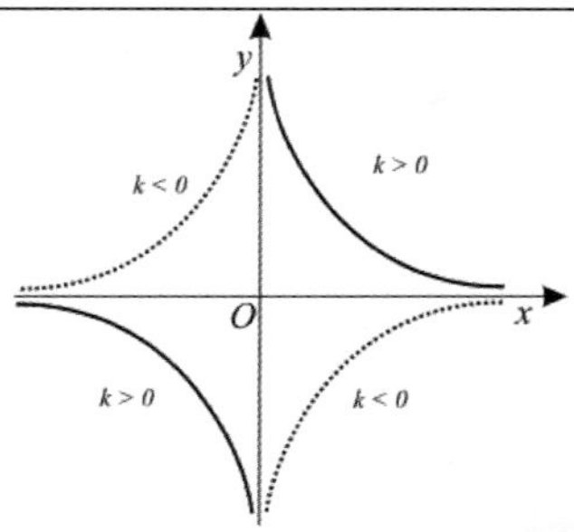

$f(x) = \frac{k}{x}$

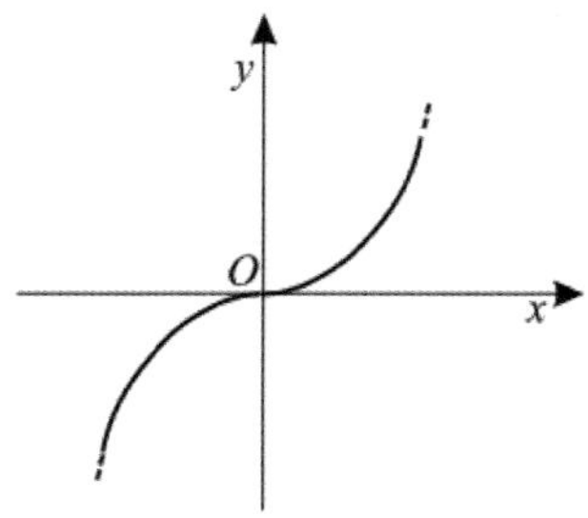

$f(x) = x^3$

$f(x)= a^x$

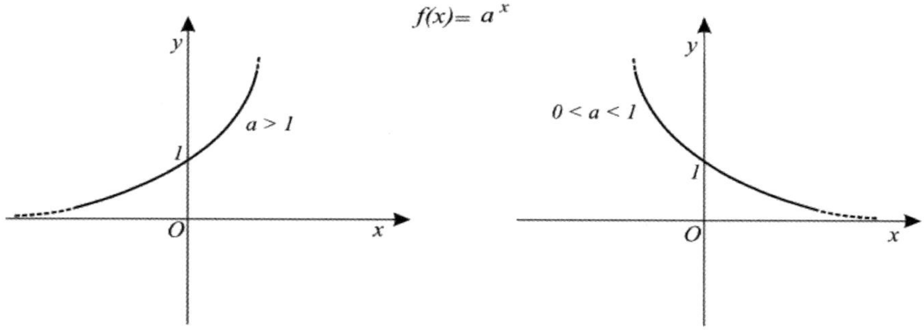

© TestBusters 2017

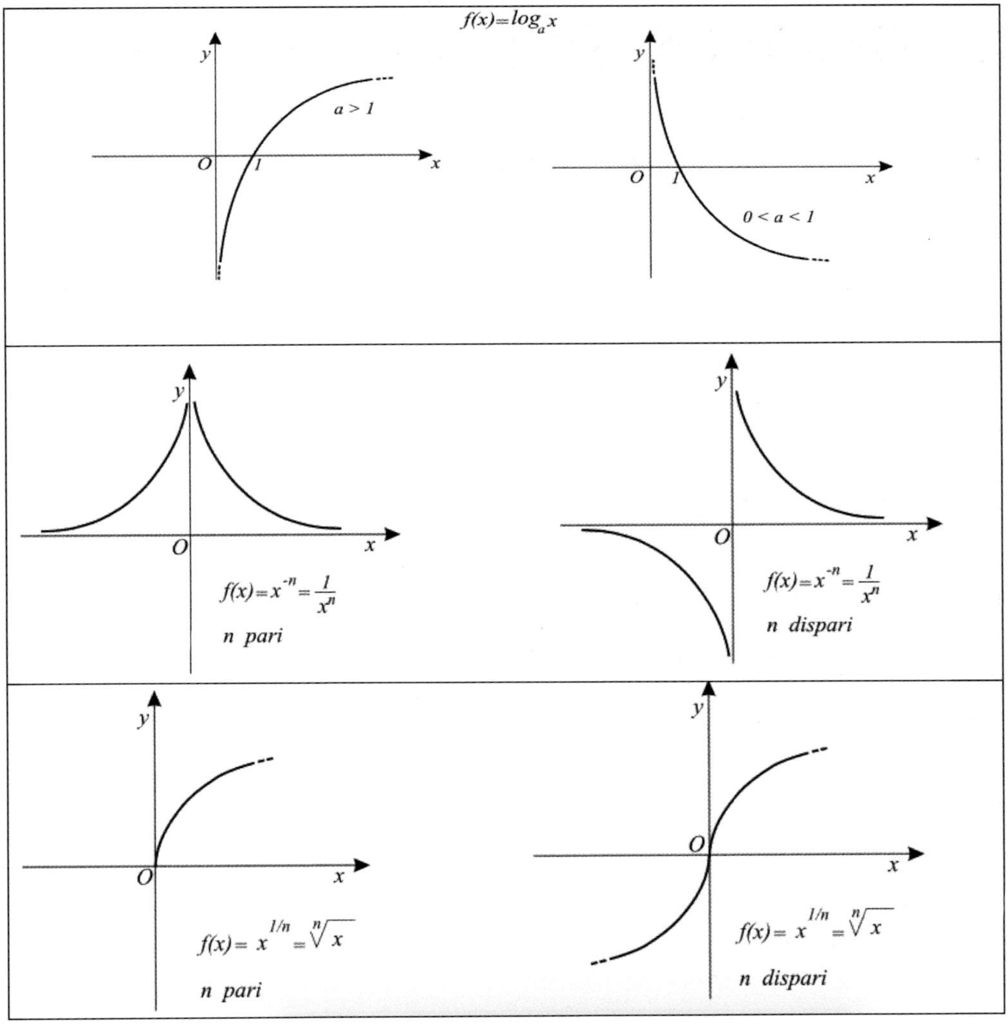

© TestBusters 2017

© TestBusters 2017

4

GEOMETRIA ANALITICA

PIANO CARTESIANO

LA RETTA

LA CIRCONFERENZA

LE CONICHE

© TestBusters 2017

4.1 Piano Cartesiano

Il piano cartesiano è un sistema di riferimento composto da due rette perpendicolari tra loro, dette **assi**, che poggiano su di un piano. L'asse orizzontale è l'asse delle x (o delle ascisse), l'asse verticale è quello delle y (o delle ordinate). L'intersezione degli assi è definita **origine** e si indica con la lettera **O**.

- Punti particolari:
  Origine degli assi:

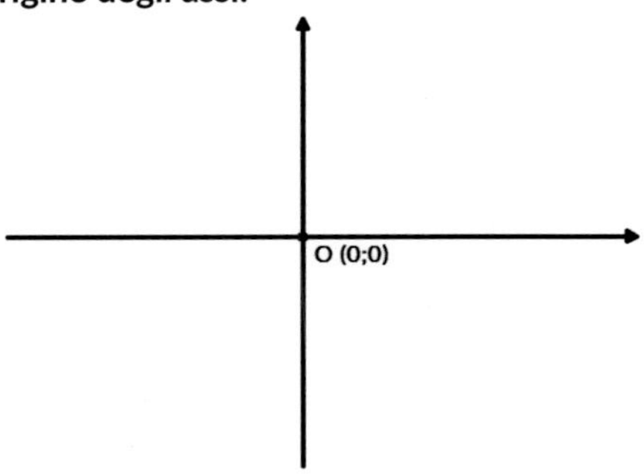

Punti appartenenti all'asse X e Y
Tutti i punti che appartengono all'asse delle **x** hanno la coordinata **y = 0**.
Tutti i punti che appartengono all'asse delle **y** hanno la coordinata **x = 0**.

- Distanza fra due punti:
  a) Se i due punti hanno la stessa ascissa ($x_A = x_B$) → **AB** = $|y_B - y_A|$

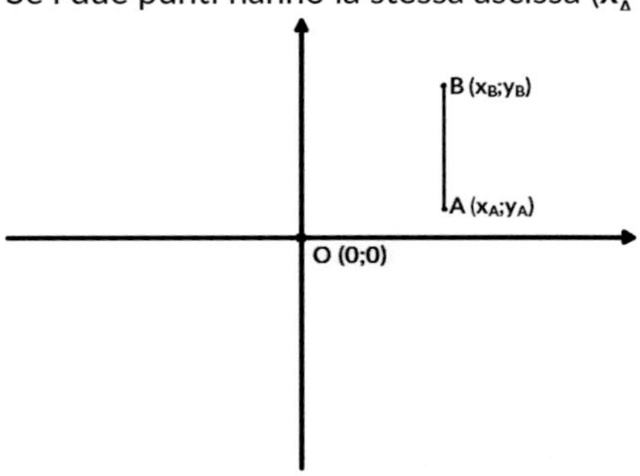

b) Se i due punti hanno la stessa ordinata ($y_A = y_B$) → **AB** = $|x_B - x_A|$

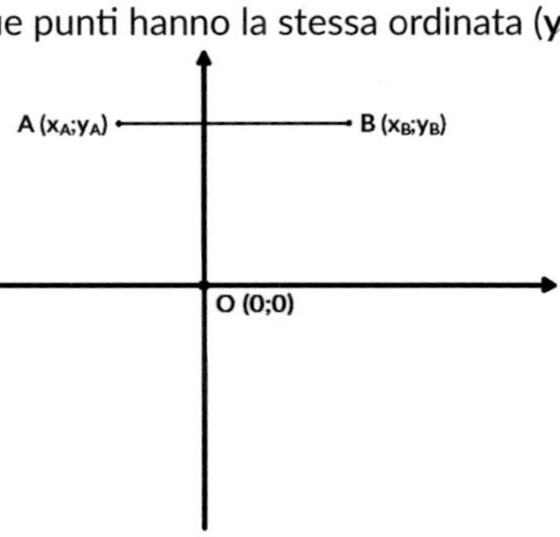

© TestBusters 2017

c) Se i due punti hanno ascissa e ordinata diverse → **AB=**$\sqrt{(x_B - x_A)^2 + (y_B - y_A)^2}$

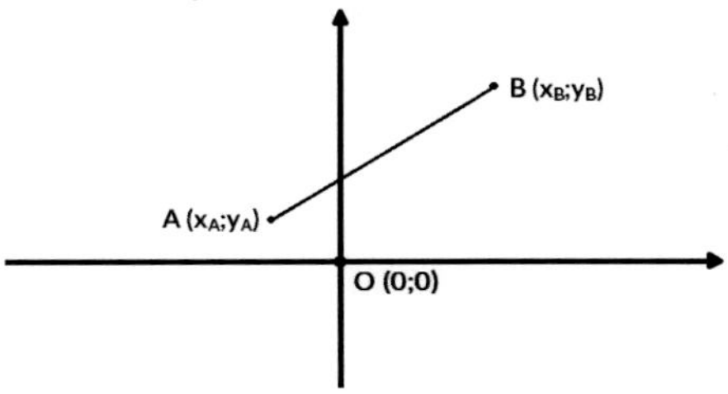

- Il punto medio **M** di un segmento si calcola trovando prima la sua x media (x_M) e poi la sua y media (y_M).

$x_M = \frac{x_B+x_A}{2}$ $y_M = \frac{y_B+y_A}{2}$

N.B. Se i due punti hanno la **x** uguale, basta calcolare $\mathbf{y_M}$ e poi metterlo insieme alla coordinata **x** dei due punti; se i due punti hanno **y** uguale, basta calcolare $\mathbf{x_M}$ e poi metterlo assieme alla coordinata y dei due punti.

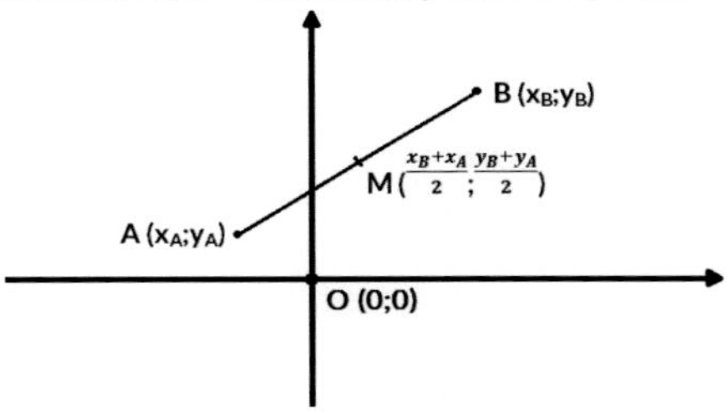

ESERCIZIO SVOLTO
Calcolare la distanza tra **A (-1;0)** e **B (2;-4)**.

Svolgimento:

Utilizziamo la formula **AB=**$\sqrt{(x_B - x_A)^2 + (y_B - y_A)^2}$=

$\sqrt{(2-(-1))^2 + (-4-0)^2} = \sqrt{3^2 + (-4)^2} = \sqrt{9+16} = \sqrt{25} = 5$.

Avremmo potuto anche ragionare sul fatto che la differenza $|x_B - x_A|$ è 3 e la differenza $|y_B - y_A|$ è 4. Poiché dobbiamo trovare l'ipotenusa del triangolo rettangolo con cateti 3 e 4, utilizziamo la terna pitagorica 3, 4, 5.
AB=5.

ESERCIZIO PROPOSTO
Calcolare il punto medio M di **A (0;-6)** e **B (3; 4)**.

(Soluzione: **M (** $\frac{3}{2}$ **; -1)**)

© TestBusters 2017

4.2 La retta

- Formula generale esplicita: **y = mx + q**
  m è il coefficiente angolare e **q** è l'intersezione con l'asse y
  N.B: quando **y** passa per l'origine **q = 0** e l'equazione diventa **y = mx**
  Casi particolari: **y = x** → bisettrice di I e III quadrante

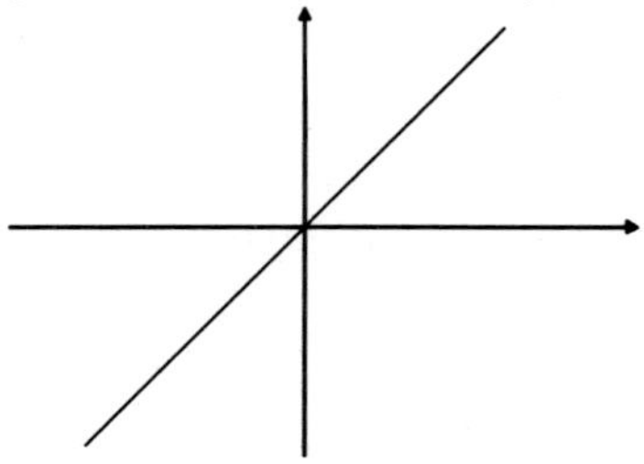

y = -x → bisettrice di II e IV quadrante

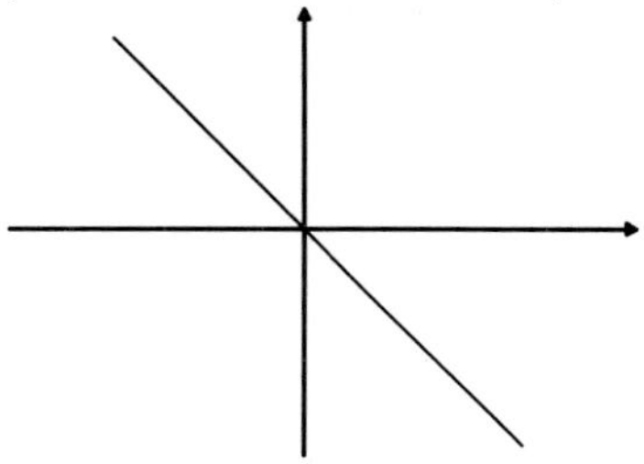

- Formula implicita: **ax + by + c = 0**
  Per passare da formula implicita a esplicita:

  ax + by + c = 0 → by = - ax – c → y = $-\frac{a}{b}$x - $\frac{c}{b}$
  in cui **m** = $-\frac{a}{b}$ e **q** = $-\frac{c}{b}$

- Retta parallela all'asse x: **y = k** ossia **y – k = 0**

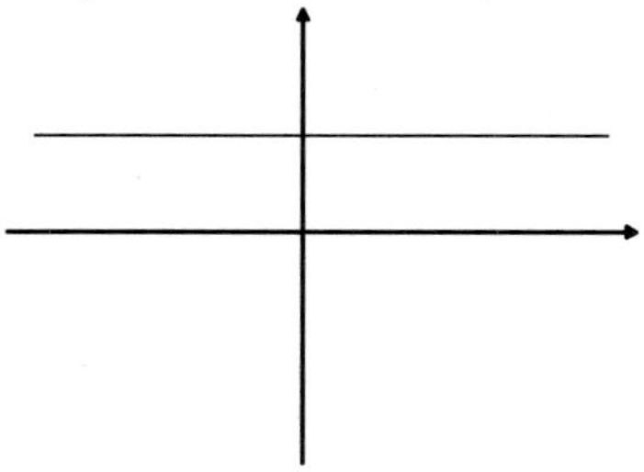

- Retta parallela all'asse y: **x = h** ossia **x – h = 0**

© TestBusters 2017

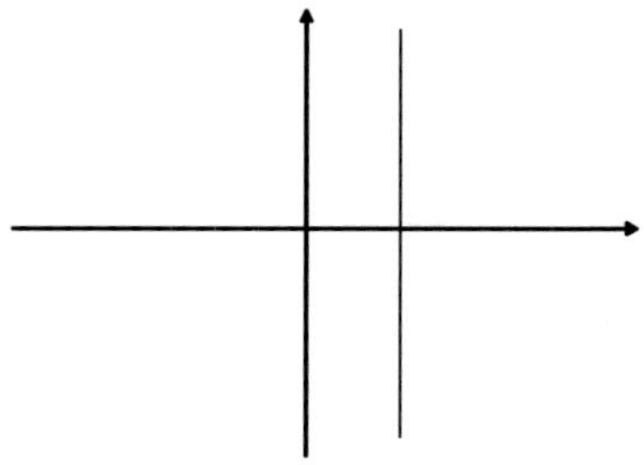

- Retta passante per due punti A $(x_1;y_1)$ e B $(x_2;y_2)$: $\frac{y-y_1}{y_2-y_1} = \frac{x-x_1}{y_2-y_1}$
- Retta passante per un punto e con coefficiente angolare (**m**) noto: $\mathbf{y-y_1 = m \cdot (x-x_1)}$
- Rette parallele (//) tra loro: per essere parallele fra loro, due rette devono avere **m** UGUALE e **q** DIVERSO (altrimenti coincidono) → **y = mx + q** è parallela a **y = mx + q'**
  In numeri → **y = 2x + 1** e **y = 2x – 3** sono parallele fra loro.

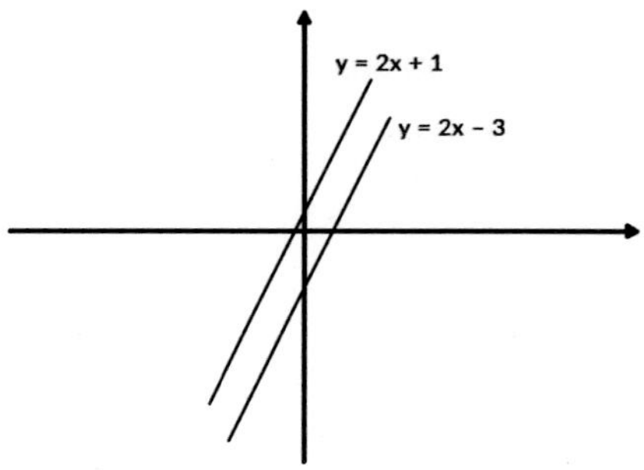

- Rette perpendicolari (⊥) tra loro: per essere perpendicolari tra loro, due rette devono avere **m** l'uno OPPOSTO DEL RECIPROCO dell'altro (il valore di **q** non è rilevante)

  → **y = mx + q** è perpendicolare a $\mathbf{y = -\frac{1}{m}x + q}$

  In numeri → **y = 3x** e $\mathbf{y = -\frac{1}{3}x + 3}$ sono perpendicolari fra loro.

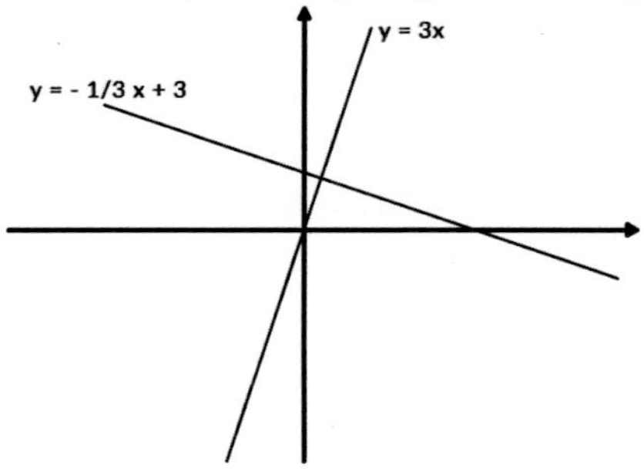

© TestBusters 2017

- Altre posizioni reciproche di due rette:
  Se **m ≠ m'** le due rette sono INCIDENTI (caso particolare di rette incidenti sono le rette perpendicolari);
  Se **m = m'** e **q = q'** le due rette sono COINCIDENTI (ovvero due rette parallele con lo stesso valore di **q**, in pratica le due rette sono sovrapposte).

- Distanza PUNTO–RETTA: dato **P(x_0;y_0)**, la sua distanza dalla retta **ax+by+c=0** è data dalla formula $d = \frac{|ax_0 + by_0 + c|}{\sqrt{a^2+b^2}}$

ESERCIZIO SVOLTO
Calcolare il coefficiente angolare di una retta perpendicolare alla retta **y=2x+3**.
Poi calcolare la distanza tra la retta data e il punto **P(3;6).**

Svolgimento:
a) Perché due rette siano perpendicolari tra loro, devono avere l'una coefficiente angolare OPPOSTO DEL RECIPROCO dell'altra, ovvero se la retta data ha coefficiente angolare **m_1**, la sua perpendicolare avrà coefficiente angolare **m_2** = $-\frac{1}{m_1}$. In particolare, in questo caso abbiamo che il primo coefficiente è **m_1=2**, quindi il coefficiente di una retta perpendicolare a quella data sarà $-\frac{1}{m_1} = -\frac{1}{2}$.
m_2= $-\frac{1}{2}$.

b) La distanza tra un punto e una retta si ottiene risolvendo $d = \frac{|ax_0 + by_0 + c|}{\sqrt{a^2+b^2}}$.
Trasformiamo la retta **y=2x+3** dalla formula esplicita a quella implicita, cioè **-2x+y-3=0**, così da ottenere **a=-2**, **b=1** e **c=-3**.
Troviamo poi **x_0** e **y_0**, cioè le coordinate di **P** → **x_0=3** e **y_0=6**.
Ora sostituiamo tutti i valori nella formula → $d = \frac{|-2\cdot 3 + 1\cdot 6 - 3|}{\sqrt{(-2)^2+1^2}} = \frac{|-6+6-3|}{\sqrt{4+1}} = \frac{|-3|}{\sqrt{5}} = \frac{3}{\sqrt{5}}$.

$$d = \frac{3}{\sqrt{5}}.$$

ESERCIZIO PROPOSTO

Scrivere l'equazione della retta passante per **A(0;1)** e **B(-2;3)**. È parallela alla bisettrice di I e III quadrante?

(Soluzione: **y=-x+1** ; NO, è perpendicolare ad essa, quindi parallelo alla bisettrice di II e IV quadrante)

© TestBusters 2017

4.3 La circonferenza

- Formula generale esplicita: $x^2 + y^2 + ax + by + c = 0$

- Condizioni di esistenza → $\left(-\frac{a}{2}\right)^2 + \left(-\frac{b}{2}\right)^2 - c \geq 0$

- Coordinate del centro → $C\left(-\frac{a}{2}\,;-\frac{b}{2}\right)$

- Raggio → $r = \sqrt{\left(-\frac{a}{2}\right)^2 + \left(-\frac{b}{2}\right)^2 - c}$

- Casi particolari di circonferenza:
  a) centro appartenente all'asse y → **a=0** → $x^2 + y^2 + by + c = 0$

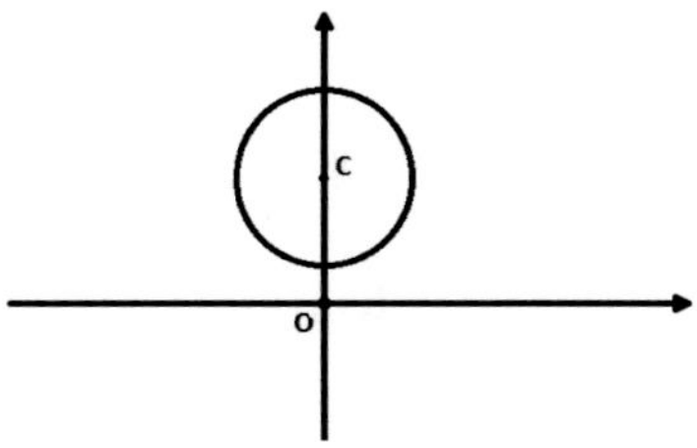

b) centro appartenente all'asse x → **b=0** → $x^2 + y^2 + ax + c = 0$

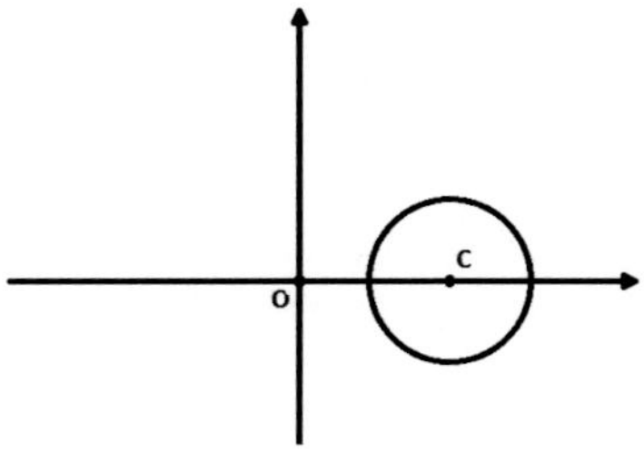

c) la circonferenza passa per l'origine degli assi → **c=0** → $x^2 + y^2 + ax + by = 0$

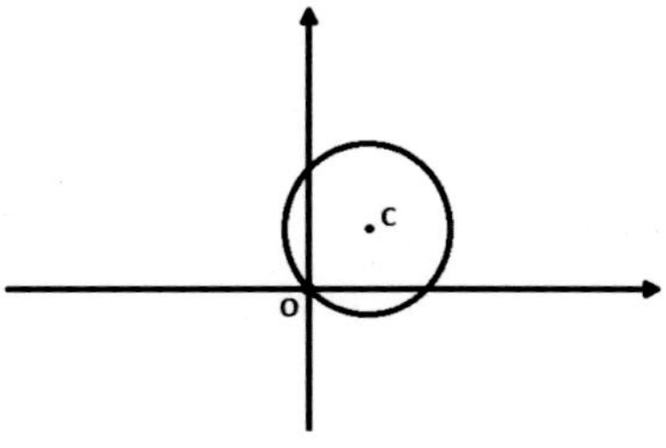

© TestBusters 2017

d) la circonferenza ha centro nell'origine degli assi → **a=b=0** → **$x^2 + y^2 + c = 0$**

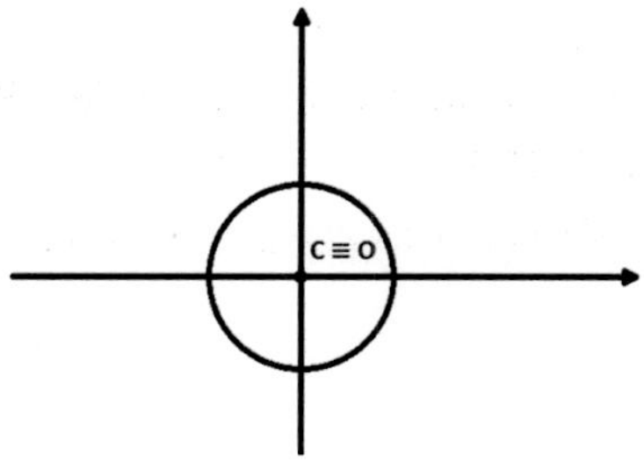

e) la circonferenza ha centro sull'asse y e passa per l'origine degli assi → **a=c=0** →
$x^2 + y^2 + by = 0$

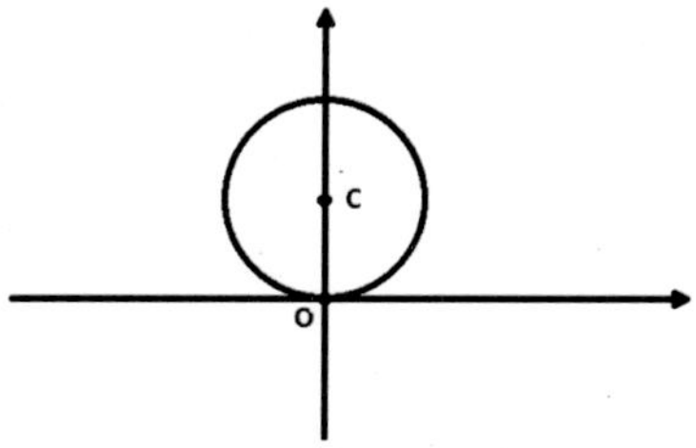

f) la circonferenza ha centro sull'asse x e passa per l'origine degli assi → **b=c=0** →
$x^2 + y^2 + ax = 0$

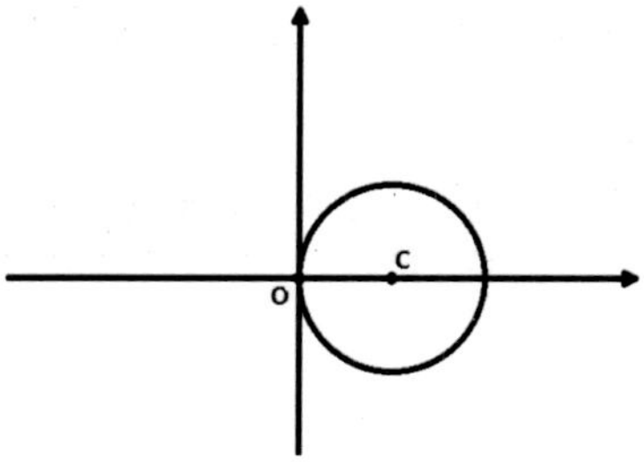

- Calcolare l'equazione della circonferenza:
  a) avendo il raggio r e le coordinate del centro $C(x_0;y_0)$ → **$(x-x_0)^2 + (y-y_0)^2 = r^2$**

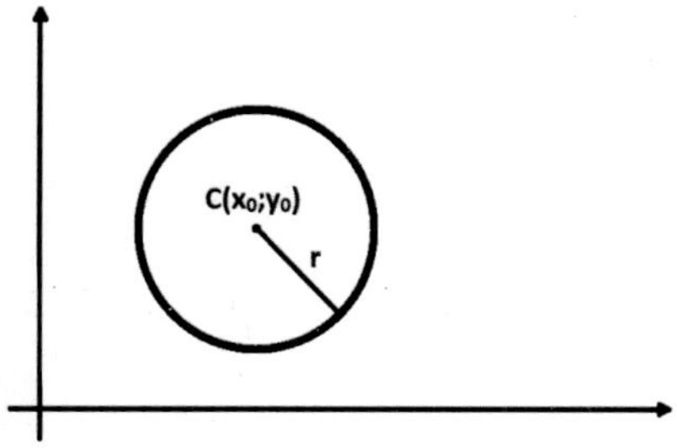

© TestBusters 2017

b) Avendo le coordinate degli estremi del diametro $A(x_A;y_A)$ e $B(x_B;y_B)$ è un po' più lungo, procediamo per gradi.

Per prima cosa troviamo le coordinate del centro, ovvero il punto medio di AB → **C**$(\frac{x_A+x_b}{2};\frac{y_A+y_B}{2})$

Poi troviamo il raggio → **r** = $\frac{1}{2}$**AB** = $\frac{1}{2}\sqrt{(x_A-x_B)^2+(y_A-y_B)^2}$
A questo punto, come nel primo punto, abbiamo le coordinate di C e il raggio, procediamo nello stesso modo di prima.

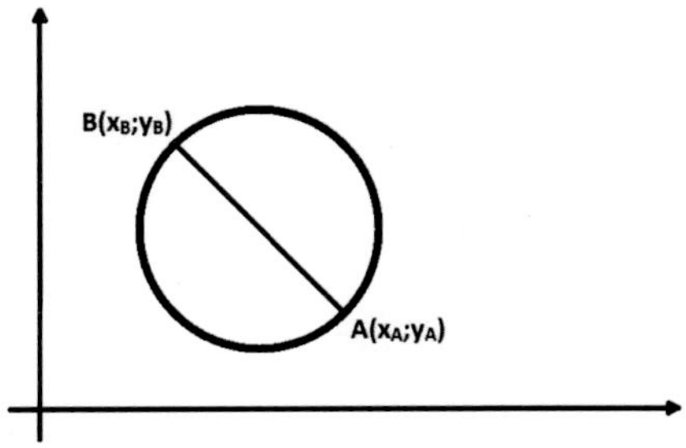

ESERCIZIO SVOLTO
Trovare il centro e il raggio della circonferenza con equazione $x^2 + y^2 - 2x + 4y + 1 = 0$.

Svolgimento:

a) la **x** del centro C si trova facendo $-\frac{a}{2}$, quindi $-\frac{-2}{2} = 1$; la **y** facendo $-\frac{b}{2}$, quindi $-\frac{4}{2} = -2$.
C(1;-2).

b) il raggio si trova con la formula **r**$=\sqrt{\left(-\frac{a}{2}\right)^2+\left(-\frac{b}{2}\right)^2-c}$. Abbiamo già i valori di $-\frac{a}{2}$ e di $-\frac{b}{2}$ che sono le coordinate del centro. In questa circonferenza il valore **c** è 1. Ora sostituiamo i numeri nella formula → **r**$=\sqrt{1^2+(-2)^2-1} = \sqrt{1+4-1} = \sqrt{4} = 2$.
r=2

ESERCIZIO PROPOSTO
Trovare il centro della circonferenza con equazione $x^2 + y^2 - 5y + 2 = 0$.

(Soluzione: **C**$(0;\frac{5}{2})$)

© TestBusters 2017

4.4 Le coniche

Formula generale di una conica: $\mathbf{Ax^2 + Bxy + Cy^2 + Dx + Ey + F = 0}$ con **A**, **B** e **C** NON contemporaneamente uguali a 0.

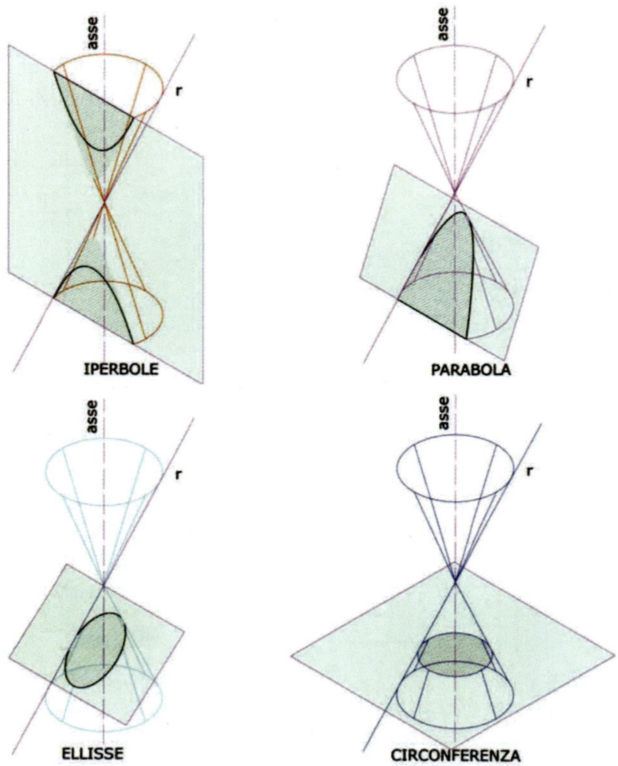

Le coniche nascono dall'intersezione tra un piano e due coni che hanno in comune il vertice e l'asse uno il prolungamento dell'altro:

D'ora in avanti considereremo, per convenienza, le equazioni di coniche con **B=0**.

© TestBusters 2017

4.4.1 Parabola

Se **A=0** oppure **C=0** abbiamo una parabola, ossia il luogo geometrico dei punti equidistanti da una direttrice (retta) e da un fuoco (punto fisso).
In particolare:
se **A=0** e **C≠0** → $Cy^2 + Dx + Ey + F = 0$ → parabola con asse parallelo all'asse **y**
Formula esplicita → $y = ax^2 + bx + c$

asse → $x = -\frac{b}{2a}$

vertice → $V\left(-\frac{b}{2a}\ ;\ -\frac{\Delta}{4a}\right)$

fuoco → $F\left(-\frac{b}{2a}\ ;\ \frac{1-\Delta}{4a}\right)$

direttrice → $y = -\frac{1+\Delta}{4a}$

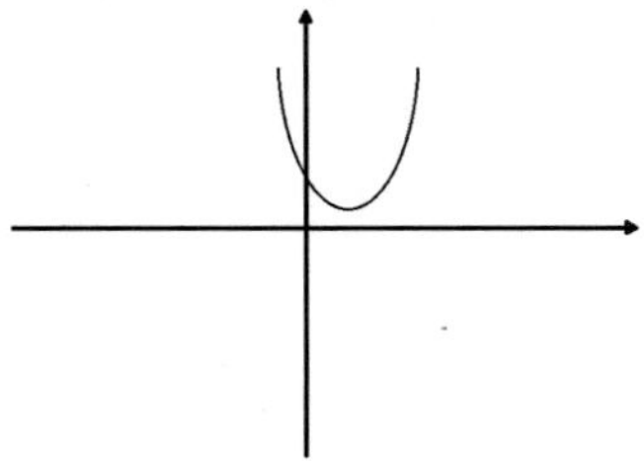

se **C=0** e **A≠0** → $Ax^2 + Dx + Ey + F = 0$ → parabola con asse parallelo all'asse **x**

Formula esplicita → $x = ay^2 + by + c$

asse → $y = -\frac{b}{2a}$

vertice → $V\left(-\frac{\Delta}{4a}\ ;\ -\frac{b}{2a}\right)$

fuoco → $F\left(\frac{1-\Delta}{4a}\ ;\ -\frac{b}{2a}\right)$

direttrice → $x = -\frac{1+\Delta}{4a}$

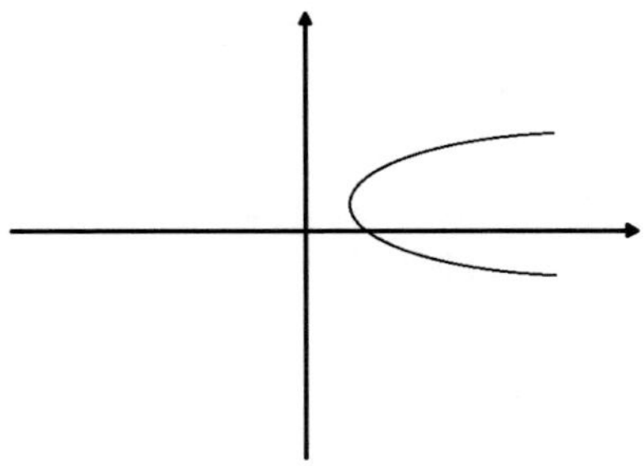

4.4.2 La circonferenza

Se **A≠0**, **C≠0** e **A=C** abbiamo una circonferenza .
Abbiamo già trattato nel dettaglio questo particolare caso nel sottocapitolo precedente.

© TestBusters 2017

4.4.3 L'ellisse

Se **A≠0**, **C≠0** e **A≠C**, con **A** e **C** CONCORDI (**A · C > 0**) abbiamo un' ellisse .

Formula esplicita, quando i fuochi giacciono su uno degli assi → $\frac{x^2}{a^2}+\frac{y^2}{b^2}=1$
In particolare:
quando **a > c** e **$a^2 - c^2 = b^2$** avremo i fuochi sull'asse **x**
fuochi → **F_1(-c ; 0)** **F_2(c ; 0)**
vertici → **A_1(-a ; 0)** **A_2(a ; 0)** **B_1(0 ; -b)** **B_2(0 ; b)**
assi → **A_1A_2** e **B_1B_2**

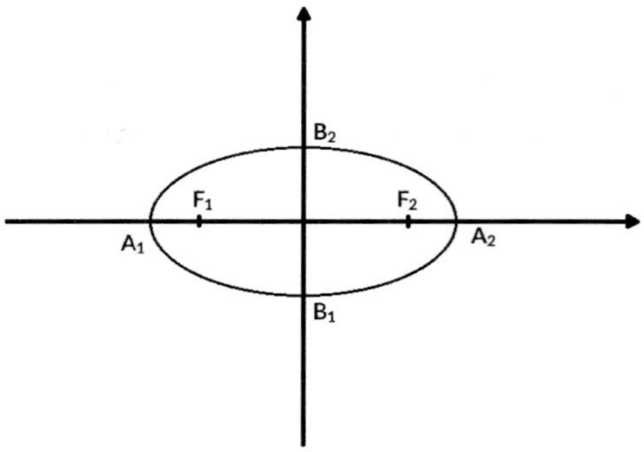

quando **b > c** e **$b^2 - c^2 = a^2$** avremo i fuochi sull'asse **y**
fuochi → **F_1(0 ; -c)** **F_2(0 ; c)**
vertici → **A_1(-a ; 0)** **A_2(a ; 0)** **B_1(0 ; -b)** **B_2(0 ; b)**
assi → **A_1A_2** e **B_1B_2**

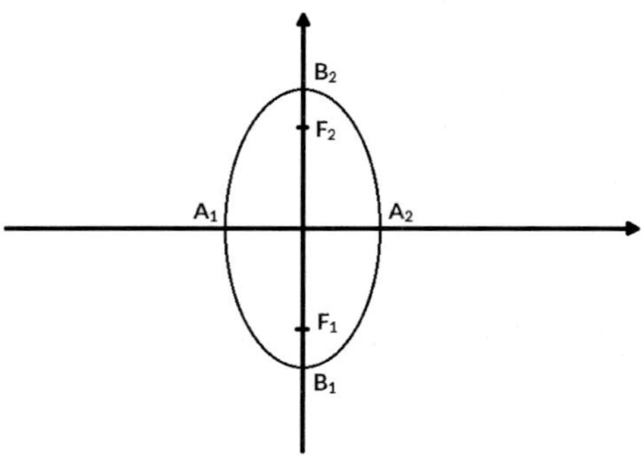

- Se **A≠0**, **C≠0** e **A≠C**, con **A** e **C** DISCORDI (**A · C < 0**) abbiamo un' **IPERBOLE** .
  In particolare:

  se abbiamo un'equazione del tipo $\frac{x^2}{a^2}-\frac{y^2}{b^2}=1$ avremo un'iperbole con i fuochi sull'asse **x**
  fuochi → **F_1(-c ; 0)** **F_2(c ; 0)** con **a < c** e **$c^2 - a^2 = b^2$**
  vertici → **A_1(-a ; 0)** **A_2(a ; 0)** **B_1(0 ; -b)** **B_2(0 ; b)**
  assi → **A_1A_2** e **B_1B_2**

  asintoti → **$y = \frac{b}{a}x$** e **$y = -\frac{b}{a}x$**

© TestBusters 2017

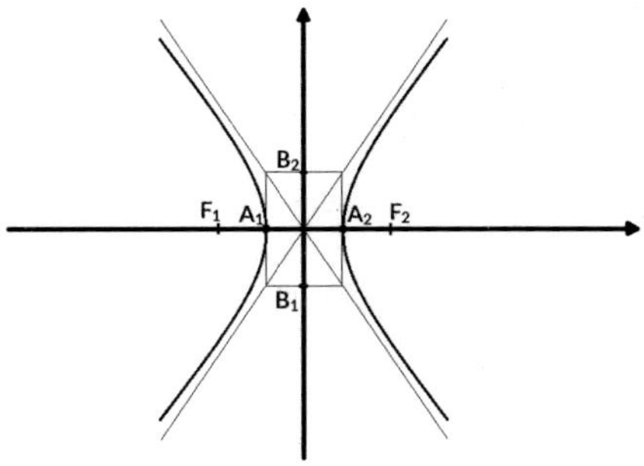

se abbiamo un'equazione del tipo $\frac{x^2}{a^2} - \frac{y^2}{b^2} = -1$ avremo un'iperbole con i fuochi sull'asse **y**

fuochi → **F_1(0 ; -c)** **F_2(0 ; c)** con **b < c** e **$c^2 - b^2 = a^2$**

vertici → **A_1(-a ; 0)** **A_2(a ; 0)** **B_1(0 ; -b)** **B_2(0 ; b)**

assi → **A_1A_2** e **B_1B_2**

asintoti → **y =** $\frac{b}{a}$**x** e **y =** $-\frac{b}{a}$**x**

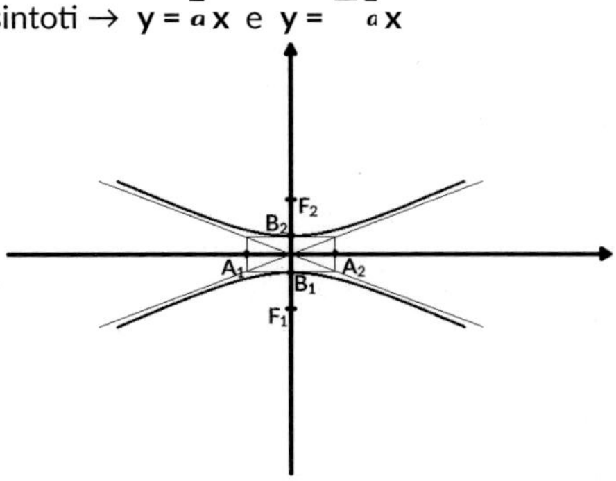

ESERCIZIO SVOLTO

Trovare le coordinate del vertice della parabola **y = x^2 + 2x - 3**

Svolgimento:

Per calcolare le coordinate del vertice usiamo la formula **V** $(-\frac{b}{2a}\ ;\ -\frac{\Delta}{4a})$ → **V_x =** $-\frac{2}{2}$ **= -1**

Δ = b^2 – 4ac = 2^2 – 4 · 1 · (-3) = 4 + 12 = 16 → **V_y =** $-\frac{16}{4}$ **= -4**

V (-1 ; -4)

ESERCIZIO PROPOSTO

Trovare le coordinate dei fuochi dell'iperbole $\frac{x^2}{16} - \frac{y^2}{9} = -1$

(Soluzione: **F_1(0 ; -5)** **F_2(0 ; 5)**)

© TestBusters 2017

© TestBusters 2017

5

GEOMETRIA EUCLIDEA

TRIANGOLI
QUADRILATERI E TRAPEZI
POLIGONI INSCRITTI E CIRCOSCRITTI
POLIGONI REGOLARI

© TestBusters 2017

5.1 Il triangolo

5.1.1 Caratteristiche

- Poligono formato da tre lati avente tre angoli
- Sempre inscrivibile e circoscrivibile a una circonferenza in quanto da tre punti passa una ed una sola circonferenza
- La somma di due lati deve sempre essere maggiore del terzo
- La somma degli angoli interni è sempre 180°

Triangolo	Lati	Angoli (somma = 180°)
Triangolo scaleno	Ha tutti i tre lati diversi	Ha tutti i tre angoli diversi
Triangolo isoscele	Ha due lati congruenti	Ha gli angoli alla base congruenti
Triangolo equilatero	Ha tutti e tre i lati congruenti	Ha tutti e tre gli angoli congruenti, misurano 60°
Triangolo rettangolo	I lati adiacenti all'angolo retto si dicono cateti, quello opposto è l'ipotenusa	Ha un angolo che misura 90°

5.1.2 Criteri di congruenza

Due triangoli sono congruenti se soddisfano almeno un criterio di congruenza

Criteri di congruenza	Enunciato
I	Due triangoli sono congruenti se hanno congruenti due lati e l'angolo tra essi compreso
II	Due triangoli sono congruenti se hanno un lato e due angoli a esso adiacenti rispettivamente congruenti
III	Due triangoli sono congruenti se hanno tutti i lati ordinatamente congruenti

5.1.3 Criteri di similitudine

Due triangoli sono simili se soddisfano almeno un criterio di similitudine:

© TestBusters 2017

Criteri di similitudine	Enunciato
I	Due triangoli sono simili se e solo se hanno ordinatamente tre angoli congruenti
II	Due triangoli sono simili se e solo se hanno due lati in proporzione e l'angolo compreso fra essi congruente
III	Due triangoli sono simili se e solo se hanno tutti i lati in proporzione

5.1.4 Teoremi dei triangoli rettangoli

Teorema	Enunciato	Formula	Figura
Pitagora	In ogni triangolo rettangolo l'area del quadrato costruito sull'ipotenusa è sempre uguale alla somma delle aree dei quadrati costruiti sui cateti.	$a^2 + b^2 = c^2$	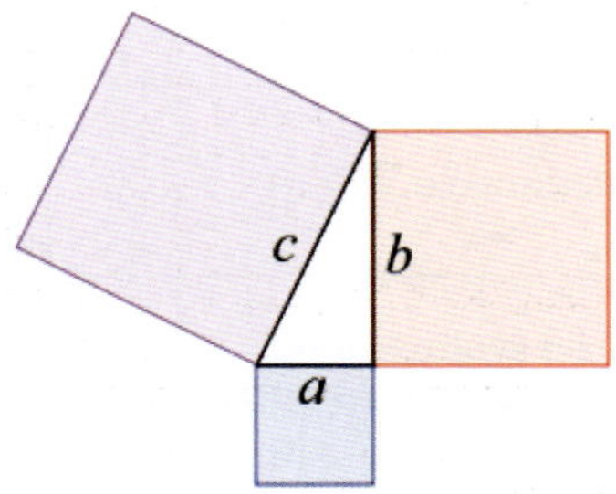
Euclide (I)	In ogni triangolo rettangolo ciascun cateto è medio proporzionale tra l'ipotenusa e la proiezione del cateto stesso sull'ipotenusa.	BC:AB=AB:BH	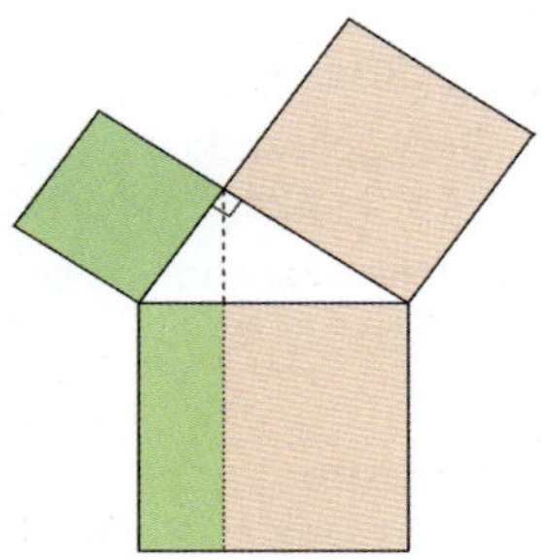
Euclide (II)	In un triangolo rettangolo, l'altezza relativa all'ipotenusa è medio proporzionale tra le proiezioni dei due cateti sull'ipotenusa.	BH:AH=AH:HC	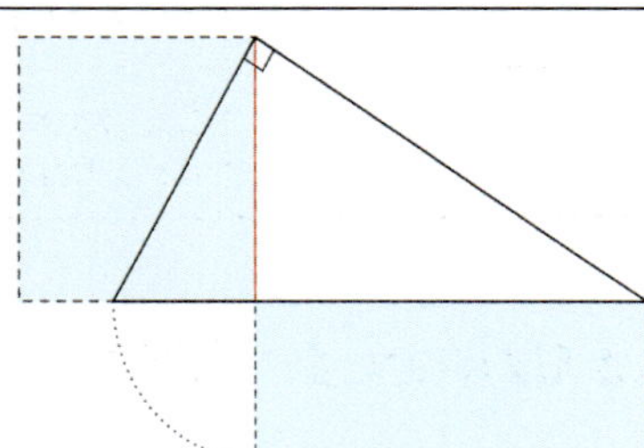

© TestBusters 2017

5.1.5 Triangoli notevoli:

Triangolo	Cateto maggiore	Cateto minore	Ipotenusa
30°, 60°, 90° (metà di un triangolo equilatero di lato l)	$\frac{\sqrt{3}}{2}$ l	$\frac{l}{2}$	l
45°, 45°, 90° (metà di un quadrato di lato l)	l	l	$\sqrt{2}$ l

5.1.6 Formule risolutive

Triangolo	Area	Perimetro
Generico	$\frac{base\ x\ altezza}{2}$	Lato + lato + lato
Rettangolo	$\frac{cateto\ x\ cateto}{2}$	Lato + lato + lato

Esercizio svolto:
È dato un triangolo rettangolo, retto in C. Il cateto maggiore (BC) misura 4 cm e la proiezione di tale cateto sull'ipotenusa (BH) misura 3,2cm. Misura il perimetro e l'area del triangolo.
Svolgimento: per calcolare il perimetro è necessario sapere le lunghezze dei lati. Per prima cosa è necessario applicare il primo teorema di Euclide per cui ogni cateto è medio proporzionale tra l'ipotenusa (AB) e la proiezione dello stesso cateto sull'ipotenusa. Quindi AB : BC = BC : BH → AB=5cm. Ora applicando il teorema di Pitagora: AC= $\sqrt{AB^2 - BC^2}$ = 4cm. Il perimetro risulta quindi essere: 5 + 4 + 3= 12cm, ma per calcolare l'area ci serve anche l'altezza. Concentriamoci sul triangolo BCH e applichiamo ancora il teorema di Pitagora: CH = $\sqrt{BC^2 - BH^2} = 2{,}4cm.$ Infine calcoliamo l'area: $\frac{bxh}{2} = \frac{5x2{,}4}{2} = 6cm^2$

Esercizio proposto:
Un qualunque triangolo iscritto in una circonferenza che abbia un lato coincidente con il diametro come deve essere?
(rettangolo)

© TestBusters 2017

5.2 Quadrato e Trapezi

5.2.1 Caratteristiche

Quadrilatero	Lati	Angoli (somma = 360°)
Quadrato	Ha tutti i lati uguali e paralleli a due a due	Ha tutti gli angoli uguali che misurano 90° ciascuno
Trapezio generale	Ha due lati, la base maggiore e la base minore, paralleli tra loro	Ha tutti gli angoli diversi tra loro
Trapezio rettangolo	Ha due lati, la base maggiore e la base minore, paralleli tra loro	Presenta due angoli retti (90°), uno acuto ed uno ottuso
Trapezio isoscele	Ha due lati, la base maggiore e la base minore, paralleli tra loro; gli altri due sono congruenti tra loro	Presenta gli angoli adiacenti a ciascuna base congruenti tra loro. Quelli adiacenti alla base maggiore sono acuti, quelli adiacenti alla base minore sono ottusi

5.2.2 Formule risolutive

Quadrilatero	Area	Perimetro	Diagonale
Quadrato	l^2	4l	$\sqrt{2}l$
Trapezio	$\frac{base\ maggiore + base\ minore}{2} x\ altezza$	Somma dei lati	/

© TestBusters 2017

5.3 Poligoni inscritti e circoscritti

Poligono inscritto	Un poligono è inscritto in una circonferenza quando tutti i suoi vertici appartengono alla circonferenza
Circonferenza	Circoscritta al poligono
Centro	Circocentro
Condizioni	Un poligono è inscrittibile in una circonferenza se gli assi dei suoi lati s'incontrano in un unico punto, detto circocentro del poligono. Un quadrilatero è inscrittibile in una circonferenza se la somma dell'ampiezza degli angoli opposti è un angolo piatto (180°), ovvero sono supplementari.
!	I triangoli, i rettangoli, i trapezi isosceli e tutti i poligoni regolati sono sempre inscrivibili.

Poligono circoscritto	Un poligono è circoscritto in una circonferenza quando tutti i suoi lati sono tangenti alla circonferenza.
Circonferenza	Inscritta al poligono
Centro	Incentro
Condizioni	Un poligono è circoscrittibile in una circonferenza se le bisettrici dei suoi angoli si incontrano in un unico punto, detto incentro del poligono. Un quadrilatero è circoscrittibile in una circonferenza se la somma delle misure dei lati opposti sono uguali.
!	I triangoli e tutti i poligoni regolari sono sempre circoscrivibili

© TestBusters 2017

5.4 Poligoni regolari

Poligoni regolari	Lati	Ampiezza angoli	Somma angoli interni	Somma angoli esterni
Triangolo equilatero	3	60°	180°	360°
Quadrato	4	90°	360°	360°
Pentagono	5	108°	540°	360°
Esagono	6	120°	720°	360°
Eptagono	7	128,57°	900°	360°
Ottagono	8	135°	1080°	360°
Ennagono	9	140°	1260°	360°
Decagono	10	144°	1440°	360°
Undecagono	11	147,27°	1620°	360°
Dodecagono	12	150°	1800°	360°
Pentadecagono	15	156°	2340°	360°

Poligono regolare	Generale
Lati	n
Ampiezza angoli interni	$\frac{n-2}{n} x 180°$
Somma angoli interni	$(n-2)x180^c$
Somma angoli esterni	360°
Perimetro	l(lunghezza lato) x n
Area	$n\ x\ \frac{la}{2}$
N° diagonali	$\frac{n(n-3)}{2}$

NB: a indica la misura dell'apotema, ovvero il raggio della circonferenza inscritta.

© TestBusters 2017

© TestBusters 2017

6

GONIOMETRIA E TRIGONOMETRIA

FUNZIONI GONIOMETRICHE
LEGGI FONDAMENTALI DELLA TRIGONOMETRIA
TEOREMI

© TestBusters 2017

6.1 Funzioni goniometriche

Le funzioni goniometriche sono particolari funzioni periodiche riferite alla circonferenza goniometrica. Per il test bisogna conoscere le caratteristiche generali e i valori più importanti di seno, coseno, tangente e cotangente.

6.1.1 Caratteristiche generali

Nome	F(x)	Condizioni d'esistenza	Caratteristiche	Altro
Seno	y = sin x	/	Passa per l'origine.	Si legge sull'asse delle y, è opposto all'angolo cercato.
Coseno	y = cos x	/	Interseca l'asse delle y in π/2	Si legge sull'asse delle x, è adiacente all'angolo cercato.
Tangente	y = tan x = sin x/cos x	x ≠ ± π/2 + kπ	± π/2 + kπ sono i suoi asintoti	E' il rapporto tra seno e coseno.
Cotangente	y = cot x = cos x/sin x	x ≠ ± π	± kπ sono i suoi asintoti	E' il rapporto tra coseno e seno.

6.1.2 Valori notevoli

Funzione goniometrica	0° (0 o 2π)	30° (π /6)	45° (π/4)	60° (π/3)	90° (π/2)
sin α	0	1/2	√2/2	√3/2	1
cos α	1	√3/2	√2/2	1/2	0
tan α	0	√3/3	1	√3	Non esiste
cot α	Non esiste	√3	1	√3/3	0

Esercizi

1. Sia x un angolo compreso tra 0° e 90° e sia sin x = √3/2. Quanto valgono cos x e cot x?
Conoscendo a memoria i valori notevoli e essendo noto sin x, x = 60°. Dunque cos x = 1/2 e cot x = cos x/sin x = 1/√3 = √3/3.

2. In quali quadranti la tangente è maggiore di 0?
   A. I e III quadrante
   B. II e IV quadrante
   C. III e IV quadrante
   D. I e IV quadrante
   E. II e III quadrante

[Risposta corretta A]

© TestBusters 2017

6.2 Leggi fondamentali della trigonometria

La trigonometria applica le funzioni goniometriche ai triangoli per esprimere rapporti tra i loro lati. Facendo riferimento all'immagine sottostante:

- sin x = CD/OD = CD
- cos x = OC/OD = OC
- tan x = CD/OC = AB/OA = AB

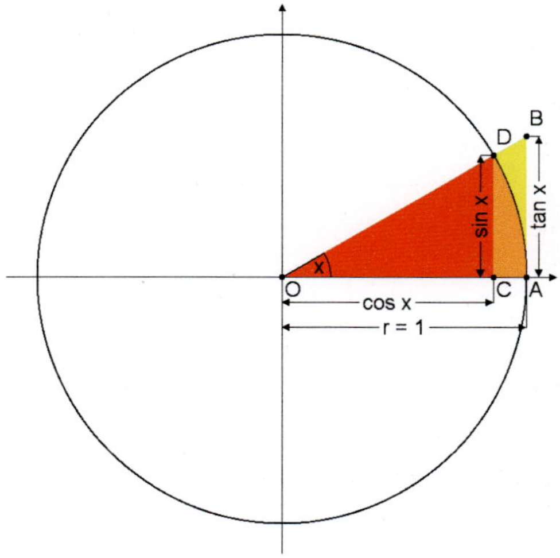

Dunque valgono le seguenti relazioni:

- sin x = cateto opposto/ipotenusa
- cos x = cateto adiacente/ipotenusa

Due relazioni fondamentali tra seno e coseno sono:

- $\sin^2 x + \cos^2 x = 1$
- tan x = sin x/ cos x = cateto opposto/cateto adiacente

In caso di somma/sottrazione di angoli si utilizzano le seguenti formule:

© TestBusters 2017

- $\sin(\alpha \pm \beta) = \sin\alpha \cos\beta \pm \cos\alpha \sin\beta$
- $\cos(\alpha \pm \beta) = \cos\alpha \cos\beta \mp \sin\alpha \sin\beta$

Esercizi

1. In un triangolo isoscele con altezza $h = \sqrt{3}$ cm e angolo alla base $x = 60°$ quanto vale l'area?

La tangente di x è uguale a: $tg\ x = \sin x/\cos x = h/(b/2) = \sqrt{3}$ dunque $b = 2h/tg\ x = 2\sqrt{3}/\sqrt{3} = 2$ cm. L'area sarà uguale a: $A = (b \times h)/2 = \sqrt{3}\ cm^2$.

2. In un triangolo rettangolo ABC (angolo retto in A), se x è l'angolo con vertice B, quale delle seguenti uguaglianze sarà vera?

A. cos x = AB/AC
B. sin x = AC/AB
C. tan x = AC/AB
D. cos x = AB/AC
E. tan x = BC/AC

[Risposta corretta C]

© TestBusters 2017

6.3 Teoremi

I due teoremi principali che interessano il test sono il teorema dei seni e il teorema del coseno.

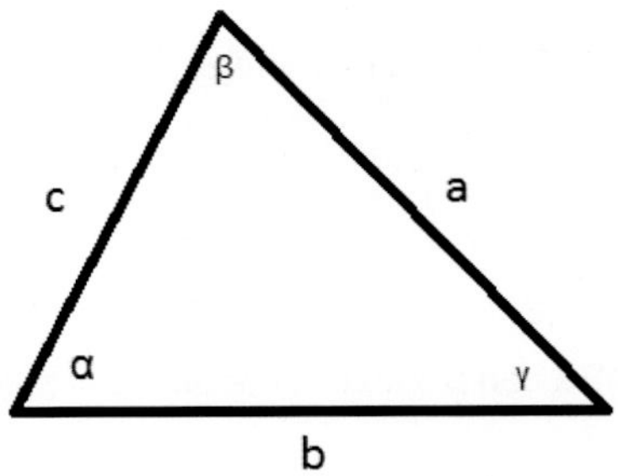

6.3.1 Teorema dei seni (o di Eulero)

"In un triangolo qualsiasi il rapporto tra il seno dell'angolo e il cateto opposto ad esso è costante."

$$\sin\alpha/a = \sin\beta/b = \sin\gamma/c$$

Esercizi

1. In un triangolo di lati a, b, c e angoli α, β, γ sapendo che $a = 6$ cm, $b = 3$ cm e $\beta = 30°$ quanto vale α?

   Si usa il teorema dei seni: $\sin\alpha/a = \sin\beta/b$ dunque $\sin\alpha = a \cdot \sin\beta/b = 1$. Dunque $\alpha = 90°$.

2. Considerando un triangolo ABC con $b = 4$ cm, $c = 2\sqrt{3}$cm e $\beta = 90°$ quanto vale γ?

   A. 30°

   B. 45°

   C. 90°

   D. 60°

   E. 15°

   [Risposta corretta D]

© TestBusters 2017

6.3.2 Teorema del coseno (o di Carnot)

"In qualsiasi triangolo il quadrato di un lato è uguale alla somma dei quadrati degli altri lati meno il loro doppio prodotto moltiplicato per il coseno dell'angolo compreso tra essi."

$$a^2 = b^2 + c^2 - 2bc \cos\alpha$$

Esercizi

1. Considerando un triangolo ABC con $b = \sqrt{2}$cm, $c = 6$cm e angolo tra di essi $\alpha = 45°$, quanto misura a?

Usando il teorema del coseno: $a^2 = b^2 + c^2 - 2bc \cos\alpha = 2 + 36 - 2 \cdot \sqrt{2} \cdot 6 \cdot \sqrt{2}/2 = 26$ dunque $a = \sqrt{26}$.

2. In un triangolo qualsiasi di lati a, b, c e angoli α, β, γ, $a = 2$ cm, $b = 3$ cm, l'angolo γ tra di essi $\gamma = 60°$, quanto misura c?

A. $\sqrt{3}/2$ cm
B. 4 cm
C. 6 cm
D. $\sqrt{7}$ cm
E. 7 cm

[Risposta corretta D]

© TestBusters 2017

7

PROBABILITÀ E CALCOLO COMBINATORIO

© TestBusters 2017

7.1 Calcolo Combinatorio

7.1.1 Introduzione e definizione di Fattoriale

La parte di calcolo combinatorio è spesso sottovalutata o comunque non approfondita nello studio da parte degli aspiranti medici quali voi siete. Questo, è in realtà un errore perché sovente al test è presente almeno un esercizio su questo argomento.
Diamo la definizione di fattoriale. Il fattoriale è indicato da un numero(n) seguito da "!" (n!). Indica il prodotto dei primi n numeri naturali positivi. $5! = 5 \cdot 4 \cdot 3 \cdot 2 \cdot 1$. Un dato da tenere bene a mente quando si parla di calcolo combinatorio è che $0! = 1$.
La logica da usare nel calcolo combinatorio:

- n!= Mi indica la permutazione (quindi il modo di combinarsi) di tutti gli elementi.
- (n-k)!= È il modo matematico di eliminare la combinazione ai soli primi k elementi.
- k!= È il modo che abbiamo per non far influire l'ordine nel nostro calcolo.

7.1.2 Permutazioni semplici (n!)

Una permutazione è il modo di ordinare in successione *n* oggetti distinti, come nell' anagrammare una parola. Il fatto che siano permutazioni "semplici", significa che nessuno degli n oggetti distinti si ripete (ossia la parola non ha doppie).
Esse si risolvono con un semplice fattoriale n!.

Esercizio Svolto:
In quanti modi posso ordinare 4 palline colorate diversamente?
Spiegazione: al primo posto ho 4 possibilità, poi al secondo una in meno (3), al 3° un'altra ancora in meno (2) e al 4° posto ne potrò mettere solo 1. 4x3x2x1 = 4!
Risposta: 4!

Esercizio Proposto:
In quanti modi diversi posso combinare le carte "fante", "donna" e "re"?

a) 9
b) 3
c) 6
d) 2
e) 1

(Risposta corretta c).

7.1.3 Permutazioni con Ripetizione (n!/k!)

Una permutazione con ripetizione è quindi il modo di disporre un numero n di oggetti, avendone un numero k uguali fra loro. Nel nostro esempio quindi la parola che vogliamo anagrammare deve avere almeno 2 o più lettere uguali tra loro.
Dato quindi un numero n di oggetti, di cui un numero k uguali tra loro, si definisce "permutazione" di quegli oggetti il numero n!/k! di disposizioni possibili.

© TestBusters 2017

Esercizio Svolto:
Quanti sono i possibili anagrammi della parola "oro"?
Spiegazione: la parola "oro" ha 3 lettere di conseguenza noi abbiamo a nostra disposizione 3 oggetti e dobbiamo permutarli. Però di questi 3 oggetti 2 sono uguali tra loro (le due "O"). Quindi avremo $n=3$, mentre $k=2$.
n!/k!= 3!/2!=6/2=3
Risposta: 3

N.B. E se gli elementi uguali fossero più di uno?
Se ad esempio abbiamo sempre *n* elementi disponibili ma un elemento si ripete x volte, un altro *k* volte ed infine un terzo si ripete y volte. Il numero di Permutazioni possibili sarà dato da n!/k!y!x!.

Esercizio svolto:
Quanti sono i possibili anagrammi della parola "matematica"?
Spiegazione: La parola matematica ha 10 lettere, ma di esse la "m" si ripete 2 volte, la "a" 3 e la "t"2. Di conseguenza avremo $n=10$, $k=2$, $x=3$ e y=2.
n!/k!x!y!=10!/2!3!2!=3628800/24=151200
Risposta: 151200

Esercizio proposto:
Calcolare il numero di disposizioni di carte possibili avendo a disposizione 3 Fanti, 1 Donna e 2 Re.
a) 720
b) 36
c) 6
d) 60
e) 120

(Risposta corretta d)

7.1.4 Disposizioni semplici (n!/(n-k)!)

Una disposizione è il numero di modi (considerando il loro ordine) in cui posso estrarre un k numero di oggetti da un insieme di oggetti n più grande. Un esempio è il numero di disposizioni possibili creabili con 4 oggetti da un insieme di 10. Noi vogliamo avere solo 4 oggetti. Al 1°posto ci saranno 10 oggetti disponibili, al 2° 9, al 3° 8 e al 4° 7. Quindi sarà 10x9x8x7 ovvero 10!/6!.
Le disposizioni si risolvono quindi con la formula n!/(n-k)!. Dato n il numero di oggetti totali e k il numero di oggetti contenuti nel sottoinsieme.

Esercizio svolto:
Quante disposizioni di 3 carte posso fare con un mazzo di 15?
Spiegazione: Noi dobbiamo prendere 3 oggetti su 15, quindi avremo $n=15$ e $k=3$, di conseguenza applicando la formula avremo :
n!/(n-k)!=15!/(15-3)!=15!/!2!=15x14x13=2730
Risposta: 2730

Esercizio proposto:
Calcolare il numero di disposizioni possibili con 3 oggetti su 21
a) 7980
b) 9
c) 441

© TestBusters 2017

d) 8456
e) 6

(Risposta corretta a)

7.1.5 Disposizioni con ripetizione (nk)

Nelle disposizioni semplici, come abbiamo visto, diamo per scontato che gli oggetti prelevati dal insieme n siano tutti diversi tra loro. Questo però non è sempre detto, infatti nelle disposizioni con ripetizione gli elementi prelevati in ogni gruppo possono anche ripetersi, facendo aumentare il numero di disposizioni possibili.
Un esempio può essere la quantità di numeri a 3 cifre creabili con i numeri da 1 a 6. In questo caso noi possiamo avere anche delle ripetizioni, (ad esempio 111 o 222) che creano nuove disposizioni.
In particolare, noi abbiamo $n=6$ mentre $k=3$. Il numero di disposizioni, in cui sono possibili anche ripetizioni, possibile è dato da (nk).

Esercizio svolto:
Quanti sono i numeri di 6 cifre dispari?
Spiegazione: Noi abbiamo bisogno di numeri a 6 cifre quindi k=6, ma quante sono le cifre tra cui possiamo scegliere? Le cifre dispari sono 1,3,5,7,9 di conseguenza avremo 5 cifre disponibili e $n=5$.

nk=5^6

Risposta: 5^6

Esercizio proposto:
Quanti sono i numeri di cellulare possibili?

a) 910
b) 1010
c) 810
d) 109
e) 108

(Risposta corretta b)

7.1.6 Combinazioni semplici (n!/k!(n-k)!)

Una combinazione non è altro che una disposizione che non tiene conto dell' ordine delle componenti dei gruppi. In essa infatti non fa differenza se un gruppo è disposto con i numeri 123 o 231 o 321, l'importante è che contenga quei 3 numeri.
Dato un numero di elementi n estratti a gruppi di k, le possibili combinazioni di *n* su *k* sono determinate da: **n!/k!(n-k)!**

Esercizio Svolto
Quante sono le possibili terne di podisti in una gara di corsa con 20 partecipanti?
Spiegazione: In questo caso non ci interessa l'ordine di arrivo perché ciò che ci chiede l'esercizio è la possibile terna di vincitori non il possibile ordine di arrivo. Di conseguenza non ci interessa se arriva prima il corridore A poi il B ed infine il C o prima il C poi il B ed infine A. L'importante è che la terna sia composta da quei tre partecipanti. Quindi dati n=0 e k=3 il numero di combinazioni possibile è:
n!/k!(n-k)!=20!/3!(20-3)!=1140
Risposta: 1140

© TestBusters 2017

Esercizio Proposto:
Calcolare le possibili combinazioni di carte che un mazziere ti può distribuire in una mano di poker (5 carte), usando un mazzo da 52.

a) 552
b) 525
c) 5252
d) 5225
e) 2552

(Risposta corretta b)

© TestBusters 2017

7.2 Probabilità e Statistica

7.2.1 Introduzione – Definizione di probabilità

Per la parte di probabilità è statistica è richiesta la capacità del candidato di rispondere alle domande che riguardano l'analisi di alcuni semplici grafici.
Inoltre è richiesta la capacità di risolvere problemi e quesiti riguardanti il calcolo delle probabilità.

In statistica viene definito come evento casuale un evento che da luogo a differenti risultati se ripetuto più volte (ad esempio il lancio di una moneta, quello del dado, l' estrazione di una carta o di una pallina da un cesto).
La probabilità che questo evento avvenga è data dal numero possibile di esiti positivi fratto il numero di eventi totali.
Ad esempio la probabilità di estrarre il re di quadri in un mazzo di 40 carte è 1 (carte favorevoli) fratto 40 (carte totali). 1/40.

Gli eventi riguardanti il calcolo delle probabilità possono essere di 4 tipi: Incompatibili, Compatibili, Dipendenti, Indipendenti.

7.2.2 Eventi Incompatibili (p(AB)=pA+pB)

Due eventi si dicono incompatibili se non è possibile che contemporaneamente si verifichino sia il primo che il secondo evento. Essi quindi hanno una probabilità di accadere tale che, dati i due eventi A e B, la probabilità che avvenga o l'evento A o l'evento B è pari a p(AB)=pA+pB

Esercizio Svolto:
Qual è la probabilità che, lanciando un dado esca un numero pari o un 5?
Spiegazione: I due eventi sono incompatibili, poiché se esce un 5 non può uscire contemporaneamente un numero pari (essendo 5 dispari). Inoltre detto l'evento "numeri pari"=A e l'evento "5"= B, noi sappiamo che la pA=3/6, (3 numeri pari su 6 totali), mentre la pB=1/6 , (solo il numero 5 su tutti e 6).
Di conseguenza la probabilità che avvenga o A o B è:
p(AB)=pA+pB=3/6+1/6=4/6=2/3
Risposta: 2/3

Esercizio Proposto:
Calcolare la probabilità che, estraendo una carta a caso da un mazzo di 10 dello stesso seme escano una donna o un fante.
a) 2/5
b) 3/6
c) 1/10
d) 1/2
e) 1/5

(Risposta corretta e)

7.2.3 Eventi Compatibili (p(AB)=pA+pB-p(AB))

Due eventi si dicono compatibili se è possibile che essi avvengano contemporaneamente. Ad

© TestBusters 2017

esempio, la possibilità che tirando un dado esca un numero dispari o un 5. Essi sono compatibili poiché 5 è dispari quindi si possono verificare contemporaneamente.
Riguardo ad essi, la probabilità che due eventi compatibili A e B avvengano è data da:
p(AB)= pA + pB - p(AB)
Quindi nel nostro esempio sarà pA=3/6 (possibilità che esca un numero dispari) pB=1/6 (possibilità che esca 5) e p(AB)=1/6 (possibilità che si verifichino entrambi insieme, quindi che esca 5)

Esercizio svolto:
Calcolare la probabilità che in un mazzo di 40 carte, pescando una carta a caso esca una figura o un cuori.
Spiegazione: I due eventi sono chiaramente compatibili (poiché esistono ben tre figure di cuori) quindi la formula da applicare è p(AB)=pA+pB-p(AB). Tale che, pA=12/40 (possibilità di pescare una figura) pB=1/4 (possibilità di pescare cuori) ed infine p(AB)=3/40 (che sono il numero di figure di cuori esistenti). Quindi:
p(AB)=pA+pB-p(AB)=12/40+1/4-3/40=19/40
Risposta: 19/40

Esercizio Proposto:
Calcolare la probabilità che pensando ad un numero da 1 a 100 questo sia un multiplo di 2 o di 5.

a) 1/2
b) 5/3
c) 1/10
d) 3/5
e) 1/5

(Risposta corretta d)

7.2.4 Eventi Indipendenti (p(AB)=pApB)

Due eventi si dicono indipendenti se il successo o l'insuccesso di uno non influenza l'altro. Ad esempio la probabilità tirando una moneta di fare 2 volte testa. La pA=1/2 per il primo evento, e la pB=1/2 anche per il secondo.
Per legare questi due avvenimenti in successione si usa il prodotto. Quindi:
p(AB)=pA*pB
In questo caso quindi p(AB)=1/4

Esercizio svolto:
In un cesto sono contenute 4 palline bianche , 3 nere e 5 verdi. Qual è la probabilità, estraendo palline in maniera casuale di pescare una pallina bianca ed una nera? (Rimettendo sempre la pallina al proprio posto dopo averla estratta).
Spiegazione: I due eventi sono indipendenti l'uno dall' altro poiché la pallina viene reinserita nel cesto dopo l'estrazione (e quindi non diminuisce il numero di palline). Bisogna ragionare quindi solo con sulla probabilità di pescare una pallina bianca pA=4/12(4 palline bianche su 12 nel cesto); e quella di pescare una palina nera pB=3/12(3 palline nere su 12 nel cesto). Quindi:
p(AB)=pApB=4/123/12=1/12
Risposta: 1/12

Esercizio Proposto:
In un mazzo di 52 carte, calcolare la probabilità di estrarre prima il fante di quadri poi la donna di

© TestBusters 2017

picche ed infine l'asso di cuori. (Dopo ogni pescata la carta viene rimessa nel mazzo).

a) 1/3
b) 1/523
c) (1/52)3
d) 1/5210
e) (1/52)10

(Risposta corretta c)

7.2.5 Eventi Dipendenti (p(ABCD)=pAp(BA)p(CB)p(DC))

Due eventi si dicono dipendenti quando il successo (o l'insuccesso) di uno influenza la probabilità di successo del' altro.
Un esempio di questo tipo di eventi è la probabilità di estrarre 4 assi da un mazzo di 52 carte, senza reinserirli dentro il mazzo dopo averli estratti.
In questo caso gli eventi si influenzano a vicenda, poiché fanno diminuire il numero di carte nel mazzo. Mentre il primo asso ha una probabilità di essere pescato pari a pA=4/52, il secondo ha pB=3/51, il terzo pC=2/50 mentre il quarto pD=1/49 .
Di conseguenza la probabilità totale è:
p(ABCD)=pAp(BA)p(CB)p(DC)
Quindi alla fine: p(ABCD)=4/52 * 3/51 * 2/50 * 1/49= 1/270725

Esercizio svolto:
In una classe ci sono 10 femmine e 10 maschi, qual' è la probabilità che la professoressa interroghi 2 maschi?
Spiegazione: I due eventi sono dipendenti poiché dal risultato del primo dipende il secondo. La probabilità che alla prima chiamata esca un maschio è pA=1/2, ma in questo modo il numero di maschi e di studenti diminuisce e di conseguenza, alla seconda chiamata la probabilità che esca un uomo è pB=9/19.
p(AB)=pAp(BA)=1/2 * 9/19= 9/38
Risposta: 9/38

Esercizio proposto:
Calcolare la probabilità di ottenere un terno al lotto. (Indovinare 3 numeri su 90 proponendone 5)

a) (87!/90!)
b) 20(87!/90!)
c) 10(87!/90!)
d) 5(87!/90!)
e) 60(87!/90!)

(Risposta corretta e)

© TestBusters 2017

© TestBusters 2017

FISICA

© TestBusters 2017

1

GRANDEZZE FISICHE

UNITÀ DI MISURA

VETTORI

© TestBusters 2017

1.1 Le unità di misura

Una grandezza è la proprietà di un fenomeno o sostanza che possa essere definita qualitativamente e determinata quantitativamente (ovvero misurata).

Si distinguono grandezze:

- Intrinseche: non dipendono dal sistema di riferimento (volume)
- Estrinseche: dipendono dal sistema di riferimento (velocità)
- Estensive: dipendono dalla quantità di materia (volume, entropia)
- Intensive: non dipendono dalla quantità di materia (pressione, temperatura)

Nel SI (Sistema internazionale) adottato in Italia le grandezze fondamentali sono 7 e da esse se ne derivano moltissime altre.

L'unità di misura è il termine di riferimento per le grandezze dello stesso tipo. La misura di una grandezza si esprime in multipli della sua unità di misura.
La notazione scientifica è un metodo convenzionale per esprimere i numeri reali utilizzando le potenze intere con base 10, è usata per numeri molto grandi o molto piccoli in quanto si possono usare esponenti positivi e negativi.

Grandezza fisica	Unità SI
Intensità di corrente elettrica (i)	Ampere (A)
Intensità luminosa (i_v)	Candela (cd)
Lunghezza (l)	Metro (m)
Massa (m)	Chilogrammo (kg)
Quantità di sostanza (n)	Mole (mol)
Temperatura termodinamica (T)	Kelvin (K)
Intervallo di tempo (t)	Secondo (s)

Due problemi tipici dello studente:

- Come converto le ore in minuti?

  È utile e comodo utilizzare la proporzione: Secondi/minuti : ore = s : h
  Per esempio quante ore sono 20 secondi?
  3600 : 1 = 20 : x à x = 0,0055 ore

  Oppure quante ore sono 20 minuti?

  60 : 1 = 20 : x à 0,33 ore

© TestBusters 2017

- Come converto i km/h e m/s?

  È una conversione che si basa sul fatto a semplificando

  Da m/s a Km/h moltiplicare per 3.6
  Da Km/h a m/s dividere per 3.6
- Come si convertono i Joule e le Calorie?
  1cal = 4,184 Joule à Il SI utilizza il Joule.

Esercizio svolto:

Quali solo le dimensioni del lavoro?

L= Fs = (ma) (s) = (kg) (m/s^2) (s) = $\frac{kg \; x \; m^2}{s}$

Esercizio proposto:

Nel SI i prefissi mega e nano indicano, rispettivamente?

a) 10^9 e 10^{-6}
b) 10^{-6} e 10^9
c) 10^6 e 10^{-9}
d) 10^6 e 10^9
e) 10^{-6} e 10^{-9}

(Risposta corretta C)

© TestBusters 2017

1.2 Vettori

Un vettore è un segmento orientano di cui si deve definire:

1. Modulo: è la lunghezza della freccia
2. Direzione: è la retta su cui giace il vettore
3. Verso: è la punta della freccia che indica il vettore

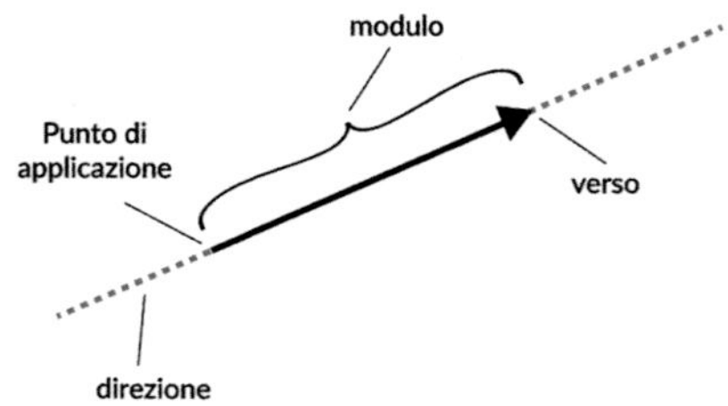

Scomposizione di un vettore nel piano:
In un piano cartesiano, ogni vettore è costituito da due componenti, che sono le proiezioni sugli assi cartesiani. Una riferita all'asse delle x, detta "orizzontale", e una riferita all'asse delle y, e quindi "verticale".
Queste si calcolano con le formule trigonometriche del triangolo rettangolo, ovvero:

$$v_x = (v)(\cos\alpha)$$
$$v_y = (v)(\text{sen}\alpha)$$

Partendo dalle componenti si può risalire al modulo del vettore utilizzando il Teorema di Pitagora, basta pensare al vettore (v) come alla diagonale del triangolo rettangolo i cui cateti sono le componenti del vettore. Quindi v = $\sqrt{v_x{}^2 + v_y{}^2}$

Somma di vettori:
Non possiamo sommare i moduli dei vettori perché dobbiamo tenere conto della loro direzione e del loro verso. Possiamo sommare solo le singole componenti.
Solitamente si procede con il metodo grafico per cui:

- Si traslano i due vettori in modo tale che le due origini coincidano
- Si costruisce il parallelogramma avente come lati i due vettori
- La somma dei due sarà la diagonale del parallelogramma che parte dal punto di origine dei due vettori
- La differenza fra i due vettori sarà la diagonale opposta del parallelogramma

© TestBusters 2017

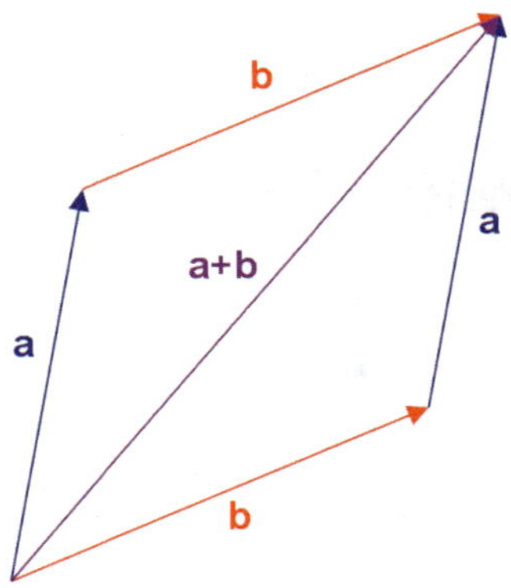

In fisica esistono grandezze scalari (definite da numeri reali, che non necessitano di essere definite in un preciso sistema ti riferimento) e grandezze vettoriali (definite da un vettore e quindi dotate di direzione e verso).
Grandezze scalari: massa, pressione, temperatura.
Grandezze vettoriali: accelerazione, velocità, campo gravitazionale.

Prodotto scalare di due vettori:
Solitamente viene indicato con il simbolo "·" e permette di associare a una coppia di vettori uno scalare, ovvero un numero reale così definito: $V \times W = |V| \times |W| \times \cos\alpha$

Applicazioni: lavoro.

Prodotto vettoriale di due vettori:
Solitamente indicato con il simbolo "^" o "x", la risultante è un vettore ortogonale al piano su cui giacciono i due vettori moltiplicati ed è definito da : $V \times W = |V| \times |W| \times \sin\alpha$

Per individuare il verso del prodotto si utilizza la regola della mano destra secondo cui assegnando al primo dito il primo vettore e all'indice il secondo vettore, il medio mi darà la direzione e il verso cui punta il vettore risultante.

Applicazioni: Momento angolare e momento di una forza, Forza di Lorentz.

Esercizio svolto:
Una barca sta attraversando il fiume a una velocità di 4m/s (v_1) mentre la corrente del fiume ha velocità di 3m/s (v_2). Calcolare il vettore risultante della barca.

Svolgimento:

I due vettori considerati sono ortogonali tra loro, e il vettore velocità definitivo della barca sarà la loro somma vettoriale. Poiché i due vettori sono ortogonali non avremo un parallelogramma ma un rettangolo su cui potremo applicare il teorema di Pitagora per valutare il modulo di V risultante.

Quindi: $v = \sqrt{v_1^2 + v_2^2} = \sqrt{16 + 9} = 5$m/s.

Esercizio proposto:
Dati i vettori a (866, 500) e b (500, 866), calcolare l'ampiezza dell'angolo formato tra i due vettori. (30°)

© TestBusters 2017

© TestBusters 2017

2

CINEMATICA

MOTI

MOTO DEL PROIETTILE

PENDOLO

© TestBusters 2017

2.1 Moti

2.1.1 Moto rettilineo uniforme

Grandezza	Formule	Derivazioni	Unità di misura	Informazioni aggiuntive
Velocità	$v = \frac{s}{t}$	S = spazio T = tempo	m/s	/

ESERCIZIO SVOLTO: Un tuono arriva ad un osservatore con un ritardo di 10 secondi rispetto al lampo. A quale distanza dall'osservatore è avvenuta la scarica?

SVOLGIMENTO: Il lampo arriva all'osservatore praticamente istantaneamente, quindi la distanza può essere ricavata direttamente dal tempo di propagazione del tuono:

s = v t = 340 x 10 = 3400 m.

ESERCIZIO PROPOSTO: Un'automobile viaggia a 20 km/h per un'ora e a 65 km/h per due ore. Qual è la velocità media dell'auto?

A. 50 m/s
B. 13,8 km/h
C. 13,8 m/s
D. 2 km/h
E. Nessuna delle precedenti

[Risposta corretta C]

2.1.2 Moto uniformemente accelerato

Grandezza	Formule	Unità di misura	Informazioni aggiuntive
Accelerazione	$a = \frac{v}{t}$ $s = v_i t + \frac{1}{2} a t^2$ $v_f = v_i + at$ ${v_f}^2 = {v_i}^2 + 2a\Delta s$	m/s²	/

© TestBusters 2017

ESERCIZIO SVOLTO: Una palla viene lasciata cadere da un'altezza di 125 m. Dopo quanto tempo tocca terra e con quale velocità?

SVOLGIMENTO: La legge oraria del moto è definita come: $s = v_i t + \frac{1}{2}at^2$. In questo caso $v_i = 0$ perché la palla viene lasciata cadere dunque parte da ferma, per cui l'equazione diventa

S = $\frac{1}{2}at^2$ ma in questo caso l'accelerazione è quella gravitazionale, per cui abbiamo che:

$t^2 = \frac{2s}{g}$, da cui $t = \sqrt{\frac{2s}{g}} = \sqrt{\frac{2 \times 125}{9,8}}$ = 5, 05 ~ 5 s.

La velocità finale la ricaviamo invece dall'equazione:
$v_f = v_i + at$, dove $v_i = 0$ e a = g, quindi $v_f = gt = 9,8 \times 5 = 49$ m/s.

ESERCIZIO PROPOSTO: Un'automobile passa dalla velocità di 14 m/s alla velocità di 5 m/s con una frenata uniforme che dura 30 secondi. Qual è lo spazio percorso durante la frenata?

A. 285 m
B. 1 m
C. 0,6 m
D. 142,5 m
E. Nessuna delle precedenti

[Risposta corretta A]

2.1.3 Moto circolare uniforme

Grandezze	Formule	Derivazione	Unità di misura	Informazioni aggiuntive
Radiante	θ = s/r	s = arco della circonferenza r = raggio della circonferenza	rad	2π rad = 360°
Velocità angolare	$\omega = \frac{\Delta\theta}{\Delta t}$ $\omega = \frac{2\pi}{T}$	T = periodo	rad/s	
Velocità tangenziale	$v = \omega r$		m/s	

© TestBusters 2017

Accelerazione centripeta	a = $\frac{v^2}{r} = \omega^2 r$		m/s^2	

ESERCIZIO SVOLTO: Sulla punta della lancetta del Big Ben, lunga 12 m si è posata una coccinella. Qual è la sua velocità tangenziale?

SVOLGIMENTO: La velocità tangenziale è definita come $v = \omega r$. In questo caso sappiamo che ω = $\frac{2\pi}{T}$ dove T è il periodo dell'orologio, cioè 1h = 3600 s. Per cui abbiamo:

$$v = \frac{2\pi\ x\ 12}{3600} = \frac{\pi}{150}\ m/s$$

ESERICIZIO PROPOSTO: La bambolina di un carillon compie 8 giri su sé stessa ogni volta che la melodia si ripete. Considerando che la sua velocità angolare è pari a $\frac{\pi}{2}$ rad/s, quanto dura la melodia?

A. 16 s
B. 4 s
C. 8s
D. 32 s
E. Nessuna delle precedenti

[Risposta corretta D]

© TestBusters 2017

2.2 Moto del proiettile

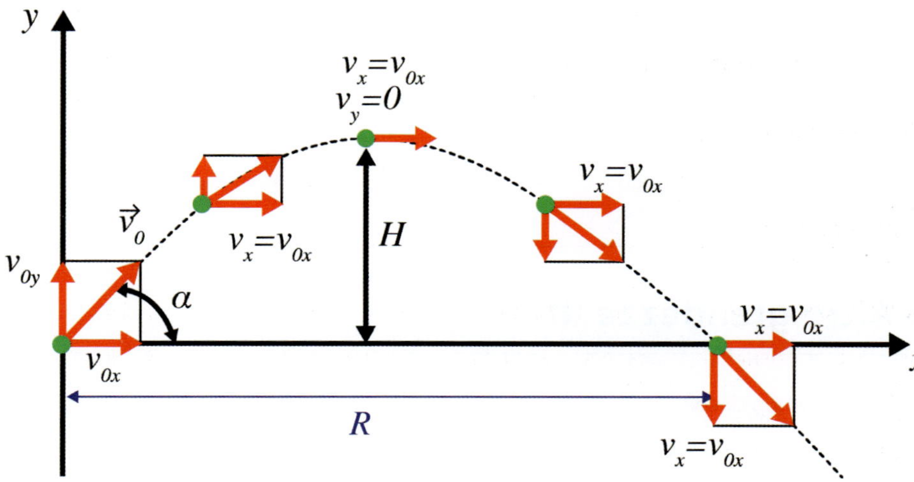

2.2.1 Componenti della velocità

$v_{oy} = v_o \sin\alpha$

$v_{ox} = v_o \cos a$

$v_o{}^2 = v_{oy}{}^2 + v_{ox}{}^2$

2.2.2 Moto orizzontale

Accelerazione lungo x	$a_x = 0$
Velocità lungo x	$v_x = v_{ox}$
Spazio percorso lungo l'asse x	$x = x_o + v_{ox}t$

© TestBusters 2017

2.2.3 Moto verticale

Accelerazione lungo y	$a_y = -g$
Velocità lungo y	$v_y = v_{oy} - gt$
Spazio percorso lungo y	$y = y_o + v_{oy}t - \frac{1}{2}gt^2$

2.2.4 Altre grandezze utili

Tempo di volo	$t = \frac{2v_{oy}}{g}$
Gittata	$R = \frac{2v_{oy}v_{ox}}{g}$
Altezza massima	$H = \frac{v_{oy}^2}{2g}$
Relazione tra altezza e velocità verticale	$v_y^2 = v_{oy}^2 - 2gy$

ESERCIZIO CON SOLUZIONE GUIDATA

Un cannone spara un proiettile alla velocità di 200 m/s con un angolo di 30° rispetto al suolo. Trovare dopo quanto tempo il proiettile cadrà a terra e a quale distanza dal punto di lancio.

Soluzione: Per trovare il tempo di volo del proiettile è sufficiente utilizzare la formula $t = \frac{2v_{oy}}{g}$ in cui $v_{oy} = v_o \sin\alpha$, quindi $t = \frac{2\ x\ 200\ x\ sin30°}{9.8} = 20\ s$.

Per trovare la distanza dal punto di lancio invece è sufficiente applicare la formula della gittata: $R = \frac{2v_{oy}v_{ox}}{g}$, quindi $R = \frac{2\ x\ 200sin30\ x\ 200cos30}{9.8}$ = 2000 · √3 m.

ESERCIZIO

Un fucile lanciapatate spara un tubero ad una velocità di 10 km/h con un angolo di 30°. Qual è

© TestBusters 2017

l'altezza massima che raggiungerà la patata?

A. 16,2 m

B. 5 m

C. 12 m

D. 7600 cm

E. 9,7 m

[Risposta corretta A]

2.2.5 Pendolo

Grandezza	Formula	Derivazioni
Periodo di oscillazione	$T = 2\pi\sqrt{\frac{l}{g}}$	l = lunghezza della corda g = accelerazione gravitazionale

ESERCIZIO SVOLTO: Un orologio a cucù che ha un pendolo di lunghezza $l = g/4\pi^2$ m compie 14400 oscillazioni partendo alle 2 del pomeriggio. Sapendo che il cucù fischia tre volte alle tre, quattro alle quattro ecc... quante volte il cucù fischierà nel tempo in cui il pendolo compie queste oscillazioni?

SVOLGIMENTO: Per capire quanti fischi ha fatto il cucù bisogna capire quante ore ci mette il pendolo a fare 14400 oscillazioni. Calcoliamo quindi il periodo del pendolo: $T = 2\pi\sqrt{\frac{\frac{g}{4\pi^2}}{g}} = 1$ s. Quindi 14400 oscillazioni corrispondono a 14400 secondi che equivalgono a 4 ore. Essendo partiti alle 2 del pomeriggio, il cucù ha fischiato alle 3, alle 4, alle 5 ed alle 6 per un totale di 3+4+5+6 = 18 fischi.

ESERCIZIO PROPOSTO: Sapendo che un pendolo ha periodo $T = \pi$, qual è la sua lunghezza?

A. l = 2,45 m

B. l = 4,9 m

C. l = 6 m

D. l = 9,8 m

E. Nessuna delle precedenti

[Risposta corretta A]

© TestBusters 2017

© TestBusters 2017

3

DINAMICA

LEGGI DELLA DINAMICA
FORZA ELASTICA
PROBLEMI DINAMICI
EQUILIBRIO
GRAVITAZIONE

© TestBusters 2017

3.1 Le leggi della dinamica

3.1.1 Prima legge – principio di inerzia

Se su un corpo non agiscono forze o agisce un sistema di forze in equilibrio (grandezze vettoriali la cui somma vettoriale sia nulla), il corpo persevera nel suo stato di quiete o di moto rettilineo uniforme.

3.1.2 Seconda legge

Se su un copro agisce una forza o un sistema di forze, la forza risultate applicata al corpo possiede direzione e verso della sua accelerazione e, in modulo è: F = ma.
La costante di proporzionalità tra forza e accelerazione è la massa.

3.1.3 Terza legge – principio di azione-reazione

Se due corpi interagiscono tra loro, si sviluppano due forze, dette comunemente azione e reazione: come grandezze vettoriali sono uguali in modulo e direzione ma opposte in verso.
Esercizio svolto: Un corpo di massa m = 1 kg è fermo, appoggiato su un tavolo. Quali delle seguenti opzioni è da considerarsi vera?

I. Per la prima legge della dinamica, P = 9,8 N
II. Per terza legge della dinamica, la forza applicata dal tavolo sul corpo è N = 9,8 N
III. Per la prima legge della dinamica, su tale copro agisce un sistema di forze in equilibrio
   a. Solo la I
   b. Solo la III
   c. Solo la II e la III
   d. Solo la I e la III
   e. Tutte

Svolgimento: La I è falsa poiché F = ma per la seconda legge della dinamica. La II è vera perché la terza legge è quella delle forze di azione e reazione, per cui se il corpo applica sul tavolo una forza pari a 9,8 N, il tavolo applicherà sul corpo una forza uguale e contraria. La III è vera perché abbiamo detto che il corpo è fermo, per cui per la prima legge della dinamica su di esso agisce un sistema di forze in equilibrio. Risposta corretta C.

Esercizio proposto: Abbiamo un blocco scorrevole di massa M = 2 kg posato su una superficie orizzontale legato a un altro blocco di massa m = 1 kg con una corda che passa in una puleggia. Quale delle seguenti affermazioni è vera?

I. Le tensioni esercitate dai due blocchi sulla corda sono uguali
II. Il blocco di massa m scende con accelerazione a
III. Il blocco di massa M non si muove
   a. Solo la I
   b. Solo la I e la III
   c. Sola la III
   d. Solo la I e la II
   e. Solo la II e la III

[Risposta corretta: d.]

© TestBusters 2017

3.2 La forza elastica

Grandezza	Formula	Unità di misura	Derivazioni	Informazioni aggiuntive
Forza elastica	F = -kx	Newton	K = costante elastica X = allungamento/ accorciamento	È una forza di richiamo

Esercizio svolto: Un'ignara bambina apre, stando troppo vicina, la scatola di un giocattolo a molla e ne salta fuori la testa di un clown che la colpisce. Considerando che il clown si è allungato di 40 cm e che la k è pari a 50 N/m con quanta forza il clown colpisce la bambina? **Svolgimento:** Basta utilizzare la formula: F = - kx = - 50 x 0,4 = - 20 N

Esercizio proposto: Una molla attaccata al soffitto si allunga di 4 cm quando le viene appeso un corpo di massa 12 kg. Di quanto si allunga tale molla se viene tirata con una forza pari a 100 N? [per semplificare si può usare g = 10 m/s^2]

a. x = 0,033 cm

b. x = 3,33 m

c. x = 0,033 m

d. x = 33 cm

e. Nessuna delle precedenti

[Risposta corretta: c.]

© TestBusters 2017

3.3 Problemi dinamici

3.3.1 Piano inclinato

Componente parallela al piano	$P_x = mg \sin \alpha$
Componente perpendicolare al piano	$P_y = mg \cos \alpha$
Componente gravitazionale	P = mg

Negli esercizi che riguardano il piano è fondamentale e di enorme aiuto procedere attraverso un disegno delle forze in gioco.
Ci sono alcuni punti di cui ricordarsi:

- Ciò che determina il movimento sul piano inclinato è la componente parallela al piano della forza peso.
- La forza di attrito (Fa) è sempre opposta alla componente parallela al piano della forza peso e, come tale, è forza frenante.
- La componente ortogonale della forza peso è invece utile a valutare l'entità della forza di attrito.
- La forza perpendicolare al piano è sempre contrastata dalla normale del piano, ossia quella forza che il piano usa per respingere la forza peso dell'oggetto (rappresentata come R in figura).

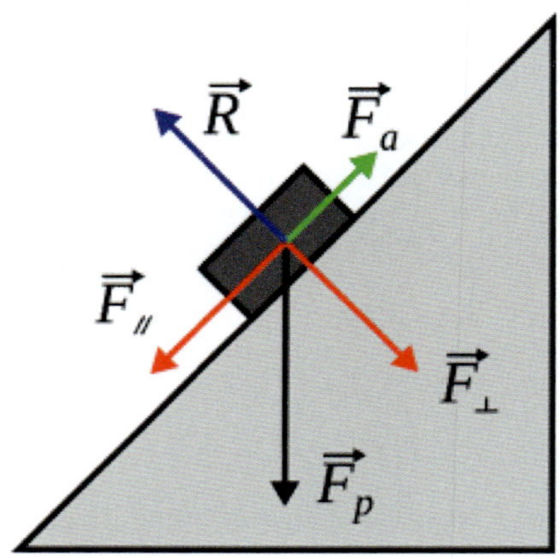

3.3.2 Leve

Una leva è una macchina semplice che trasferisce l'energia (ed in particolare la forza peso) da un punto di applicazione ad un altro, ed è anche in grado di amplificarla.

Tipo di leva	Posizioni reciproche	V/S
Prima specie	Potenza – fulcro – resistenza	Sia vantaggiose che svantaggiose
Seconda specie	Potenza – resistenza – fulcro	Sempre vantaggiose
Terza specie	Fulcro – potenza - resistenza	Sempre svantaggiose

Esercizio svolto:

Per sollevare un libro di teoria per il test di medicina del peso di 100N Giangiacomo utilizza un

© TestBusters 2017

righello lungo 1,5 m posizionando il fulcro a 30 cm dal libro. Stabilire la forza che Giangiacomo deve imprimere per sollevare il libro.

Soluzione: Per risolvere il problema è sufficiente impostare l'uguaglianza tra i momenti delle forze: $P : b_p = R : b_r$. Il braccio della resistenza è pari a 30 cm = 0,3 m, quindi il braccio della potenza sarà pari a 1,5-0,3 = 1,2 m.

Per cui avremo 100 x 0,3 = R x 1,2 → $\frac{100\ x\ 0{,}3}{1.2} = 25\ N$

Esercizio proposto:

Francesca dopo anni di ricerche riesce finalmente a ritrovare il carretto con cui giocava da piccola, presa dalla nostalgia decide di usarlo per scendere da un dislivello assimilabile ad un piano inclinato che forma un angolo di 60° rispetto all'orizzontale. Determinare l'accelerazione di Francesca durante la sua discesa.

A. 8.5 m/s^2

B. 7.5 m/s^2

C. 9 m/s^2

D. 7 m/s^2

E. 8 m/s^2

[Risposta corretta: A].

© TestBusters 2017

3.4 Equilibrio rotazionale e traslazionale

3.4.1 Equilibrio traslazionale:

Un sistema è in equilibrio traslazionale se la somma di tutte le forze che agiscono su di esso è nulla, ovvero quando l'accelerazione del suo centro di massa è pari a zero.

$$F_1 + F_2 + F_3 \ldots = 0$$

Esercizio svolto: Tu e un tuo amico state tirando un blocco di legno su un laghetto ghiacciato. Tu applichi una forza orizzontale di 100 N, mentre il tuo amico applica una forza inclinata di 60° e di 200 N di intensità. Il blocco è in equilibrio traslazionale?

Svolgimento: Un oggetto è in equilibrio traslazionale quando la somma delle forze che agiscono su di esso è zero. In questo caso abbiamo che da un lato agisce una forza di 100 N, dall'altra parte abbiamo una forza la cui componente orizzontale è F = 200cos60 = 100N. IN questo caso le forze essendo dirette si controbilanciano per cui il blocco di legno è in equilibrio.

Esercizio proposto: Qual è la forza che l'uomo in figura deve esercitare sulla corda per reggersi, considerando che il peso complessivo dell'uomo e del cestino è di 120 kg?

a. 1176 N
b. 588 N
c. 294 N
d. 2352 N
e. 120 N

[Risposta corretta: a.]

3.4.2 Equilibrio rotazionale:

Un sistema è in equilibrio rotazionale se la somma di tutti i momenti meccanici che agiscono su di esso è nulla.

$$\tau_1 + \tau_2 + \tau_3 \ldots = 0$$

Il momento di una forza (o momento meccanico) è definito come:

Formula	Derivazioni	Informazioni aggiuntive
τ = r x F	r = raggio (distanza dal centro di massa) F = forza	- Si misura in Nm - È una grandezza vettoriale

Esercizio svolto: Un bastoncino lungo 20 cm cade in un ruscello ideale con un angolo di 30° rispetto

© TestBusters 2017

all'andamento della corrente. Considerando che l'acqua applica sul bastoncino una forza F = 100 N, qual è l'intensità del momento meccanico che l'acqua stessa applica sul bastoncino?

Svolgimento: Una volta caduto in acqua, il bastoncino ruoterà in modo da allinearsi con l'andamento della corrente, per cui l'acqua eserciterà su tale bastoncino un momento pari a:
$\tau = r \times F = (10\ cm)(100\ N)(\sin 30°) = 0{,}1 \times 100 \times 0{,}5 = 5\ Nm$

Esercizio proposto: Un'asta di legno lunga 1 m poggia su un sostegno posto a 20 cm da un'estremità. Sull'altra estremità viene posato un blocco di massa 10 kg. Qual è l'intensità del momento angolare che agisce sull'asta?

a. 0 Nm
b. 7840 Nm
c. 7,84 Nm
d. 78,4 Nm
e. Nessuna delle precedenti

[Risposta corretta: d.]

© TestBusters 2017

3.5 La forza gravitazionale

La forza gravitazionale è quella forza che spinge 2 corpi aventi massa propria ad attirarsi l'un l'altro anche a grandi distanze. Essa è quasi nulla per masse molto piccole (di solito questo tipo di esercizi comprende i pianeti). Inoltre è una delle quattro interazioni fondamentali

	Formula	Derivazioni	Informazioni aggiuntive
Forza gravitazionale	$F = G\frac{m_1 m_2}{r^2}$	G = costante di gravitazione universale = 6,67 x 10^{-11} m^3/kgs^2 r = distanza tra i centri delle masse m_1, m_2 = masse dei due oggetti	È sempre attrattiva e conservativa
Campo gravitazionale	G = $-\frac{GM}{r^2}$		

Esercizio svolto:

Calcolare la forza di attrazione che vi è tra Terra e Luna sapendo che la distanza media tra i centri delle due è 38400 km. (m_{terra}= 5,972 x 10^{24} kg, m_{luna}= 6,7 x 10^{22} kg)

Soluzione: per risolvere l'esercizio è sufficiente applicare la formula: $F = G\frac{m_1 m_2}{r^2}$ in cui m_1 identifica la massa della terra, m_2 la massa della luna, quindi: $\mathrm{F} = 6{,}67 \times 10^{-11}\,\frac{5{,}972 \times 10^{24} \times 6{,}7 \times 10^{22}}{(3{,}84 \times 10^{8})^2} = 18 \times 10^{19}$

Esercizio guidato:

La forza gravitazionale è inversamente proporzionale al quadrato della distanza tra i centri di due masse: cosa succede al modulo della quando la distanza raddoppia?

A. Diventa $\frac{1}{4}$ della forza iniziale

B. Diventa la metà della forza iniziale

C. Diventa il doppio della forza iniziale

D. Diventa quattro volte la forza iniziale

E. Non varia

(Risposta corretta A)

© TestBusters 2017

4

LAVORO E POTENZA

LAVORO E POTENZA
ENERGIA CINETICA E POTENZIALE
QUANTITÀ DI MOTO
URTI

© TestBusters 2017

4.1 Lavoro e potenza

- Il lavoro di una forza è direttamente proporzionale allo spostamento compiuto e all'intensità della forza stessa.
- Si misura in Joule (J), o calorie (cal).
- La potenza è il lavoro in funzione del tempo (t) nel quale viene compiuto.

	Formula	**Unità di misura**
Lavoro	$L = F s$	Joule (J); Caloria (cal) 1 cal = 4,186 J
Potenza	$P = L/t$	Watt (W)

Esercizio con risoluzione guidata
Una locomotiva parte dalla stazione trainando due vagoni di masse rispettivamente uguali a 1300 e 1450 kg, con un'accelerazione pari a 2 m/s^2 per i primi 50 m. Quanto vale il lavoro compiuto dalla locomotiva nel tratto considerato?
(275000 J)

Per prima calcoliamo la forza F applicata dalla locomotiva: sapendo che F=ma abbiamo che F=(1300+1450 kg) x (2 m/s^2)=2750 x 2= 5500 N
Ora, sapendo che lo spostamento è di 50 m, per trovare il lavoro utilizziamo la sua formula: L=Fs=(5500 N) x (50 m)=275000 J

Esercizio proposto
Per spostare di 5 m una scrivania, un uomo produce una forza costante di 110 N per i primi 10 s, ma sposta l'oggetto di soli 2 m. Quindi, sforzandosi, completa l'opera applicando una forza di 180 N per altri 10 s. Qual è il valore della potenza media prodotta dall'uomo durante l'operazione?
(38 W)

© TestBusters 2017

4.2 Energia cinetica e potenziale

- L'energia potenziale (U) di un corpo dipende dalla sua massa e dall'altezza alla quale si trova rispetto al suolo.
- L'energia cinetica (K) è direttamente proporzionale alla massa e al quadrato della velocità del corpo.
- L'energia meccanica totale di un corpo è la somma della sua energia cinetica e potenziale, e si conserva durante il moto.

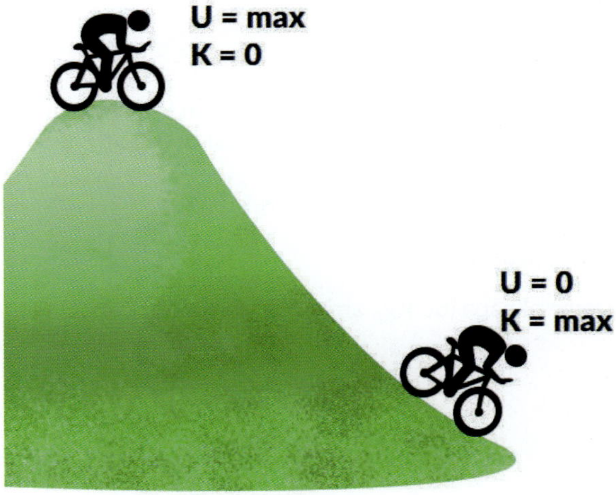

	Formula	Unità di misura
Energia potenziale	$U = m\,g\,h$	Joule (J)
Energia cinetica	$K = \frac{1}{2}\,m\,v^2$	Joule (J)
Teorema di conservazione dell'energia	$U + K = costante$ $U_i + K_i = U_f + K_f$	

Esercizio con risoluzione guidata
Un tuffatore durante una gara salta da un trampolino posto a 3,5 m di altezza. Se, spingendosi sul trampolino, acquisisce un'ulteriore elevazione di 1,5 m, con che velocità impatterà l'acqua?
(9,9 m/s)

© TestBusters 2017

Per il teorema di conservazione dell'energia, l'energia potenziale nel punto più alto del moto (v=0, K=0, U=max) equivale all'energia cinetica nel punto più basso (appena prima del contatto con l'acqua: h=0, U=0, v=max, K=max). Quindi:

$$U_i = K_f$$

$m\ g\ h_i = ½\ m\ v_f^2$ → la massa compare in entrambi i termini, può essere eliminata

perciò: $(9{,}8\ m/s^2)(3{,}5+1{,}5\ m) = ½\ v_f^2 \rightarrow v_f = \sqrt{(2)(9.8)(5)} = \sqrt{98} = 9{,}9\ m/s$

NB: il valore "9.8 m/s²" dell'accelerazione di gravità (g) può essere fastidioso quando si opera senza calcolatrice (al test non l'avrete): approssimatelo a 10, vi avvicinerete comunque sufficientemente al risultato!

Esercizio proposto

Un bambino di massa 35 Kg vuole saltare oltre un ruscello con lo slittino, pesante 5 Kg, e per farlo gli occorre un'energia cinetica finale di 2000 J. In quali dei casi di seguito descritti il bambino riesce nel suo intento?

I. Arriva al ruscello con una velocità finale di 8 m/s

II. Parte da una collina alta 6 m

III. Scende insieme al papà (80 Kg), arrivando al ruscello con una velocità finale di 6 m/s

(II e III)

© TestBusters 2017

4.3 Impulso e quantità di moto

- La quantità di moto di un corpo è il prodotto fra la sua massa e la velocità nell'istante considerato.
- E' una grandezza vettoriale e può essere indicata con "Q" o "p".
- L'impulso di una forza è il prodotto fra la forza stessa e il tempo durante il quale è applicata.
- Il teorema dell'impulso afferma che l'impulso di una forza è uguale alla variazione della quantità di moto del corpo.

	Formula	**Unità di misura**
Quantità di moto	$Q = m\,v$	Kg · m/s
Impulso	$I = F\,\Delta t$	newton per secondi (N · s); Kg · m/s
Teorema dell'impulso	$I = \Delta Q$	

Esercizio con risoluzione guidata
Una stecca colpisce una palla da biliardo di 200 grammi, inizialmente ferma, esercitando una forza media di 50 N per un tempo di 0,01 s. Che velocità acquisisce la palla dopo il colpo?
(2,5 m/s)

La quantità di moto iniziale della palla è nulla, poiché la sua velocità è uguale a zero. La quantità di moto finale, per il teorema dell'impulso, sarà quindi uguale all'impulso I dato dalla stecca:
$I = Q_f - Q_i$ ma $Q_i = 0$, quindi: $I = Q_f$
→ $F\,\Delta t = m\,v_f$
→ $v_f = (F\,\Delta t)/m = (50\text{ N} \times 0{,}01\text{ s})/0{,}2\text{ Kg} = 2{,}5\text{ m/s}$

Esercizio proposto
Una pallavolista respinge con una schiacciata una palla (m=0,5 Kg) che le arriva con una velocità di 10 m/s. Se il tempo del contatto è di 0,2 s e dopo la schiacciata la palla ha una velocità di 30 m/s nel verso opposto, quanta forza ha esercitato la pallavolista?
(100 N)

© TestBusters 2017

4.4 Urti

In fisica gli "urti" sono intesi come collisioni fra corpi di breve durata, dove le forze esterne sono trascurabili. Si suddividono in urti elastici e anelastici:

- Urto elastico: la quantità di moto e l'energia cinetica si conservano.
- Urto anelastico: si conserva la quantità di moto, ma NON l'energia cinetica.

Urto ELASTICO	$Q_i = Q_f$ $K_i = K_f$
Urto ANELASTICO	$Q_i = Q_f$

NB: quando non è espressamente richiesto un valore di energia da calcolare, o non è specificata la natura dell'urto, conviene preferire un metodo risolutivo che utilizzi la quantità di moto.

Esercizio con risoluzione guidata

Percorrendo un tratto in discesa con il suo bambino, una mamma si lascia scivolare di mano il passeggino (m=12 Kg), che raggiunge subito una velocità di 4 m/s per poi andare a travolgere una bambina, di massa 36 Kg, ferma sulla strada sottostante. Se il passeggino continua poi con una velocità di 1 m/s, quanta energia cinetica è stata dissipata nell'urto?
(72 J)

Si tratta di un urto anelastico, ma il testo chiede quanta energia cinetica viene persa, ovvero la differenza fra K iniziale e K finale. Andiamo quindi a calcolare l'energia cinetica prima e dopo l'urto:

$K_i = \frac{1}{2}\,(12\text{ Kg})\,(4\text{ m/s})^2 = 96\text{ J}$ $K_f = \frac{1}{2}\,(12+36\text{ Kg})\,(1\text{ m/s})^2 = 24\text{ J}$

K dissipata = $K_i - K_f = (96 - 24)\text{ J} = 72\text{ J}$

Esercizio proposto

Elena, percorrendo in bici il vialetto sotto casa sua alla velocità di 30 m/s, prende senza fermarsi il suo zaino di 2 Kg appeso a un albero. Prosegue poi a una velocità di 29 m/s. Quanto pesa Elena? *(58 Kg)*

© TestBusters 2017

5

FLUIDI

PRESSIONE

STATTICA DEI FLUIDI

DINAMICA DEI FLUIDI

© TestBusters 2017

Lo studio dei fluidi è detto fluidomeccanica. Per comodità didattica affrontiamo i fluidi in due situazioni differenti:

- **fluidostatica**: se il fluido studiato è fermo;
- **fluidodinamica**: se il fluido studiato è in moto e si considerano le forze agenti su di esso.

Nella fluidostatica le grandezze prevalentemente analizzate sono **densità**, **peso specifico** e **pressione.** Queste grandezze sono utili a mostrare fenomeni importanti quali il **principio di pascal**, il **principio di Archimede** (altresì noto come principio di galleggiamento) e il **principio di Stevino**.

Nella fluidodinamica le grandezze analizzate sono portata, flusso e il fenomeno preso in esame è ilteorema di Bernoulli.

© TestBusters 2017

5.1 Densità, peso specifico e pressione

- La pressione ha diverse unità di misura (quelle utili ai fini del test sono in tabella)

- La densità è una grandezza che può subire variazioni in funzione della temperatura. Es. la denistà dell'aria a -10°C è di 1,342 Kg/cm^3 mentre a 30°C è di 1,165 Kg/cm^3

- Il peso specifico si ottiene moltiplicando la densità per l'accelerazione di gravità.

	FORMULE	UNITA' DI MISURA	INFORMAZIONI AGGIUNTIVE
DENSITA'	$\rho = \frac{m}{V}$	$[\frac{Kg}{m^3}]$	GALLEGGIAMENTO: Se ci sono un oggetto e un fluido, l'oggetto galleggerà se il valore della sua densità/peso specifico è minore di quella del fluido.
PESO SPECIFICO	$Ps = \frac{P}{V}; \frac{mg}{V}; \rho g$	$[\frac{Kg}{m^2 s^2}]$	densità H_2O : 1000 Kg/m^3 - 1Kg/dm^3 - 1g/cm^3
PRESSIONE	$p = \frac{F}{S}$	$[Pa = \frac{N}{m^2}]$	1 atm = 101325 Pascal = 760 mmHg 1 Pascal = 1$N/1m^2$

Esercizio con risoluzione guidata

Un contenitore cilindrico chiuso di massa 1kg ha superficie di base pari a 50 cm^2, altezza pari a 25 cm ed al suo interno è pieno di acqua. Il contenitore poggia su di una superficie pari a 100 cm^2. Determinare la pressione esercitata sulla superficie.

Svolgimento

Dobbiamo innanzitutto vedere quali dati ci servono per determinare la pressione esercitata sulla superficie. Sapendo che p = F/S notiamo che dovremo trovare F, in quanto S è già nota (100 cm^2).

Per trovare ora la forza esercitata dovremo fare la somma della F esercitata dal contenitore e quella dell'acqua.

- La forza esercitata dal contenitore risulterà essere pari a F = mg, quindi F = 1Kg · g = 9,8N.

- Per determinare la massa di acqua dovremo usare la densità. $\rho = \frac{m}{V}$. Sappiamo che la densità dell'acqua è 1g/cm^3 e che il volume di un cilindro è area di base *altezza e quindi $m = \rho v$ à 1g/cm^3 · (50cm^2 · 20cm) = 1000g = 1kg. Di conseguenza, come per il contenitore, la forza

© TestBusters 2017

5.2 Statica dei fluidi

5.2.1 Principio di Pascal

Il principio di Pascal si basa su una proprietà dei fluidi ovvero la non comprimibilità dei fluidi. Tale fenomeno è sfruttato nel torchio idraulico:

- La pressione esercitata in un punto qualsiasi di un fluido si trasmette in ogni altro punto del fluido con la stessa intensità ed è sempre perpendicolare alla superficie
- Per diretta conseguenza la pressione nel punto 1 è uguale a quella nel punto 2 à $p_1 = p_2$.
- Se $p_1 = p_2$ allora $\frac{F_1}{S_1} = \frac{F_2}{S_2}$. Sulla superficie minore è esercitata una forza minore mentre sulla superficie maggiore è esercitata una forza maggiore.

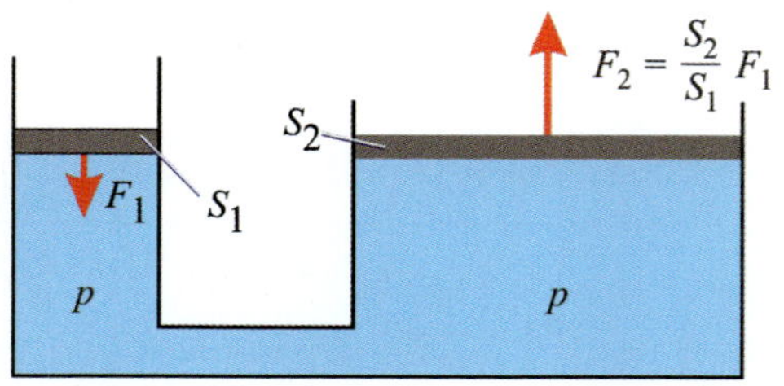

	Densità fluido	Densità oggetto	Situazione
Caso 1	Acqua 1Kg/dm³	Ferro 7,8Kg/dm³	Affonda
Caso 2	Acqua 1Kg/dm³	Palloncino riempito di Acqua 1Kg/dm³	Rimane nella posizione in cui viene messo
Caso 3	Acqua 1Kg/dm³	Legno 0,7Kg/dm³	Galleggia

5.2.2 Principio di Archimede

Il **principio di Archimede** afferma che "ogni corpo immerso in un fluido riceve una spinta (ovvero una forza) verticale dal basso verso l'alto, uguale per intensità al peso del volume del fluido spostato".

- Per calcolare il volume immerso di un oggetto si usa la formula $\frac{V_{immerso}}{V_{totale}} = \frac{\rho_{oggetto}}{\rho_{fluido}}$. Per trovare quello emerso basterà togliere dal volume totale quello immerso trovato con la precedente formula
- La forza di Archimede è pari a $F = \rho_{fluido} \cdot g \cdot V_{oggetto}$

© TestBusters 2017

5.2.3 Il principio di Stevino:

- Afferma che la pressione idrostatica aumenta proporzionalmente alla profondità $P = \rho gh$
- È il principio che sta alla base dei vasi comunicanti per cui l'altezza raggiunta da un liquido non dipende da forma o dimensione dei vasi

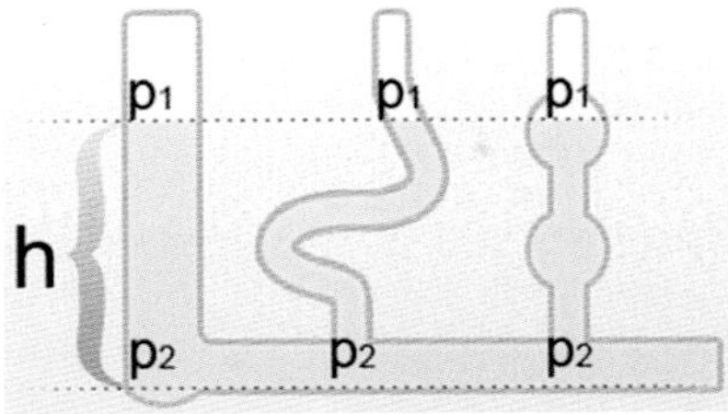

Esercizio con risoluzione guidata

Un'automobile avente un peso di 1500 Kg viene posta su un sollevatore idraulico. Il pistone su cui poggia l'automobile ha una superficie di 0,5 m². Sull'altro pistone agisce una forza di 147 N. Quale valore deve avere l'area del pistone su cui viene effettuata la forza di 150N affinché il sistema sia in equilibrio?

Svolgimento

Dobbiamo trovare una superficie e letto che si tratta di un torchio idraulico dobbiamo subito pensare a $p_1 = p_2$. Se $p_1 = p_2$ allora $\frac{F_1}{S_1} = \frac{F_2}{S_2}$ → $S_2 = \frac{S_1}{F_1} \cdot F_2$ Inseriamo tutti i dati facendo attenzione al fatto che il peso dell'automobile è espresso in Kg e non in N e che quindi non si tratta di una forza. Per ottenere la forza esercitata dall'auto basterà ricordarsi che F=mg → F = 1500 · 9,8 → 14700 N.
Sostituiamo i valori. S_2 = 0,5m² · 147N/14700N = 0,005 m² = 5 cm².

Esercizio con risoluzione guidata

Un corpo ha la forma di un cubo di lato 80 cm e densità pari a 640 Kg/m³ e viene messo in una bacinella di acqua. Determinare la parte di volume emersa.

Svolgimento

Leggendo il quesito dobbiamo pensare alla formula di galleggiamento $\frac{V_{immerso}}{V_{totale}} = \frac{\rho_{oggetto}}{\rho_{fluido}}$. Di questi dati abbiamo la densità dell'oggetto e deve essere nota quella dell'acqua ovvero 1000 Kg/m³. Ricordatevi di avere le stesse grandezze per le unità di misure o di fare attenzione a dati forniti in m³ oppure in dm³. Il volume totale di un cubo è pari lato³ → V = 80 x 80 x 80 = 512000 cm³ = 512 dm³.

$V_{immerso} = \frac{\rho_{oggetto}}{\rho_{fluido}} \cdot V_{totale}$ → (640/1000) · 512 dm³ = 327,68 dm³. Di conseguenza il volume emerso è 512 – 327,68 = 184,32 dm³.

Quesito proposto

Un oggetto completamente immerso in acqua risulta pesare, nel fluido, 200 N. Il volume dell'oggetto

© TestBusters 2017

risulta essere di 15 dm^3. Qual è la massa dell'oggetto in realtà?

Svolgimento

Essendo il peso in acqua = $F_{peso} - F_{archimede}$, ricavo F_{peso} = Peso in acqua + $F_{archimede}$

Il peso in acqua lo conosco già (200 N) e $F_{archimede} = \rho_{fluido} \cdot g \cdot V_{oggetto} \rightarrow$ = 1kg/dm^3 · 9,8* 15 dm^3 = 147 N. Di conseguenza la F_{peso} è 147+200 = 347N e la massa (m = F_{peso} /g) è 347/9,8 = 35,40 Kg

© TestBusters 2017

5.3 Dinamica dei fluidi

5.3.1 Portata

- La portata è determinata dal volume di fluido che attraversa una sezione in un intervallo di tempo. Es. portata sangue = 5L/min = 83.33 cm^3/s

- Può essere calcolato anche come Sv (sezione·velocità)

	FORMULE	UNITA' DI MISURA
PORTATA	$Q = \frac{V}{t}; S \cdot v$	$[\frac{m^3}{t}]$

5.3.2 Teorema di Bernoulli

- Enuncia che $p + \rho gh + \frac{1}{2}\rho v^2 = costante$

- Ne consegue il paradosso di Venturi = la pressione di una corrente fluida aumenta con il diminuire della velocità.

Quesito proposto

Un rubinetto di raggio 1cm viene usato per riempire una bacinella di base con dimensioni 1,8m per 1m e altezza 0,5m. Sapendo che occorrono 5 minuti per riempirla determinare la velocità con cui l'acqua esce dal rubinetto.

Svolgimento

Il volume della bacinella è 1,8 x 1 x 0,5 = 0,9 m^3 e viene riempita in 5 minuti. La portata sarà quindi pari Q = V/t → 0,9m^3/5min = 0,18 m^3/s. Questa portata è quella del rubinetto e corrisponde a Sv. Sapendo che la sezione del rubinetto è 3,14 cm^2 (Area cerchio = $r^2\pi$) avremo che v = 0, 18 m^3/s / 3,14 cm^2 . Fare attenzione alle grandezze. v = 1,8 · 10^{-1} m^3/s /3,14 · 10^{-4} m^2 → 573 m/s

© TestBusters 2017

© TestBusters 2017

6
TERMODINAMICA

TEMPERATURA
TRASMISSIONE DEL CALORE
CAPACITÀ TERMICA E CALORE SPECIFICO
PRINCIPI DELLA TERMODINAMICA
EQUILIBRIO TERMODINAMICO

© TestBusters 2017

6.1 Temperatura

6.1.1 Introduzione e Definizione di Temperatura e Calore

Il calore è una forma di energia che si trasferisce tra due corpi a temperatura diversa che sono in contatto tra loro. L'energia rappresentata dal calore è correlata all'energia termica.

L'unità di misura del calore è quindi la stessa dell'energia: il Joule (J). Spesso però negli esercizi è utilizzata la Caloria (cal), ossia la quantità di calore necessaria ad innalzare la temperatura di 1g di acqua da 14,5 a 15,5 °C alla pressione di 1 atm. Tra caloria e Joule vige la relazione:

1 cal = 4.184 J

La Temperatura è una proprietà della materia che indica la sua propensione a cedere calore. Essa è anche, a livello microscopico, il valore dell'Energia Cinetica media tra tutte le particelle di un corpo. Il calore si trasferisce solo ed esclusivamente da un corpo a temperatura maggiore ad uno a temperatura inferiore.

L'unità di misura della temperatura nel Sistema Internazionale è il Kelvin (K), che si riferisce alla scala delle temperature assolute; mentre un' altra unità di misura molto diffusa è il Celsius, riferito alla scala Celsius (o centigrada). La prima è detta "assoluta", poichè il suo 0 è la temperatura più bassa raggiungibile (di conseguenza lo 0 K è detto "0 Assoluto"); la seconda è invece detta centigrada poichè è basata sulla temperatura di ebollizzione dell'acqua, che è appunto 100° C. La relazione che lega queste due scale è:

0 K = -273,5 °C

Esercizio Svolto: Abbiamo un corpo ad una temperatura di 13°C, qual è la sua temperatura in Kelvin?

Soluzione: Come abbiamo visto, la relazione che lega la Temperatura in K e quella in Celsius è 0 K = -273,5°C. Quindi risolvendo una semplice equazione (13° C +273,5 = 286,5K) si trova la soluzione dell'esercizio.

Risposta: 286,5 K

Esercizio Proposto: Un corpo è ad una Temperatura di -273,5° C, come si potrebbe fargli cedere calore ad un altro corpo?

A) Mettendolo a contatto con un un corpo ad una diversa Temperatura.
B) Mettendolo a contatto con un corpo ad una Temperatura più bassa.
C) Mettendolo a contatto con un corpo ad una Temperatura più alta.
D) Non è possibile fargli cedere calore.
E) Nesuna delle precedenti.

© TestBusters 2017

6.2 Trasmissione del Calore

6.2.1 Introduzione delle modalità di Trasferimento del Calore

Nel capitolo precedente abbiamo definito che cos'è il calore, ossia energia trasferita tra due corpi, ma in nessun modo abbiamo parlato di come esso venga effettivamente trasferito.

Esistono 3 modalità diverse in cui il calore si può trasferire tra 2 corpi, essi sono Conduzione, Convezione ed Irraggiamento. I primi due differiscono solo per le caratteristiche dei icorpi che si scambiano calore, mentre il terzo differisce proprio la modalità di trasferimento dell'energia.

6.2.2 Conduzione

La conduzione termica è il più semplice esempio di scambio di calore: essa si sviluppa tra due corpi solidi ad una temperatura diversa posti a contatto tra loro. Questa modalità di diffusione di calore può essere vista come un trasferimento di energia cinetica dalla particella più veloce (Quella nel corpo ad una temperatura maggiore) a quella più lenta (Quella nel corpo ad una temperatura minore).

Con questa modalità, la temperatura in un corpo tende ad essere omogenea. Ad esempio, prendiamo una sbarretta di ferro e poniamola, con una sua estremità, su una fiamma. Essa presto diverrà incandescente da quel lato, ma, le molecole della parte della fiamma (con un' alta energia cinetica) , velocemente trasferiranno parte di questa energia alle molecole vicine, che faranno altrettanto con quelle a loro contigue, e così via, finché tutta la sbarra di ferro diverra incandescente.

6.2.3 Convezione

La Convezione è una conduzione termica che si sviluppa quando uno dei due corpi è un fluido. A questo scambi di calore è necessariamente associato un "moto convettivo", dato dalle modificazioni fisiche e chimiche che il calore sviluppa nelle particelle del fluido. Infatti, grazie all'energia acquisita dal suo sistema il Fluido agisce in due direzioni: da una parte si espande, aumentando quindi di volume; dall'altra invece diminuisce di densità. Di conseguenza, la porzione di fluido che ha acquisito calore diventa più leggera del resto del fluido, e grazie alla spinta di Archimede, sale verso l'alto.

Un esempio molto conosciuto di un moto convettivo è il funzionamento di una mongolfiera. Infatti la fiamma all' interno del pallone, fa sì che l'aria al suo interno, diminuendo di densità riceva una spinta verso l'alto e le consenta di volare.

6.2.4 Irraggiamento

Se ci poniamo ad una certa distanza da una sorgente di calore sentiamo caldo, questa sensazione è dovuta in parte, alla convezione, (si scalda l'aria circostante) e in parte all'irraggiamento.

© TestBusters 2017

L'irragiamento si differenzia dalle precedenti modalità di scambio di calore, poiché non necessità di un mezzo come intermediario, di conseguenza è l'unico che può avvenire nel vuoto. Questo avviene poiché in realtà nell'irraggiamento l'energia si scambia sotto forma di onde elettromagnetiche. Esso in realtà avviene per ogni tipo di corpo: solido, liquido o gassoso; però se ne osservano effetti consistenti solo a temperature molto elevate, poiché altrimenti si osserva un maggiore effetto della conduzione o della convezione. L'esempio principale di questo fenomeno è il Sole, infatti la stella che illumina il nostro pianeta trasferisce il calore a noi per irraggiamento, e se ne osservano effetti importanti poiché il Sole brucia ad una temperatura di 5778 K.

Esercizio Svolto: In camera nostra ponendo la mano vicino ad una lampada, sento caldo. Questo è un'esmpio soprattutto di quale fenomeno?

Soluzione: Tipico esercizio teorico sul trasferimento di energia. In questo caso i due corpi sicuramente non sono a contatto, quindi escludiamo sicuramente la conduzione. Inoltre essendo la nostra camera un ambiente non vuoto, non possiamo avere irraggiamento, quindi abbiamo un tipico fenomeno di convezione. In particolare la lampada, scalda l'aria intorno a lei, che poi viene percepita calda dalla nostra mano.

Risposta: Irraggiamento

Esercizio Proposto: Ho due bombole di 1 m^3 contenenti aria, una è posta a 25° mentre l'altra è posta a 0°. Qual'è più leggera?

A) Quella ad una temperatura maggiore.

B) Quella ad una temperatura minore.

C) Hanno lo stesso peso.

D) Dipende dall'ambiente in cui si trovano.

E) Non si può sapere.

© TestBusters 2017

6.3 Capacità Termica e Calore Specifico

6.3.1 Introduzione

Abbiamo definito nei precedenti capitoli che cosa è effettivamente il concetto di "calore" e come esso può essere scambiato tra i corpi. Tuttavia, dalla nostra esperienza di tutti i giorni possiamo affermare che sicuramente esistono corpi che reagiscono i maniera più o meno evidente al calore. Quindi quali sono le proprietà fisiche che danno come risultante questa maggiore/minore reattività al calore?

6.3.2 Calore Specifico

La prima caratteristica fisica che dobbiamo definire prima di parlare delle leggi Termodinamiche è sicuramente il Calore specifico.

Quando una certa quantità di calore (Q) viene fornita ad un corpo con una certa massa (m) la temperatura di questo subisce una variazione (ΔT) valutata con una semplice equazione:

$$Q = cm\Delta T$$

Il carattere "c" presente nella precedente equazione è definito "calore specifico" del corpo. Esso è tipico di ogni sostanza, ed è direttamente proporzionale alla variazione di temperatura che tale corpo subisce. La sua unità di misura nel Sistema Internazionale è J/KgK.

Esso quindi rappresenta la quantità di calore necessaria per far aumentare di un grado la temperatura di un kg di sostanza.

Esercizio Svolto: Si consideri una pentola contenente 1L di acqua alla temperatura di 30°. Essa riceve una certa quantità di calore e la sua temperatura varia di 20°. Si calcoli la quantità di calore fornita all'acqua (sapendo che il suo calore specifico è pari a $4{,}2 \times 10^3$ J/KgK).

Soluzione: Semplice esempio di un esercizio sul calore specifico. Esso è facilmente risolvibile con un'equazione. Infatti, sapendo che la massa di 1L di acqua è circa 1 Kg, basta sostituire i dati nell'equazione precedentemente descritta: $Q = cm\Delta T = 4{,}2 \times 10^3 \times 1 \times 20 = 84000$ J

Risposta: 84000

Esercizio Proposto: Sapendo che 2 L di acqua sono ad una temperatura di 20° e ricevono una quantità di calore pari 63000 J, si calcoli la teperatura finale dell'acqua.

A) 12,5 °C

© TestBusters 2017

B) 27,5°C

C) 7,5°C

D) 37,5°C

E) 17,5°C

6.3.3 Capacità Termica

La seconda caratteristica fisica dei corpi che deve essere assolutamente analizzata in Termodinamica è la Capacità Termica. Essa è definita come il rapporto tra la quantità di calore scambiata tra il sistema e l'ambiente e la variazione di temperatura.

$$C=Q/\Delta T$$

La sua unità di misura nel Sistema Internazionale è J/K. Inoltre è direttamente proporzionale al calore specifico.

$$C=cm$$

Di conseguenza la legge del calore precedentemente descritta con l'utilizzo del calore specifico, può essere riscritta utilizzando la definizione della Capacità Termica:

$$Q=C\Delta T$$

Esercizio Svolto: Se ad 1L d'acqua vengono forniti 10.5×10^3 J di calore, subisce una variazione di temperatura di 2,5°C. Calcola la Capacità Termica dell'acqua.

Soluzione: Tipico esercizio teorico sulla capacità termica. Risolvibile applicando la definizione di capacità termica: $C=Q/\Delta T=10.5\times10^3/\ 2,5=4.2\times10^3$

Risposta: 4.2×10^3 J/K

Esercizio Proposto: Sapendo che il calore specifico dell'acciaio è 0,12 J/KgK, calcolare la capacità termica di 5 Kg di esso.

A) 0,6 J/K

B) 0,12 J/K

C) 5 J/K

D) 6 J/K

E) 60 J/K

© TestBusters 2017

6.4 Principi della Termodinamica

6.4.1 Introduzione

Riguardo allo studio dei fenomeni termici abbiamo trattato quasi tutte le caratteristiche fisiche legate alla trasmissione di calore dei corpi. Tuttavia non abbiamo accennato minimamente a come possa cambiare l'energia interna di un corpo in funzione del calore ad esso fornito.

Per definire questi concetti, nei secoli sono stati descritti quattro principi fondamentali della termodinamica (definiti da zero a tre). Focalizzeremo la nostra attenzione in particolare sul primo, che tratta della variazione dell'energia interna di un corpo, e sul secondo, che invece riguarda la possibilità di scambiare calore tra due corpi.

6.4.2 Principio Zero della Termodinamica

Il principio Zero della Termodinamica afferma che, se il corpo A è in equilibrio termico con il corpo C e il corpo B è ugualmente in equilibrio termico con C, allora A e B sono in equilibrio termico tra loro.

6.4.3 Primo Principio della Termodinamica

Immaginiamo di avere un recipiente pieno di gas, con sopra un pistone che gli impedisce di espandersi verso qualunque direzione. Ad esso immaginiamo di fornire una certa quantità di calore Q, aumentando in questo modo la velocità delle sue particelle. Di conseguenza il gas contenuto nel recipiente reagirà in 2 modi: da una parte aumenterà la sua energia interna; dall'altra avrà una tendenza ad espandersi verso l'alto (poichè appunto queste particelle con una velocità aumentata cercheranno di uscire dal recipiente e "spingeranno" sul pistone).

Perciò possiamo definire il primo principio della termodinamica: "L'energia di un sistema termico isolato non si crea né si distrugge, ma si trasforma, passando da una forma all' altra". Cioè, in altre parole, se noi forniamo calore (quindi energia) ad un sistema chiuso, quell'energia non si distrugge; anzi, si trasforma: o aumenta l'energia interna del sistema (ΔU), (aumentandone la temperatura) o ne espande il volume (quindi sviluppa un lavoro) (L).

$$Q = \Delta U + L$$

Esercizio Svolto: Ad un sistema che sta compiendo un lavoro totale di 4180 J vengono fornite 500 cal. Determinare la variazione di energia interna che quel corpo subisce.

Soluzione: Esercizio che fa riferimento al primo principio della termodinamica, esso è risolvibile utilizzando il suo enunciato: $Q=\Delta U+L$. Prima di svolgere il calcolo è necessario convertire il calore in Joule (vedi capitolo 6.1). Per la definizione di caloria 1cal=4,18 J e di conseguenza 500 cal=2090 J.

© TestBusters 2017

Sostituendo: $\Delta U=Q-L=2090-4180= -2090$ J. Quindi il sistema ha una perdita di energia interna di -2090 J.

Risposta: -2090 J

Esercizio Proposto: Si consideri un gas contenuto in un cilindro con un pistone. Esso riceve una quantità di calore pari a 8360 J e ha una variazione di energia interna pari a 3300 J. Sapendo che a causa del lavoro compiuto dal sistema il pistone si solleva di 2 m, qual è la forza sviluppata dal gas sul pistone?

A) 5060 J
B) 2530 J
C) 5060 N
D) 2530 N
E) Non si può rispondere.

[Risposta corretta D].

6.4.4 Secondo Principio della Termodinamica

Nell'enunciato del primo principio della termodinamica presentato in precedenza, non si riconoscono condizioni che registrino le reciproche variazioni di calore ed energia interna a parte quella legata alla conservazione dell'energia.

Questo problema è sorto in maniera particolarmente evidente durante l'ascesa delle macchine termiche, ossia strumenti meccanici che utilizzano il lavoro prodotto da un sistema termodinamico per scopi esterni. Esse sono strutturate con due sorgenti di calore, una ad alta temperatura (Q_2) una a bassa (Q_1), dimodochè la prima sia sempre in grado di cedere calore alla seconda, per sviluppare cicli di lavoro.

Innanzitutto definiamo come viene valutata una macchina termica: in base al suo rendimento (η); η non è altro che il rapporto tra la quantità di calore fornita alla macchina e il lavoro prodotto in un ciclo.

$$\eta = L/Q_2 \qquad \text{OPPURE} \qquad \eta = 1 - Q_1/Q_2$$

Sucessivamente allo sviluppo di numerose macchine termiche e in seguito alle osservazioni di numerosi scienziati tra i quali Nicolas Carnot, si enunciò il secondo principio della Termodinamica; esso afferma che "non è possibile realizzare una trasformazione ciclica, il cui unico risultato sia di trasformare tutto il calore fornito in lavoro."

Questo significa che una macchina termica, anche se funzionante in modo ideale, ha sempre rendimento inferiore a 1 (<100%), ovvero parte del calore fornito deve necessariamente essere scaricato nell'ambiente esterno. Mentre tutta l'energia meccanica può trasformarsi in calore senza residui, l'opposto non si verifica in nessun caso e la trasformazione energetica risulta asimmetrica. La frazione di calore che si trasforma in energia meccanica e può svolgere così un lavoro è chiamata

© TestBusters 2017

"energia libera" (G), mentre la frazione di calore che non si trasforma e viene quindi dissipata è detta "entropia" (S).

Un ulteriore modo per esprimere il secondo principio della termodinamica è: "in un processo spontaneo l'entropia dell'universo aumenta". Il "postulato dell'entropia" stabilisce inoltre una proprietà fondamentale riguradante la variazione dell'entropia: in un sistema isolato l'entropia S del sistema non diminuisce mai e, durante un ordinario processo irreversibile, aumenta sempre (ricordiamo poi che in natura esistono solo processi irreversibili).

Esercizio Svolto: In una trasformazione reversibile, una macchina termica assorbe 750 kcal da una sorgente di calore, e ne cede 250 kcal ad una seconda. Qual è il rendimento di questa macchina termica?

Soluzione: Tipico esercizio sul rendimento di una macchina termica e risolvibile con il suo enunciato:
$\eta = 1 - Q_1/Q_2 = 1 - 250/750 = \quad = 1 - 1/3 = 2/3$

Risposta: 2/3

Esercizio Proposto: Sapendo che in una macchina termica la prima sorgente di calore cede 1500 cal, mentre la seconda riceve 250 cal. Valutare il lavoro sviluppato dalla macchina in un ciclo.

A) 1250 N

B) 1250 J

C) 1750 N

D) 1750 J

E) Non si può rispondere

[Risposta corretta B].

6.4.5 Terzo Principio della Termodinamica

Ci sono diverse formulazioni del terzo principio, il quale peraltro è più propriamente un teorema vista la possibilità di dimostrarlo a partire da altri principi (in particolare il secondo). In funzione del test è sufficiente essere a conoscenza della sua esistenza e del concetto di base che esprime.

"Non è possibile raggiungere lo zero assoluto in un processo termodinamico che comprenda un numero finito di operazioni".

"La variazione di entropia associata a una trasformazione isoterma reversibile tende a zero man mano che la temperatura a cui viene eseguita la trasformazione si avvicina allo zero assoluto".

"Un cristallo perfetto a 0 K ha entropia uguale a zero".

© TestBusters 2017

6.5 Equilibrio Termodinamico nei Gas Ideali

6.5.1 Introduzione

In termodinamica si dice che un sistema è in equilibrio termodinamico quando le sue variabili di stato (ad esempio in un fluido Pressione, Volume e Temperatura) non variano nel tempo.

Queste 3 variabili sono legate l'una all'altra da una "Equazione di Stato dei Gas Ideali":

$$PV=nR\Delta T$$

Dove P rappresenta la pressione, V il volume, n il numero di moli, ΔT la variazione di temperatura ed infine R è la cosiddetta "costante dei gas" con valore di 8,3 J/Kmol. Essa è sempre valida per un fluido reale, in qualunque modo venga fornita energia al gas.

Infatti le possibili trasformazioni con cui si può fornire energia ad un gas sono tre: Isobara, Isocora ed Isoterma; rispettivamente con pressione, volume o temperatura costanti.

6.5.2 Trasformazione Isobara

Si immagini che un gas alla temperatura di 0°C e alla pressione P sia contenuto in un recipiente con un pistone mobile e con volume V.

Se si mantiene costante la pressione alla quale è sottoposto il gas e si fornisce energia al suo sistema, esso varierà la sua temperatura e il suo volume, aumentando quest'ultimo secondo la funzione:

$$V_t=V_0(1+\alpha t)$$

Dove V_t rappresenta il volume alla temperatura t (in celsius) che varia, V_0 rappresenta il volume a 0 gradi ed infine α rappresenta una costante, definita come "coefficente di dilatazione" che vale 1/273 °C.

© TestBusters 2017

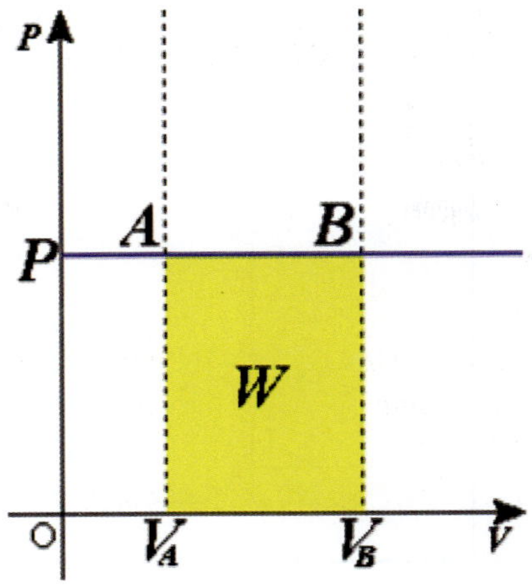

Esercizio Svolto: Un gas a 0° e contenuto in un cilindro dotato di un pistone con volume pari a 3 cm^3 subisce una trasformazione isobara e la sua temperatura finale risulta essere 91°C. Calcola il suo volume finale.

Soluzione: Esercizio sulle trasformazioni isobare, e risolvibile con la loro formula caratteristiuca: $V_t=V_0(1+\alpha t)= 3x\ 10^{-6}(1+1/273x91)=4x10^{-6}\ m^3$

Risposta: $4x10^{-6}\ m^3$

6.5.3 Trasformazione Isocora

Il secondo metodo in cui un gas può ricevere calore è tramite una trasformazione isocora, ossia a volume costante. In questo procedimento quindi, non sarà il volume a variare, come in quella precedente, bensì la pressione a cui il gas è sottoposto.

$$P_t=P_0(1+\alpha t)$$

Con P_t che rappresenta la Pressione alla temperatura t, mentre P_0 che rappresenta la pressione a 0 gradi.

E' però importante sottolineare un aspetto di questa trasformazione: poiché non avviene variazione di volume (e quindi uno spostamento) non si può definire un concetto di lavoro associato ad essa, quindi il primo principio della termodinamica ($Q=\Delta U+L$) risulterà rappresentato da

$$Q=\Delta U$$

Di conseguenza si sottolinea come tutto il calore fornito ad una trasformazione isocora venga utilizzato per variare l'energia interna di quel fluido.

© TestBusters 2017

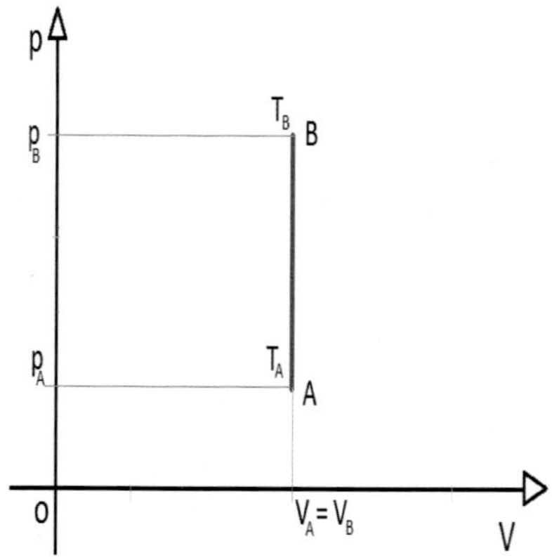

Esercizio Svolto: Un gas si trova in un recipiente ermeticamente chiuso. La sua temperatura è di 0°C e la sua pressione è di 1 atm. La temperatura viene abbassata di 45,5 °C. Determinare la pressione finale del gas in questa situazione.

Soluzione: Esercizio sulle trasformazioni Isocore, risolvibile, dopo aver convertito le atmosfere in Pascal, con la loro equazione principale: $Pt=P0(1+\alpha t)=10^5x(1-1/273x45,5)=5/6\ x10^5$ Pa

Risposta: $5/6\ x10^5$ Pa

6.5.4 Trasformazione Isoterma

Un'altra maniera per fornire calore al sistema del gas modificando le sue variabili è la trasformazione Isoterma. Essa è, come dice il nome stesso, una trasformazione a temperatura costante, mentre pressione e volume del sistema variano.

Applicando questa definizione alla legge fondamentale dei gas si osserva che, essendo la temperatura costante, il prodotto tra pressione e volume non cambia ugualmente nel tempo:

PV=costante

Sono da notare, come nella precedente trasformazione, le conseguenze che questa nuova definizione di trasformazione ha riguardo al primo principio della termodinamica: non variando la temperatura, non varia nemmeno l'energia interna del sistema preso in considerazione:

Q=L

Quindi in questa trasformazione, tutto il calore viene impiegato in lavoro. Questo però non va in

© TestBusters 2017

contraddizione con il secondo principio della termodinamica, poiché è impossibile creare un ciclo di una macchina tra due sole isoterme.

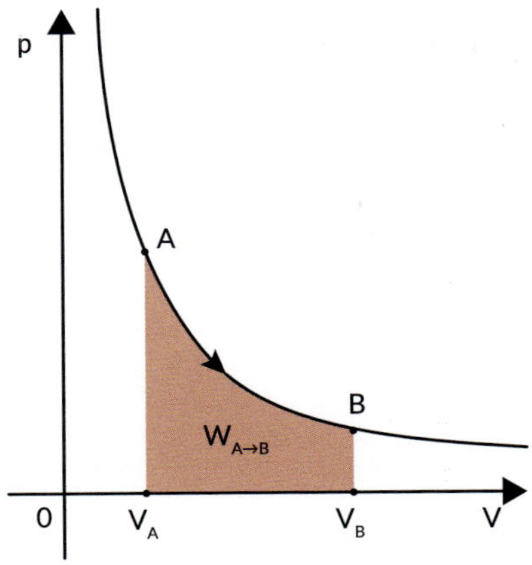

Esercizio Svolto: In una trasformazione isoterma se la pressione del gas raddoppia, come reagisce il suo volume?

Soluzione: Esercizio sulle trasformazioni Isoterme. In queste trasformazioni, il prodotto tra pressione e volume è sempre costante quindi se P_i=2P il volume si dimezzerà (V_i=V/2) dimodochè il loro prodotto resti costante.

Risposta: Si dimezza.

6.5.5 Trasformazione Adiabatica

L'ultima trasformazione che va sicuramente presa in considerazione è la trasformazione adiabatica. Essa non è mai stata citata in precedenza poiché effettivamente non comprende uno scambio di calore.

Si definisce adiabatica una trasformazione che varia i parametri P,V e T, senza subire alcuno scambio di calore con l'esterno. La sua formula, dimostrabile con complessi calcoli matematici è:

Pv^{γ}=costante

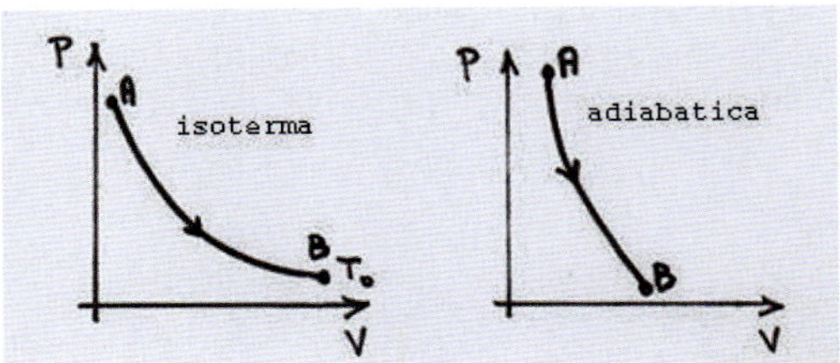

© TestBusters 2017

In questa equazione γ rappresenta un coefficiente costante tipico di ogni corpo.

Questa funzione è quella che più si avvicina alla produzione di lavoro totale dell'isoterma, e per questo è molto importante.

ΔU=-L **(Relazione Energia Interna/Lavoro in una trasformazione adiabatica)**

Esercizio Proposto: In una trasformazione Isoterma che si compie a 400 K, la pressione iniziale vale $8{,}3 \times 10^5$ Pa, mentre il volume iniziale risulta 400 cm^3, calcolare il numero di moli del gas.

A) 0,1

B) 1

C) 0.01

D) 10

E) Non si può rispondere

[Risposta corretta A.]

© TestBusters 2017

6.6 Passaggi di stato

La materia ha la capacità di trasformare il suo stato fisico se viene sottoposta a variazioni di pressione e/o temperatura.
I tre principali stati (o fasi) fisici possibili sono lo stato solido, lo stato liquido e lo stato aeriforme e la trasformazione da uno all'altro è detta passaggio di stato. Una delle caratteristiche che definiscono in quale dei tre stati si trova la materia è la natura dell'interazione fra le molecole (e quindi il loro stato di aggregazione). L'interazione può essere, rispettivamente rispetto agli stati elencati, forte, debole o inesistente.

Fusione: solido → liquido	Temperatura di fusione è la temperatura alla quale ha inizio il processo di fusione e varia da sostanza a sostanza a pressione costante (per l'acqua è 0°C).
Solidificazione: liquido → solido	La solidificazione avviene a una temperatura che coincide con la temperatura di fusione.
Evaporazione: liquido → aeriforme	Avviene a qualsiasi temperatura. Interessa soltanto le molecole che si trovano sulla superficie del liquido e sono a contatto con la fase aeriforme sovrastante. Esse devono possedere abbastanza energia cinetica per staccarsi dalla superficie. Energia necessaria per portare allo stato gassoso una mole di una sostanza liquida (mantenendo costanti pressione e temperatura) è detta "calore molare di evaporazione".
Ebollizione: liquido → aeriforme	E' un passaggio tumultuoso e interessa l'intera massa del liquido. Il punto di ebollizione è la temperatura alla quale la tensione di vapore (pressione parziale del vapore in equilibrio con il suo liquido) è uguale alla pressione esterna esercitata sulla sua superficie.
Condensazione: aeriforme → liquido	L'energia rilasciata quando una mole di vapore condensa per dar luogo al liquido è detta "calore molare di condensazione" ed ha ugual valore del calore molare di evaporazione.
Sublimazione: solido → aeriforme	/
Brinamento: aeriforme → solido	Il nome brinamento richiama il fenomeno naturale della brina, ovvero il passaggio del vapore acqueo contenuto nell'atmosfera direttamente a ghiaccio.

© TestBusters 2017

NB. Per far sì che la materia vada incontro a un passaggio di stato posso fornire calore mantenendo la pressione costante. Il calore fornito ad esempio a un pezzo di ghiaccio, fa aumentare la temperatura della materia fino a che questa non raggiunga la temperatura di fusione. A partire da questa temperatura il ghiaccio inizia quindi a fondersi cambiando di stato, ma la sua temperatura non varia ulteriormente finché l'intera massa non si è trasformata. Infatti durante il passaggio da solido a liquido (o qualsiasi altro), il calore fornito non va ad aumentare la temperatura ma contribuisce a ridurre le forze di coesione tra le particelle della sostanza, determinando così il passaggio.

© TestBusters 2017

7
ELETTROSTATICA

CARICA ED ELETTROSTATICA
CIRCUITI ELETTRICI

© TestBusters 2017

7.1 Carica e forza elettrostatica

La carica elettrica: è una proprietà fondamentale della materia ed è una grandezza quantizzata per cui esiste solo in forma di multipli della quantità fondamentale: la carica dell'elettrone (e-). È una grandezza scalare, dotata di segno e di tipo conservativo, significa che la carica elettrica di un sistema isolato rimane costante nel tempo.

I materiali si dividono in:

- Conduttori: lasciano la carica elettrica libera di muoversi, possono essere attraversati da una scarica elettrica (metalli, acqua)

- Isolanti: sono impermeabili alla carica elettrica (gomma, porcellana)

- Semiconduttori: con caratteristiche intermedie

La forza di Coulomb, descritta dall'omonima legge è l'interazione che esiste tra due oggetti dotati di carica. Può essere sia attrattiva che repulsiva ed è un interazione più forte di quella gravitazionale.

Grandezza	Formula	Formule derivate	Altro da sapere
Carica elettrica	q	N = q/e-	L'u.d.m: Coulomb (C)= $6{,}24\ x\ 10^{18}$ e-
Forza di Coulomb	$F = K\frac{q1 + q2}{r^2}$	$K = 1/4\pi\varepsilon$ (costante dielettrica)	q=carica elettrica

7.1.1 Il campo elettrico

Il campo elettrico è un campo di forze generato dalla presenza nello spazio di una carica elettrica. È un campo di tipo conservativo, descritto da forze conservative che vengono esercitate su ogni oggetto dotato di carica.

L'esistenza del campo elettrico evocato da una singola carica viene verificata tramite il posizionamento di una carica di prova q di intensità molto minore di Q (ovvero la carica generatrice). Il campo generato da Q esiste indipendentemente dalla carica di prova q, ma è un metodo per misurarne l'intensità.

Il campo elettrico è rappresentato graficamente dalle **linee di forza**, linee che vanno dalla carica positiva a quella negativa e che rappresentano la traiettoria che seguirebbe una carica posta in quel punto. Inoltre il campo elettrico risulta tangente in ogni punto alle linee di forza che lo descrivono.

© TestBusters 2017

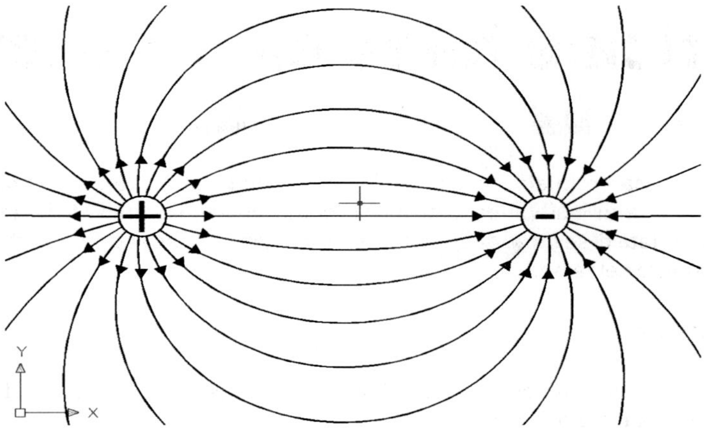

Il **potenziale elettrico (V)** indica invece il lavoro che è necessario compiere per portare una carica all'infinito da un punto qualsiasi del campo elettrico. Questo varia, all'interno di un campo elettrico.

Il lavoro (L) sarà pari alla differenza di potenziale nei due punti considerati per la carica in questione.

	Formula	u.d.m
Campo elettrico	$E = \frac{F}{q}$	N/C → Newton/Coulomb
Potenziale elettrico	$\Delta V = L/q$	Volt

Esercizio svolto:

Tre cariche sono disposte a formare un triangolo equilatero di lato 0,5m. Le tre cariche, poste ai vertici del triangolo misurano 7C, -4C e 2C. Determina la forza risultante elettrica sulla carica 7C.Soluzione: la forza risultante è data dalla somma vettoriale delle forze elettriche dovute alle altre due cariche. Troviamo quindi l'intensità delle due forze:

$F1 = k\frac{q1q2}{r^2} = 9x10^9\frac{7x2}{0.5^2} = \quad = 504\,x\,10^5$ N e $F2 = k\frac{q1q2}{r^2} = 9x10^9\frac{7x(-4)}{0,5^2} =$ 1008 x 10^5N.

Poiché si tratta di una somma vettoriale, calcoliamo le componenti:
F_x=(F1)(cos60) + (F2)(cos60) = 252 x 10^5+504 x 10^5=756 x 10^5N
F_y=(F1)(sen60) - (F2)(sen60) = 436,5 x 10^5 – 873 x 10^5=-436,5N

L'ultimo passaggio consiste nel calcolare l'intensità del vettore risultante, ovvero l'ipotenusa del triangolo rettangolo che ha come cateti le componenti x,y:

$F_{tot} = \sqrt{Fx^2 + Fy^2} = \sqrt{(756\text{x } 10^5)^2 + (-436{,}5\text{x } 10^5)^2}$ =873 x 10^5

Esercizio proposto:

Determinare la forza elettrostatica che si esercita fra due protoni alla distanza di $2 * 10^{-15}$ m. (57.6N)

© TestBusters 2017

7.2 Circuiti

Si definisce **circuito elettrico** l'interconnessione di elementi elettrici su un percorso chiuso entro il quale è fluisce una corrente determinata dalla differenza di potenziale esistente agli estremi del circuito.
Corrente elettrica: un qualunque moto ordinato di cariche elettriche definito come la quantità di carica che attraversa una determinata sezione in un determinato intervallo di tempo. L'unità di misura sperimentale è l'ampere (A). $A = \frac{C}{s} = \frac{V}{\Omega} = \frac{W}{V}$, dove C (Coulomb), W (Watt), s (secondi), V (volt).

Un circuito elettrico è dotato di:

- Generatore (pila)
- Filo conduttore
- Interruttore
- Resistore: è un elemento che frena il flusso della carica. La resistenza si misura in W (Ohm) = $\frac{V}{A} = \frac{V^2}{W} = \frac{m^2 x kg}{A^2 x\ s^3}$
- Elemento capacitivo: ovvero un condensatore, elemento ideale in grado di trattenere carica all'infinito. Esso è costituito da una coppia di armature che si caricano con segno opposto generando un campo elettrico parallelo al proprio interno.

Grandezza	Formula	Formule derivate	Altro da sapere
Intensità di corrente	i=q/t		Unità di misura: ampere (A)
Resistenza	R= ρl/S → seconda legge di Ohm		P= resistività, influenzata dalla temperatura.
Capacità	C=ε S/l	C= $\frac{Q}{\Delta V}$	
Legge di Ohm	V=iR		
Effetto Joule	P= i V	P = $\frac{V^2}{R} = i^2 R$	

Somma di resistenze:

- In serie: si sommano le resistenze.

© TestBusters 2017

$$Rtot = R1 + R2 + R3$$

- In parallelo: si sommano i reciproci delle resistenze.

$$\frac{1}{Rtot} = \frac{1}{R1} + \frac{1}{R2} + \frac{1}{R3}$$

Somma di capacità:

- In serie: si sommano i reciproci delle capacità.

$$\frac{1}{Ctot} = \frac{1}{C1} + \frac{1}{C2} + \frac{1}{C3}$$

- In parallelo: si sommano le capacità.

$$Ctot = C1 + C2 + C3$$

Esercizio svolto:

In un circuito avente tensione 12V, sono collegate due resistenze in parallelo del valore di 20 Ω l'una, qual è la corrente che fluisce nel circuito e la tensione registrata nei diversi componenti?

Soluzione: il primo passaggio è quello di calcolare la resistenza totale del circuito. Poiché i resistori sono in parallelo sommeremo i reciproci, quindi: $\frac{1}{Rtot} = \frac{1}{R1} + \frac{1}{R2}$ → $\frac{1}{Rtot} = \frac{1}{10}$ → Rtot= 10 Ω. Per valutare quale sia la corrente del circuito applichiamo la prima legge di Ohm: V=i*R → i= V/R= 12/10= 1,2 A. L'ultima richiesta dell'esercizio è la tensione, poiché nel circuito in questione i componenti sono posti in parallelo non si ha perdita di voltaggio, che sarà sempre 12V.

Esercizio proposto:
Due condensatori C_1 e C_2 sono posti in serie, in parallelo al complesso di resistenze in serie è posta un terzo condensatore C_3. Quale è la capacità equivalente totale del circuito?

(Ctot = $\frac{C1C2}{C1+C2} + C3$)

© TestBusters 2017

Si ringraziano tutti i membri TestBusters per aver contribuito alla creazione di questo libro.

Finito di stampare
nel mese di gennaio 2017